复旦卓越·21世纪中等职业教育护理系列教材

Jiben Huli Jishu

基本护理技术

主 编 余剑珍 张美琴
编 者 （按姓氏笔画排序）
　　　　余剑珍　上海市卫生学校
　　　　张美琴　上海交通大学医学院附属卫生学校
　　　　陈荣凤　上海市卫生学校
　　　　陈晏华　上海市浦东新区卫生学校
　　　　邵阿末　江苏省无锡卫生高等职业技术学校
　　　　赵春娥　上海市宝山卫生学校
　　　　颜廷燕　上海交通大学医学院附属卫生学校

复旦大学出版社

内容提要

本书是上海市中等职业教育课程与教材改革系列教材之一,根据教育部职业教育改革精神,以《上海市中等职业技术学校护理专业教学标准》为依据编写而成。全书共11章,每章以教学目标、案例导入、项目趋动、任务引领等形式构建中职护理岗位和执业护士所必需的基本理论知识、基本技能和人文素养。

本书文字简洁、图文并茂,可供中等职业院校护理专业以及相关医学专业教学使用,也可作为护理岗位培训的辅导用书。

中等职业教育护理专业核心课程教材编写委员会成员

主　任：巫向前

常务副主任：戴鸿英

副主任：沈岳奋　余剑珍　王　杨

委　员：（按姓氏笔画排序）
　　　　　王　杨　余　珊　余剑珍　张　庆　沈岳奋　邵壁均
　　　　　陆彩虹　周芳华　巫向前　罗照水　胡爱忠　胡颂恩
　　　　　海　波　郭丹云　高三度　章雅青　戴鸿英

秘　书：张美琴

序

为了贯彻落实国务院、教育部《关于大力发展职业教育的决定》，由上海市教育委员会组织开发编制的《上海市中等职业技术学校护理专业教学标准》已于2006年10月正式出版发行。这是实施中等职业教育课程与教材深化改革的一项重要举措，旨在建设反映时代特征、具有职业教育特色、品种多样、系列配套、层次衔接，并能应对劳动就业市场和满足学生多元发展需要的中等职业教育课程和教材体系。

《上海市中等职业技术学校护理专业教学标准》以"任务引领型"目标为核心，设计了4个专门化方向，即临床护理、重症监护、助产士、口腔护理。根据专业标准，临床护理专业共设28门课程，其中专业核心课程9门，专门化方向课程19门。

临床护理专业课程有以下5个特征：

一是任务引领，即以工作任务引领知识、技能和态度，使学生在完成工作任务的过程中学习专业知识，培养学生的综合职业能力。

二是结果驱动，即通过完成典型案例分析或任务，激发学生的成就动机，使之获得完成工作任务所需要的综合职业能力。

三是突出能力，即课程定位与目标、课程内容与要求、教学过程与评价都围绕职业能力的培养，涵盖职业技能考核要求，体现职业教育课程的本质特征。

四是内容适用，即紧紧围绕完成工作任务的需要来选择课程内容，不强调知识的系统性，而注重内容的实用性和针对性。

五是做学一体，即打破长期以来的理论与实践二元分离的局面，以任务为核心，实现理论与实践一体化教学。

为了促进新教材的推广使用，便于边使用边修订完善，我们整合全国中等职业技术学校在护理专业方面的优质资源，成立了由相关中等职业技术学校领导及专家组成的教材编写委员会，并组织各中等职业技术学校资深的专业教师，结合临床护理的实际需要编写教材，力求在体现以"任务引领型课程"为主体的中等职业教育课程与教材改革的理念与思路等方面进行尝试。

　　本套教材在积极贯彻落实上海市中等职业技术教育深化课程教材改革任务的同时,希望能为全国中等职业技术教育的课程教材改革提供案例,努力为我国职业教育的发展作出自己应有的贡献。

护理专业教材编写委员会

2007 年 11 月

前 言

本教材系上海市中等职业教育课程与教材改革系列教材之一,根据教育部职业教育改革精神,以《上海市中等职业技术学校护理专业教学标准》为依据,结合执业护士的基本知识点,汇集编写组人员的集体智慧创作而成。可供中职护理专业教学使用,也可供相关医学专业岗位技能培训使用。

本教材以科学发展观为指导,以就业为导向,以能力为本位,以岗位需要和职业标准为依据,以培养能在医疗卫生服务第一线从事护理、预防、保健、康复、宣传等工作,具有职业生涯发展基础的中等应用型技能人才为目标,确定教学内容的知识点和能力结构,将"以人为中心"的现代护理理念贯穿于教材的编写中,培养学生良好的职业素质和较强的岗位适应能力。

全书共分十一章,内容包括:护理与专业认知;护士行为规范;医院环境和入出院护理;医院内感染的预防与控制;清洁与舒适的护理技术;生命体征的评估及异常时的护理;给药技术;导管护理技术;标本采集技术;临终关怀;病案管理与病区管理。覆盖了中职护理岗位群和执业护士所必须的基本理论知识、基本技能和人文素养,以满足护理对象的生理、心理和治疗的需求。

本教材在编写中遵循教改教材的科学性、规范性、实用性、发展性和创新性原则,力求贴近学生、贴近社会、贴近岗位。以学习目标、案例导入、项目驱动、任务引领、教学评价等展开护理岗位的知识点和技能训练,为教师的教和学生的学提供了科学、实用的内容,在教学过程中培养学生的职业素质。

本书的编著者们都是辛勤耕耘在护理教学一线的教师,对案例导入、项目驱动、任务引领的编写体例也在探索中,由于知识的局限性、不妥之处在所难免,敬请护理教育界的同仁批评指正。

编者

2010 年 7 月

目 录

第一章 护理与专业认知 ………………………………………………………… 1
 项目一 护理学发展史 ………………………………………………………… 2
 项目二 护理学的性质和范畴 ………………………………………………… 10
 项目三 护理学的基本概念 …………………………………………………… 12
 项目四 整体护理的概念 ……………………………………………………… 16
 项目五 护理程序 ……………………………………………………………… 18

第二章 护士行为规范 …………………………………………………………… 28
 项目一 护士的基本素质与礼仪规范 ………………………………………… 29
 项目二 现代护士与病人的角色关系 ………………………………………… 37
 项目三 护理专业的伦理规则 ………………………………………………… 44
 项目四 护理工作中的法律知识及安全知识 ………………………………… 50
 项目五 护理缺陷与应对措施 ………………………………………………… 57

第三章 医院环境和入出院护理 ………………………………………………… 60
 项目一 医院环境 ……………………………………………………………… 61
 项目二 入出院护理 …………………………………………………………… 67
 项目三 运送病人的方法 ……………………………………………………… 70
 项目四 铺床法 ………………………………………………………………… 77

第四章 医院内感染的预防与控制 ……………………………………………… 85
 项目一 医院内感染概述 ……………………………………………………… 86
 项目二 清洁、消毒、灭菌的概念 …………………………………………… 89
 项目三 无菌技术操作 ………………………………………………………… 96
 项目四 隔离原则与技术 ……………………………………………………… 108

第五章 清洁与舒适的护理技术 ... 119
- 项目一 个人清洁护理 ... 120
- 项目二 冷热疗法 ... 144
- 项目三 卧位及保护具应用 ... 155

第六章 生命体征的评估及异常时的护理 ... 166
- 项目一 体温的评估及异常时的护理 ... 167
- 项目二 脉搏的评估及异常时的护理 ... 175
- 项目三 呼吸的评估及异常时的护理 ... 180
- 项目四 血压的评估及异常时的护理 ... 185
- 项目五 体温单的使用 ... 192

第七章 给药技术 ... 194
- 项目一 给药基本知识 ... 195
- 项目二 常用给药法——口服、吸入给药法 ... 198
- 项目三 常用给药法——注射给药法 ... 206
- 项目四 常用给药法——眼、鼻、耳滴药法 ... 223
- 项目五 药物过敏试验与过敏反应的处理 ... 226
- 项目六 静脉输液法 ... 232
- 项目七 输血法 ... 245

第八章 导管护理技术 ... 254
- 项目一 鼻饲管使用法 ... 255
- 项目二 导尿管使用法 ... 266
- 项目三 肛管使用法 ... 280
- 项目四 氧气导管使用法 ... 293
- 项目五 吸痰管使用法 ... 303
- 项目六 洗胃管使用法 ... 308
- 项目七 人工呼吸器使用法 ... 316

第九章 标本采集技术 ... 327
- 项目一 标本采集要点 ... 328
- 项目二 各种标本采集法 ... 329

第十章 临终关怀 ... 338
- 项目一 临终病人及其家属的护理 ... 339
- 项目二 尸体护理 ... 342

第十一章 病案管理与病区管理 ……………………………………………………………… 345
  项目一 病案的书写要求与管理 ………………………………………………… 346
  项目二 病案的书写与医护文件的处理方法 …………………………………… 347
  项目三 病区的物品与设备管理 ………………………………………………… 353
  项目四 病区的护理规章制度 …………………………………………………… 357

第一章 护理与专业认知

学习目标

1. 能简述护理概念。
2. 能说出护理的起源与发展。
3. 能陈述护理学的性质及范畴。
4. 能解释护理学的4个基本概念。
5. 能举例说明整体护理的内涵及含义。
6. 能结合简单病例编写护理程序的基本步骤。

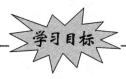

案例导入

某中学初三学生毕业前夕,班主任召集学生及家长开会并指导学生如何根据自己的意愿选择考高中和考中专,填报中专志愿如何选择专业等。几位准备考中专的同学聚在一起,其中一位女同学说:"我要考护校,毕业后可以做护士,这是我从小的梦想,长大后做一位白衣天使。"其他同学听了就一起讨论开了:"我们是好朋友,一起考护校,将来一起在医院工作,太有意义了。"

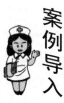

分析提示

初中毕业,面临着人生的又一次选择:一是读高中,继而考大学;二是选择自己今后喜欢的工作读中专。选择护理专业的同学要了解护理学的发展史,才能学好相关的知识和技能,只有了解了才能做好充分的思想准备,投入到学习中。

项目一　护理学发展史

案例导入：护士学校新生报到的第1天,同学们手拿录取通知书高高兴兴来到了学校,班主任王老师看到班级学生都到齐了,问大家:"护理学是一门什么学科？护理学是怎样形成和发展的？"有很多同学用好奇的眼神看着老师。班主任告诉同学们,为了帮助大家了解护理专业,今天特别请了护理专业的老师向大家做专业介绍,并观看南丁格尔的录像。

分析提示：学习护理专业,有的同学是根据自己的志愿选择的,有的是经过父母、亲戚、同学的指点选择的。来到学校,还有一些同学很迷惑,因此开学初专业介绍与学习,对职业生涯的发展相当重要。基本护理技术课程是护理专业的核心课程,也是胜任护理岗位的必修课程,必须学好。

护理是基于人类基本需要而产生,随着社会的进步而发展的专业。在人类繁衍、发展的漫长历史过程中,护理工作在预防保健与疾病防治、康复及健康促进活动中发挥了积极作用,也体现出了护理工作的价值和护理人员所作的贡献。

一、护理概念

对护理的认识是随着护理专业的形成和发展而不断变化和发展的。1885年南丁格尔首先提出了:"护理的主要功能是维持人们良好的状态,协助他们免于疾病达到他们最高可能的健康水平。"1980年美国护士学会将护理定义为:"护理是诊断和处理人类对存在的或潜在的健康问题的反应。"我国的护理专家在开展护理工作的同时,经过充分的研究,于2004年提出了适合我国国情的、适应专业发展的护理的定义:"护理是综合应用人文、社会和自然科学知识,以个人、家庭及社会群体为服务对象,了解和评估他们的健康状况和需求,对人的整个生命过程提供照顾,以实现减轻痛苦、提高生存质量、恢复和促进健康的目的。"这定义包含了一些重要的概念,即护理是为人的健康服务的,护理研究的对象是人,护理工作的任务是促进健康、预防疾病、协助康复和减轻痛苦。

以上是不同时期以不同方式阐述的护理概念和与之相对应的护理工作任务。从中可以看到,护理的对象、任务和目标已发生了深刻的变化。护理的对象不再仅限于病人,而是扩展到处于疾病边缘的人以及健康的人;护理工作的着眼点是人而不仅仅是疾病,其任务除完成治疗疾病的各项任务以外,还担负着心理、社会保健工作。护理的目标是在尊重人的需要和权利的基础上,提高人的生存质量。护理工作不仅是维护和促进个体健康水平,更重要的是要面向家庭、社区,为提高整个人类健康水平发挥应有的作用。

二、护理学的形成与发展

护理学是医学科学领域中一门运用护理学的理论以及相关知识、技能来促进、维护、恢复人类健康的综合性应用学科。随着社会的进步,科学的发展,人们对健康的需求不断增加,护理学的研究内容、范畴和任务也在不断深入和发展。

（一）护理学的形成

护理学的形成是伴随着人类历史的发展、社会的发展、科学的进步而逐步从原始初级的简单活动到形成科学理论的高级活动。护理作为人类生存的需要可以追溯到原始社会,其发展很慢,经历了自我护理、家庭护理、宗教护理、职业护理,而进入近代护理。经过漫长的岁月和前辈的不断努力,直到19世纪中叶才形成护理专业,并逐渐成为一门独立的学科。

1. 古代的医护活动　自有人类以来,就有生、老、病、死,也就有哺育、扶助、保护与照顾等需求,护理就基于这些需求而产生。原始人群在和自然斗争过程中经常有外伤发生,人们使用抚摸、按压或通过简单的舔、吸、吹、抓、揉等动作来解除不适和痛苦。这就是早期的"自我治疗、自我照料"式的医护照顾。

求生存是人类的本能,为抵抗天灾人祸,人们逐渐聚居,相互帮助,并按照血缘关系组成以家族为中心的母系公社,人们开始定居并组成家庭。男人从事渔猎和耕种,妇女负责料理家务和哺育子女,同时担负起照顾家中伤病者的责任。那时人们有伤痛,便留在家中由母亲或妇女给予治疗和呵护,用一些原始的治疗护理方法,如包扎伤口,冷、热泥敷,按摩等为伤病者减轻痛苦。当时医疗、护理不分,并由自我护理发展为家庭护理。形成了原始社会"家庭式"的医疗照顾。

古代人对自然界的变化、人体的生理现象和生病原因无法理解,认为人的生死存亡、健康和患病都是神的旨意而无法抗拒,于是产生迷信和宗教,一些巫师也应运而生,他们采用念咒、画符、祈祷、捶打、冷热水浇浸等方法帮助病人减轻痛苦。与此同时也有些人在祈祷和施巫术之外,应用草药、石针等方法治病。巫术、宗教与医药互相配合运用相当一段时期,医护照顾长期与宗教和迷信活动联系在一起。

公元初年基督教兴起,开始了教会1000多年来对医护的影响。教徒们在传播宗教信仰、广建修道院的同时,建立了医院,最初为收容徒步朝圣者的休息站,后发展为治疗精神病、麻风等疾病的医院及养老院。一些献身于宗教事业的妇女,工作闲余参与对老弱病残的护理,是早期护理的雏形,对护理事业的发展有着良好的影响。

2. 中世纪和文艺复兴时期的医护活动　中世纪的欧洲,由于政治、经济、宗教的发展,许多国家修建了教堂和修道院,修道院内设医院,其中的护理工作主要由女修士承担,她们以丰富的经验和良好的道德品质提高了护理工作的地位,推动了护理事业的发展。中世纪又由于战争频繁,形成对医院和护士的迫切需求,军队救护团、军队医院相应成立,救护人员专门救治参战士兵中的伤员并收容病人给予照料。她们因有宗教信仰,多热爱护理工作,对病人认真护理,收效显著,受到社会的赞扬和捐助,使护理工作摆脱了家庭走向了社会化。由于战争持续不断,以致疾病大肆流行。因当时医院条件很差,床位不足,加上医疗水平落后,护理工作人员少,缺乏护理知识,又无足够的护理设备,护理工作多限于简单的生活照料。

文艺复兴时期,西方国家又称之为科学新发现时代,在医学领域里出现了许多著名的先驱者,如近代解剖学之祖维萨利亚斯(1510~1590年)、生理学家威廉·哈维(1578~1675年)、手术技术精湛的外科医生阿巴拉斯·帕里(1510~1590年)等。医学的迅猛发展和知识的增长,使人们逐渐揭开了对疾病本质的认识,对疾病的治疗有了新的依据。但此时护理工作的发展却与医学的进步背道而驰,其主要原因是社会上重男轻女,妇女得不到良好的教育;教会的腐败,宗教改革导致很多教会和修道院受到摧毁,医院被迫停办,男女修道士离开医院,不再照顾病人;工业革命带动了经济繁荣,使人们更重视现实的利益,参与公益性的社会福利事业的人员减少。由于社会结构的变化,护理工作不再由具有仁慈、博爱精神的人员担任。新担任护理工作的人员常常是那些为谋生又找不到其他工作的人,她们既无护理经验又未经培训,致使护理质量大大落后于迅猛发展的医学科学,护理工作处于停滞阶段,长达200年。

3. 近代护理学的诞生　随着人类社会的发展和医学科学的进步,社会对护理的迫切需求,以及妇女的解放,护理业务逐渐进步,护理工作的地位有所提高。19世纪中叶,南丁格尔在工作实践中开创了科学的护理专业,并使护理工作成为一种职业,同时发展成具有独特护理理论体系的专门学科。

(二) 现代护理学的发展

自南丁格尔创建护理专业以来至今已有100多年的历史,护理学科不断变化和发展。从护理学的实践和理论研究来看,现代护理学的发展经历了3个阶段:以疾病为中心、以病人为中心、以健康为中心的护理阶段。

1. "以疾病为中心"的护理阶段　此阶段出现于现代护理发展的初期,自然科学的不断发展,使医学科学逐渐摆脱了宗教和神学的影响。在解释健康与疾病关系上,人们认识到疾病是由于细菌或外伤等袭击人体后所引起的机体组织结构改变和功能异常。因此一切医疗行为都围绕着疾病进行,从而形成了"以疾病为中心"的医学护理模式。

此时期的护理特点是:协助医生诊断和治疗疾病成为这一时期指导和支配护理工作的基本理论观点。护理是专门的职业,护士从业前需经过专门的训练。护理从属于医疗,护士是医生的助手,护理工作的主要内容是执行医嘱和各项护理技术操作,在病人身边观察病情,照顾不能自理的病人。护理关心的只是人体局部病灶,忽视人的整体性,不能从生物、心理、社会多个层面提供病人健康需求。护理教育类同于医学教育课程,涵盖较少的护理内容,护理研究领域十分局限,护理专业的发展受到一定限制。

2. "以病人为中心"的护理阶段　自然科学和社会科学新的理论、新的学说使医学科学的理论得到进一步发展。1948年,世界卫生组织(WHO)提出了新的健康定义:"健康不仅仅是没有躯体疾病,还要有完好的生理、心理状态和良好的社会适应能力。"新的健康观为护理提供了广阔的实践领域。1955年,美国护理学者莉迪亚·海尔首次提出了"护理程序"这一概念,用系统论的观点解释护理工作,把科学的方法应用于护理领域,使护理专业有了革命性的发展。1977年,美国医学家恩格尔提出"生物—心理—社会医学模式"。这一新的医学模式引起了健康科学领域认识观的根本变革,对所有与健康相关的专业都产生了深远的影响。护理从"以疾病为中心"开始转向"以病人为中心"的医学护理模式。

此时期的护理特点是:重视人是一个整体,即在疾病护理的同时开始注意人的整体护理。

强调护理是一个专业,医护双方为合作伙伴关系。护士不再是单纯被动地执行医嘱和护理技术操作,而是按护理程序的工作方法对病人实施系统的整体护理,解决病人的健康问题,满足病人的健康需求。护理教育开始摆脱了类同医学教育课程设置的模式,建立了以病人为中心的护理教育和护理临床实践,丰富并完善了护理研究内容。但此阶段护理工作的范围仍局限于病人,工作场所局限于医院。

3. "以人的健康为中心"的护理阶段　随着社会经济的发展和人类健康水平的提高,"以病人为中心"的护理已不能满足人们的健康需要。科学技术的日新月异,使细菌性疾病得到了很好的控制,但与人的行为、生活方式相关的疾病,如心脑血管疾病、恶性肿瘤、糖尿病、精神病、意外伤害等成为威胁人类健康的主要问题。1977 年 WHO 提出了"2000 年人人享有卫生保健"的战略目标,在这一目标逐步实现的世纪之交,针对亚太地区又提出了 21 世纪的目标——健康新地平线。这些目标成为各国从事健康保健人员的努力方向。同时,对护理学科发展产生了重要的影响,"以人的健康为中心"的医学护理模式逐渐形成。

此时期的护理特点是:"享有健康"成为每个公民的基本权利。护士将成为向社会提供初级卫生保健的最主要力量,护理工作的范畴从原来对病人的护理扩展到对人的生命全过程的护理,从个体到群体的护理。护理的工作场所从医院扩展到社会和家庭。护理教育内容包括了自然科学、社会科学理论和护理自身独具的理论与护理技术操作。护理研究覆盖了预防、治疗、保健、康复、计划生育、健康教育、健康促进等多学科领域,护理将得到快速的发展。

三、南丁格尔对近代护理学的贡献

南丁格尔被誉为近代护理教育的创始人和奠基人,她开创了科学的护理事业,毕生奉献于护理事业,被尊为现代护理的鼻祖。

(一) 南丁格尔生平

弗罗伦斯·南丁格尔,1820 年 5 月 12 日出生于英国一个富有的家庭,她的父母皆博学多才,并给予她良好的家庭教育。除了学习英语之外,父亲还教授她学习拉丁文、希腊文、法文、德文和意大利文,以及数学、哲学、历史、音乐等。母亲慈爱的秉性深深影响着她,使她从小就关心患病的人。长大后,对保健卫生和护理怀有浓厚的兴趣,经常去看望、照顾病弱者。成年后她立志成为一个为病人带来幸福的护士。当时从事护理工作的人,绝大多数是未经正式培训的教会女执士、修女或没有文化知识的妇女。她的选择遭到了父母、亲友的强烈反对。为使她放弃从事护理工作的想法,家人安排她去国外旅行。然而在随家人到世界各国旅游时,南丁格尔仍专注于参观、考察各地的孤儿院、医院和慈善机构等,了解各地护理工作的情况。1850 年她终于力排众议,又说服母亲,慕名前往德国凯撒斯威斯的护士训练班接受 3 个月的护理训练,开始了她的护理生涯,也奠定了她献身护理事业的决心。1853 年,南丁格尔担任一所私人看护所的管理职务,她在重整这所看护所的过程中,其护理、行政与组织方面的天资立即得到展现。她继续探访其他医院,同时对护理业务的兴趣也愈加浓厚。她体验到在实施护理之前,必须有良好的学校来培训优秀的护士;另一方面她亦开始探询那些社会改革者及医生的意见,他们一致认为对护士品质的要求是有必要的。这些经验成为南丁格尔日后创立护士学校的基本理念。

1854 年 3 月,英、法、俄之间爆发了克里米亚战争。随着战争的进展,战地救护条件日趋恶劣，英军伤兵由于缺乏医药设备及医护人员照料，伤员死亡率高达50%，消息引起英国政府及国民的极大震惊和不满。南丁格尔获悉后，立即致函当时的英国陆军大臣，要求率护士赴战地救伤。1854年10月，她被任命为"驻土耳其英国总医院妇女护士团团长"，11月获准带领经过精心挑选的38名护士，克服重重困难抵达战地医院。战地医院病房里拥挤不堪，受伤的士兵穿着沾满血污的军服躺卧在地上，卫生设备差，通风不良，臭气四溢，成群老鼠到处流窜，既缺乏食物、饮水，又无任何医药用品供给。南丁格尔不畏艰难，以无比的耐心与智慧接受挑战。她组织护士清除医院的垃圾污物，改善医院的环境；设置厨房调剂士兵的饮食，加强营养；为士兵清洗伤口，消毒物品，设立洗衣房以清洗肮脏的衣物；设法筹集资金并拿出自己的钱款为士兵购置必需的用物；建立了阅览室和游艺室，活跃他们的生活；帮助士兵们书写家信，满足身心需求。她经常手持油灯巡视各个病房，为病房中的伤病员一一盖被；经常亲自安慰那些受伤和垂危的士兵。由于南丁格尔夜以继日的辛勤工作，战地医院的状况在短短数月得到了迅速的改观。半年后，英军伤员的死亡率降至2.2%。南丁格尔卓有成效的工作和她所取得的功绩顿时名扬四海。士兵们出于对她的感激和敬重，称她为"提灯女神"、"克里米亚天使"，并把她的业绩写成诗歌，传颂到民间各地。

1856年战争结束，南丁格尔才返回英国，受到全国人民的尊敬。护理所发挥的作用和产生的效果，不仅传为奇迹，震动全国，而且使英国朝野改变了对护士的评价。英国政府授予她勋章和巨额奖金。她把政府表彰她献身精神和伟大功绩的奖金44 000英镑全部用于护理事业。1907年，南丁格尔获英国国王授予的最高国民荣誉勋章，这是第1位受此殊荣的英国妇女。她毕生献身于护理事业，终身未嫁。1910年8月13日南丁格尔逝世，享年90岁。

南丁格尔博学多才，为人谦虚恭谨，居功不自傲。一生致力于开创护理事业，她对护理事业的献身精神成为全世界护士的楷模。

(二) 南丁格尔对护理事业的主要贡献

1. 创建世界上第1所护士学校　克里米亚战争的护理实践使南丁格尔越发深信护理是科学事业，再度确认了护士必须接受严格的科学训练，有专门知识，而且是品德优良，有献身精神的高尚的人。1860年，她在英国圣托马斯医院创办了世界上第1所正式的护士学校，为现代护理教育奠定了基础。在教学中以传授科学的专业知识和培养高尚的品德为主，并提供良好的学习环境和条件。从1860年到1890年共培养学生1 005名，她们遍布英国本土及殖民地和欧洲各国。自圣托马斯医院护士学校建立后，欧美各国南丁格尔式护士学校便如雨后春笋般的纷纷成立，受过训练具有专门知识的护士不断增加，使护理工作有了崭新的面貌，护理事业得以迅速发展。这个时期也被称为护理发展史上的"南丁格尔时代"。

2. 撰写著作指导护理工作　1857年后，南丁格尔根据她的护理实践经验撰写多篇护理论著。其中《影响英军健康、效率与医院管理问题摘要》的报告被认为是当时医院管理最有价值的文献。在《英军的死亡率》中，她充分应用了科学的统计方法，利用图表列举数字以呈现军中护理工作的成效，被视为护理研究的开端。《护理札记》被认为是护士必读的经典著作。《医院札记》阐述了她对改进医院的建筑和管理方面的意见。南丁格尔的论著奠定了近代护理专业的理论基础，至今对护理实践仍有指导意义。

3. 开创了科学的护理专业　南丁格尔对护理事业的杰出贡献，在于她使护理走向科学的专业化轨道，使护理从医护合一的状态中成功地分离出来。她认为"护理是一门艺术，需要有组织性、实务性及科学为基础",同时提出"护士是内科、外科及健康方面的技术服务者,而不是医生的技术辅佐者",并且主张"护理人员应由护理人员来管理"。她以克里米亚的成功护理实践经验,对护理专业及其理论的精辟论述,如注重环境对疾病的影响,提出心理护理的理念等,形成了护理学知识体系的雏形,奠定了近代护理理论基础,确立了护理专业的社会地位和科学地位,推动护理学成为一门独立的学科。

为了纪念南丁格尔对护理事业的卓越贡献,在英国的伦敦和意大利的佛罗伦萨都铸有她的铜像。1912年国际护士会决定将她的生日(5月12日)定为国际护士节。同年国际红十字会组织在伦敦大会上首次颁发南丁格尔奖,旨在表彰由各国推荐的忠诚于护理事业,并为之作出贡献的优秀护士。该奖作为护士的最高荣誉奖,每两年举行一次授奖仪式。从1912年首次颁发南丁格尔奖至2009年,全世界有1 000多位护理工作者获得此项殊荣。从1983年至2009年,我国已有54位优秀的护理工作者荣获南丁格尔奖。通过南丁格尔奖的颁发,加强了护士的国际交往,提高了全社会对护理工作的重视。

南丁格尔被誉为近代护理教育的创始人和护理学的奠基人,并列为世界伟人之一。

 四、我国护理学的发展

(一)祖国传统医学与护理

祖国医学在几千年的文明发展史中,伴随着人类社会的发展,一直保持着医、药、护不分的状况,但是有关护理理论与技术的记载却很丰富。春秋时代名医扁鹊提出的"切脉、望色、听声、写形、言病之存在",就是护理观察病情的具体方法;秦汉时期出版的我国最早的一部医学经典《黄帝内经》记载了许多护理原则,如"病热少愈,食肉则复,多食则遗,此其禁也",阐述了高热病人的饮食护理;唐代杰出医药学家孙思邈所著的《备急千金药方》一书,提出了"凡衣服、巾、栉、枕、镜不宜同用之"的预防、隔离知识,还首创了细葱管导尿法;宋朝名医陈自明所著《妇人十全良方》中对孕妇产前、产后护理提供了许多宝贵资料;明代巨著《本草纲目》作者李时珍是我国著名医药学家,他看病时,兼给病人煎药、送药、喂药。长期以来传统医学中的"三分治、七分养"就是对医学与护理学关系的高度概括,古代护理寓于医学之中。

(二)近代护理的形成

1. 护理专业队伍的形成　我国近代护理学的形成和发展,主要是受西方护理的影响和经中国护理界前辈的不懈努力而逐步形成和发展起来的。当时医院的环境、护士的服装、护理操作规程、教科书和护理的宗旨均带有西方的文化色彩。鸦片战争前后,随着各国军队、宗教和西方医学的进入,我国的护理事业渐渐兴起。1835年,美国传教士在广州开设了第1所西医院,两年后医院即以短训班的方式培训护理人员。1884年,美国妇女联合会派到中国的第1位护士麦克尼在上海妇孺医院推行"南丁格尔"护理制度。1888年,美籍约翰逊女士在福州医院开办了我国第1所护士学校。1900年,随着外国传教士、医生、护士陆续来中国,并在各大城市开办了许多教会医院等慈善机构,各地相继开设护士训练班或护士学校,为中国培养了最早的护理人员,并逐渐形成了我国护理专业队伍。

2. 护理工作的发展　我国近代史上杰出的妇女民主革命活动家秋瑾,1907年从日本归国后,非常重视护理教育,翻译了大量的日本看护学教程,她把护理工作看作是妇女解放运动独立就业的一个方面,对我国的护理工作发展具有现实的指导意义。1909年,中国护理界的群众性学术团体"中华护士会"在江西牯岭正式成立(1936年改为中华护士学会,1964年改为中华护理学会),学会的主要任务是制定护理教学计划,编译及修订教材,办理全国护士学校的注册,组织全国护士统一毕业会考和颁发执照,编辑出版护理书籍等。1920年护士会创刊《护士季报》,为我国第1份护理专业报刊。1922年中华护士会加入国际护士会,成为国际护士会第11个会员国。1930年毛泽东同志授意傅连暲医生于1931年在江西汀州开办了"中央红色护士学校",共有学生60名,于1932年毕业,朱德同志亲自参加了毕业典礼。1941年5月12日在延安成立了"中华护士学会延安分会",护理工作备受重视,推动了护理工作,促进了中国当代护理学的发展。1941年和1942年的护士节,毛泽东同志先后亲笔题词"护士工作有很大的政治重要性"、"尊重护士,爱护护士"。深深地激励着广大护理工作者冒着枪林弹雨为抢救伤员出生入死、英勇战斗。战争时期护理人员的英勇事迹为我国近代护理史写下了光辉的一页。

(三)现代护理的发展

1. 护理实践活动逐渐扩展 护理实践是从事护理职业的人们所进行的具体内容。我国的护理实践在建国后有了很大的发展,主要表现在基础护理和专科护理两方面,基础护理内容从满足病人的治疗需要扩展到满足病人的生理需要、心理需要。专科护理的内容从协助医生诊治疾病发展到主动收集病人的有关资料,找出健康问题,解决健康问题。护理技能有了进一步的提高。改革开放以来,我国护理工作者积极汲取国内外先进的护理理念、先进经验,积极探索,由传统单一的"以疾病为中心"的功能制护理逐步转变为"以病人为中心"的系统化整体护理模式。与此同时,广大的护理人员应用新的护理理论和方法,配合临床新技术、新业务的开展,使护理工作的内容和范围不断扩大,其中中西医结合护理、老年护理、家庭护理和社区护理等得到了迅速发展,加快了我国护理专业与国际接轨的步伐。

2. 护理教育体制日趋完善 新中国成立后,随着卫生事业的发展,我国护理工作进入了一个崭新的时期。1950年,卫生部召开了第1届全国卫生工作会议,将护理教育列为中专教育之一,纳入正规教育体系,制定全国统一教学计划和编写统一教材。"文革"期间,护理教育遭受重创,校址被占用,教师队伍被解散,护理教育处于停顿状态。"文革"结束以后,1979年7月卫生部先后发出《关于加强护理工作的意见》和《关于加强护理教育工作的意见》的通知,大力扶持护理工作和护理教育。1980年2月国家卫生部颁发了《中等卫生学校三年制医生、护士、药剂专业学生基本技能训练项目(草案)》,护理教育得到复苏,护理事业得到发展。1979年9月,上海职工医学院开办了高级护理专修班。1983年天津医学院率先在国内开设了五年制护理本科专业,毕业授予学士学位。1984年1月卫生部和教育部联合召开了全国高等护理专业教育座谈会,讨论了护理教育的层次、规格、学习年限及教学大纲,明确了高等护理教育的地位和作用。1985年全国11所医学院校设立了护理本科专业。1992年北京、上海等地开始了护理硕士研究生的培养。1996年中国协和医科大学成立了护理学院。由此完善了中专、大专、本科、硕士、博士等多个教育层次,形成了科学的护理教育体系。

自20世纪80年代以来,全国许多省、市还开展了各种形式的护理成人教育,促进了护理人才的培养,使护理队伍的结构日益趋向合理发展。1997年中华护理学会在无锡召开继续护理教育座谈会,制定了继续护理教育的法规,促进了护理人才的培养,体现了终身教育对护理队伍建设的意义,使继续护理教育开始走向制度化、规范化、标准化。

3. 护理科研水平不断提高 随着高等护理教育的恢复和发展,以及多层次、多规格护理教育的开展,护理人员的科研能力、学术水平不断增强。护理科学研究在选题的先进性、方法的科学性、结果的准确性、讨论的逻辑性等方面均有较大进展。护理期刊相继创刊,护理论著、护理教材相继出版,护理研究和护理科普文章如雨后春笋般涌现,标志着护理学已成为一门独立的学科。1993年中华护理学会设立了护理科技进步奖,每两年评选1次。通过此项活动,使护理人员的科研能力和学术水平不断提高,护理学科的发展迈入了健康发展的轨道。

4. 护理管理体制逐步健全

(1) 建立健全护理指挥系统。国家卫生部医政司设立了护理处,制定有关政策法规,负责全国的护士管理。各省、市、自治区卫生厅(局)在医政处下设专职干部,负责管辖范围的护理管理。各医院300张床位以上的医院设立护理部,实行护理三级管理制,300张床位以下的医院由总护士长负责,实行护理二级管理制。

(2) 建立晋升考核制度。1979年国务院批准卫生部颁发的《卫生技术人员职称及晋升条例(试行)》,明确规定了护士的技术职称为"主任护师"、"副主任护师"、"主管护师"、"护师"和"护士"。根据这一条例,各省、市、自治区制定了护士晋升考核的具体内容和方法,使护士的社会地位和待遇不断得以提高。

(3) 建立护士执业注册制度。为与国际护理接轨并与国际护理发展保持同步,1993年国家卫生部颁发了建国以来第1个关于护士执业和注册的部长令与《中华人民共和国护士管理办法》。1995年6月全国举行首届护士执业考试,考试合格者获执业证书方可申请注册。2008年中华人民共和国国务院令《护士条例》出台。护士执业管理正式走上法制轨道。

5. 护理学术交流日益增多　1950年以后,中华护理学会积极开办各种专题讲座、组织国内的学术交流。1980年以后,随着我国的改革开放政策的实施,学会与许多国家建立了良好的学术联系,并互派访问学者相互交流。1985年全国护理中心在北京成立,进一步取得世界卫生组织对我国护理学科发展的支持。改革开放以后,大陆与台湾、港、澳地区的学术交流亦日趋活跃。通过学术交流,开阔了视野,活跃了学术氛围。2009年8月,中华护理学会百年庆典系列活动在北京召开,搭建了以护理学术探究为基础的护理学术大舞台,给中国护理事业带来了新的发展契机。

通过学习,能清晰地表达护理的概念及涵义。能理解护理学在其形成过程中不同历史时期的发展对护理专业的影响以及3种护理模式的演变和特点。能讲出南丁格尔对近代护理学的贡献,结合学习体会,同学之间交流对护理专业的初步认识。能描述我国护理学的发展。

1. 什么是护理?不同时期其内涵有什么不同?
2. 在历史的长河中,护理学是如何形成的?

3. 3种医学护理模式的护理特点是什么？
4. 我们应该向南丁格尔学习什么？
5. 讨论我国护理事业发展的前景？

项目二　护理学的性质和范畴

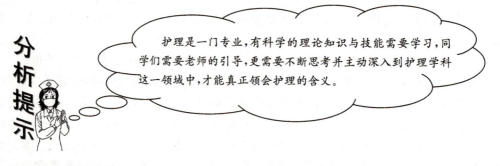

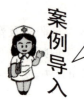

同学们经过老师的专业介绍及关于护理发展史内容的学习，正利用晚自修复习并写体会，课代表小冯提醒大家对护理的认识还需预习下面的内容：护理学的性质、护理的范畴。同学们根据课代表的提示又安静地开始自修。

护理是一门专业，有科学的理论知识与技能需要学习，同学们需要老师的引导，更需要不断思考并主动深入到护理学科这一领域中，才能真正领会护理的含义。

护理学作为一门独立的学科具有其独特的知识体系作为指导实践的基础。这些知识体系就是指护理概念、护理理论和护理模式。护理学的基本概念在实践中的应用，改变了护理人员只凭传统经验和直觉的工作方法，使护理工作向科学性、自主性和独立性的方向发展。护理学理论的形成反映了护理知识体系的发展和完善，护理模式的提出是护理学理论与护理实践在病人身上的结合，同时为临床护理实践、护理教育、护理研究和护理管理提供了科学的依据。

一、护理学的性质

护理学是生命科学中综合自然、社会及人文科学的一门应用性学科。护理学包含了自然科学，如生物学、物理学、化学、解剖学、生理学等知识。护士通过学习解剖学、生理学，才能观察与分辨生理与病理的变化，并能准确无误地提供治疗，如注射、压疮护理等。护理学也包含了社会及人文科学，如心理学、伦理学、社会学、美学等知识。护士通过学习心理学、社会学等，才能提供满足个体心理需求的护理，并能认识社会环境对人的健康的影响。

护理学是一门应用学科，实践性较强，它结合自然科学与社会科学理论形成了护理的理论体系与护理技术操作。

护理学是医疗科学中的一门独立学科，它与医学、药学、营养学等共同组成了整个医学领域。在卫生保健事业中，与临床医学、预防医学起着同等重要的作用。

二、护理学的范畴

护理学的范畴是随着护理实践的不断深入而逐渐发展的,它包含理论与实践两大体系。

(一)护理学的理论范畴

护理学的理论研究对护理专业的发展起着重要作用。护理学理论主要包括护理的基本概念、护理模式和护理学发展中引用的其他学科的理论,如社会学、伦理学、心理学、美学、教育学、管理学等。这些理论解释了护理现象,从科学的角度说明护理工作的性质,表明护理知识的范围和体系,确立以理论为基础的护理理念和价值观,指导护理专业的发展方向。

(二)护理学的实践范畴

1. 临床护理 临床护理的对象是病人,其内容包括基础护理和专科护理。

(1)基础护理:应用护理的基本理论知识、基本实践技能和基本态度等来满足病人的基本生活需要、心理需要、治疗需要。它是临床内、外、妇、儿等专科护理的基础。如病人的入院、出院护理,病人的生命体征观察及异常的护理,病人的饮食护理、排泄护理,疾病的治疗护理等,以及基本护理技能操作(各种铺床法,体温、脉搏、呼吸、血压的测量法,服药法,注射法,各种标本的采集等)。通过临床护理工作,为疾病的诊断和治疗及时提供病情发生、发展的动态信息,有效地配合并参加治疗、检查及对危重病人的抢救,通过积极的、安全的护理对策使病人处于最佳心理状态。

(2)专科护理:是以护理学及医学相关学科理论为基础,结合临床各专科病人的特点及诊疗要求,为病人进行身心整体护理,如各专科疾病的护理、急救护理、康复护理等,以及专科护理技能操作(呼吸机的使用、各种引流管的护理、心脏除颤术、透析技术等)。随着科学技术和医学的发展,各专科护理水平日趋提高,如重症监护、器官移植、显微外科、烧伤、多脏器衰竭等病人的护理,需要具有较宽厚专业知识和熟练技能的临床护理专业人员来完成。

2. 社区保健护理 社区保健护理的对象是一定范围内的居民和社会群体。以临床护理的理论知识和技能为基础,以整体观为指导,结合社区的特点,开展疾病预防、妇幼保健、家庭护理、健康教育、健康咨询、预防接种及防疫灭菌等工作。并通过健康促进、健康教育、管理协调和连续性照顾,直接对社区内个体、家庭和群体进行护理,以改变人们对健康的态度,帮助人们实践健康的生活方式,促进全民健康水平的提高。

3. 护理教育 是以护理学和教育学理论为基础,贯彻党的教育方针和卫生工作方针,研究护理人才培养的规律、方法及模式,注重护理教育质量,改善护理人员的知识结构,培养德、智、体、美全面发展的护理人才,适应医疗卫生服务和医学科学技术发展的需要。护理教育一般分为学校教育、毕业后继续教育两大类。在我国学校教育分为中专教育、大专教育、本科教育、研究生教育;毕业后继续教育是为在职护理人员提供的以学习新理论、新知识和新技术为目标的终身性教育。

4. 护理管理 是运用现代管理学的理论和方法,对护理工作中的诸要素——人、财、物、信息、时间等要素进行科学的计划、组织、指挥、协调和控制等的系统管理,以确保病人能得到正确、及时、安全、有效、完善的护理服务,提高护理工作效率和效果,提高护理质量。

5. 护理科研 护理学的发展需要护理科研的支持和推动。护理学理论的构建,是护理理论与护理实践的结合成果,护理技术、护理方法、护理工具的改革,护理管理模式的建立等,都有赖于护理科研去揭示护理学的内在规律,总结经验,促进护理理论、知识、技能的更新。

护理学的研究具有十分广阔的领域,随着医学科学技术的发展和护理科研工作的开展,护理学的内容和范畴将不断丰富和完善。

通过本项目知识的学习,能说出护理学是一门什么样的学科,能陈述护理学的理论内容和实践内容中基础护理、专科护理、社区保健护理、护理教育、护理科研、护理管理,能明确护理岗位的知识和技能的要求,激发求知的欲望,提高学习兴趣。

1. 何谓护理学?
2. 陈述与护理学相关的学科有哪些?
3. 护理学的理论范畴包括哪些?
4. 护理学的实践范畴包括哪些?

项目三　护理学的基本概念

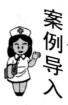
王老师进入教室上课,看着好学的学生,问大家经前几节课的学习,同学们有何体会,并想进一步了解哪些知识。同学们争先恐后举起了手,最让大家感动的是小李同学谈了父母帮她选择了护理专业后,她从迷茫到渐渐喜欢的过程。她告诉大家自己已预习了关于护理的4个基本概念,并把自己的理解与大家进行了分享。

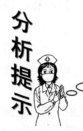
每门学科都有自身的理论知识,我们在中专学习一些关于护理的最基本概念,这些知识是基础,同学们应该用心去学习与体会。

第一章　护理与专业认知

护理学科与其他学科一样都是建立在一个系统的可应用于实践的知识体系基础之上,这些知识称为概念和理论。在护理学中,人、健康、环境和护理被公认为护理实践的4个基本概念。这些概念是在对护理学的认识逐步深化的基础上形成的,并对护理实践产生重要的影响。

一、对人的认识

护理学研究和服务的对象是人,对人的认识是护理理论和实践的核心和基础,它影响了整个护理概念的发展,并决定了护理工作的任务和性质。现代护理学对人的认识包括以下几点。

(一) 人是一个整体

人具有生物属性和社会属性,是由生理、心理、社会等综合因素组成的整体的人。例如,生理的疾患会影响人的情绪和社会活动,心理的压力和精神抑郁也会造成身体的不适。因此护理的对象不是"疾病",而是一个有意识、有思维、有情感、有智慧、有复杂的心理活动、能进行创造性劳动、过着社会生活的社会人。

(二) 人是一个开放系统

人生存在一个自然环境和社会环境中。人体内部各个系统之间不断地进行着各种物质、能量和信息的交换,同时又不断地同周围的环境(包括自然环境和社会环境)进行着物质、能量和信息的交换。如人不断地从自然界中吸入氧气,通过体内交换排出二氧化碳,以保证生命活动中氧的需求,同时保证自然环境中植物生长过程中二氧化碳的需要。环境污染造成人呼吸系统疾病增加,通过控制城市环境污染,创造舒适、安全的优质环境,可以减少疾病的发生。因此人既受环境的影响,又可以影响环境,既可适应环境又可改造环境。护理要创造适合病人休养的环境,促进病人的身心健康发展。

(三) 人有基本需要

每个人从出生到衰老、死亡,都要经过不同的生长发育阶段,从生理角度讲,所有的人都有维持生存的基本需要,即衣、食、住、行和交流都是人们生存的第一共性需求。而每个人都是与众不同的、独特的个体,还有其他的基本需要,如感知、思维、表达情感、获得友谊、被尊重及实现人的价值等。护士在提供护理服务时,应根据护理对象不同层次的需要,运用不同方法满足其基本需求,使护理对象处于最佳身心状态。

(四) 人有自理的能力并对自身健康有所追求

每个人都希望自己有健康的身体和健全的心理状态。每个人都有不同程度的自我护理能力,生病时会努力寻求治疗和护理,寻找有关的健康信息,参与维护健康的过程。护士应充分调动人的主观能动性,激发其潜能,通过健康教育等方式,丰富人的健康知识,支持、帮助护理对象恢复或增强自理能力,充分享有生活,从而提高人的健康生存质量。

二、对环境的认识

人与环境相互依存、相互影响,并保持着动态的平衡。现代护理学对环境的认识包括以下几点。

(一) 人与环境相互依存

人的一切活动离不开环境,并与环境相互作用、相互依存。任何人都是无法脱离环境而生存和发展的。环境是动态的和持续变化的,人必须不断地调整机体内环境,以适应外环境的变化,同时,人又可以通过自身力量来改变环境,以利生存。

（二）环境影响人的健康

人可以改变环境,也受环境所左右。环境作为压力源对人类健康产生着重要影响。良好的环境能够帮助患者康复,促进人的健康。不良的环境则给人的健康造成危害。人类所患疾病中,不少与环境的致病因素有关。如环境污染可能导致疾病,因疾病住院可能导致心理情绪的变化或社交障碍、人际关系改变等,因此,护理人员应掌握有关环境与健康的知识,为人类创造良好的生活、休养环境。

三、对健康的认识

健康是人类的基本要求和权力。现代医学模式的产生和健康需求的改变,使护理领域日益拓展。WHO 于 1948 年把健康定义为"健康,不仅仅是没有躯体疾病,还要有完好的生理、心理状态和良好的社会适应能力"。现代护理学对健康的认识包括以下几点。

（一）健康是动态的连续变化的过程

健康与疾病是生命过程中的一对矛盾,这对矛盾的相互作用是以人的功能状态来体现的。维持健康的基本条件是人的基本需要得到满足,使机体处于内外环境的平衡状态。健康与疾病这对矛盾在一定条件下可以相互转化,如慢性疾病病人其病情稳定后可以参加社会活动,残疾人充分发挥其尚存的功能,成为残而不废的有用之人,仍能达到他们最高的健康水平。护理的工作范围包括健康的全过程,即从维护最佳健康状态到帮助濒临死亡的人有尊严地死去。

（二）健康是生理、心理、精神等方面的完好状态

从 WHO 的健康定义可以看出人的健康包括了生理、心理和社会等各方面。因而健康是反映整体的概念,人的任何一方面出现不正常均会影响整体的健康状态。例如,某些人没有生理疾患,但精神不愉快、抑郁、沮丧、人际关系紧张,会使其处于不健康的状态。而某些人虽然有较严重的躯体疾患,但心胸开朗、乐观,保持正常的社会交往,能够最大限度地发挥自己的潜能,使其在自身情况下处于较健康的状态。护士应针对每个服务对象的不同健康状态,通过正确评估实施整体护理。

（三）健康受多方面因素影响

由于每个人的信念、社会背景、经济水平、文化观念等的不同会产生对健康的理解和认识的不同,并进一步影响其维持和促进健康所采取的行动及生活方式。影响健康的因素是多方面的:①生理因素(如生长和发育水平、遗传)和家庭因素;②心理精神方面因素,如情绪、性格、自我概念和期望;③社会因素,如生活方式和行为习惯、生活水平和生活环境、文化、信仰和传统习惯,以及社会支持体系和人际关系。因此,帮助人们建立现代健康观念,采取健康的生活方式以及科学的促进健康的行为,应是护士的职责。

四、对护理的认识

护理活动贯穿于人的整个生命过程。其独特的功能在于协助患者置身于自然而良好的环境下,恢复身心健康,以及帮助健康的人达到最高可能的健康水平。现代护理学对护理的认识包括以下几点。

（一）护理是科学和艺术相结合的活动

护理是在科学指导下的一种活动。护士所从事的工作,为服务对象提供的护理是以自然

科学和社会科学知识为指导的。护理工作又是充满创造性的艺术,护理的对象千差万别、情况各不相同,要求护士灵活地、因人而异地应用科学知识,把每个人都看作是独特的个体。因此护理要帮助千差万别的人都能达到治疗和康复需要的最佳身心状态。

（二）护理是一种助人的活动

护理是帮助人们最大限度获得健康的一种活动。这种帮助是基于不同的需要而有不同的形式和方法。对于完全没有能力照顾自己的人,如危重病人、失去自理能力的老年人、尚未获得自理能力的婴幼儿(在其父母或抚养人无法照顾时),护理人员要帮助他们满足一切生存的需要。对自我照顾能力有缺陷的人,如急性病期间、因治疗或手术影响不能完全依靠自己力量完成基本需求的人,护理人员要帮助他们,协助他们满足基本需求,以使他们逐步地恢复健康。而对有能力照顾自己的人,护理服务则是要提供必要的知识、技能,帮助他们保持健康、预防疾病。护士要很好地完成以上任务,必须具有高度的责任心、丰富的知识、敏锐的观察能力和解决问题的技巧。

（三）护理是一个过程

护理方法是护理程序,护理活动是一个过程,是与其他医务人员、服务对象和病人家属互动的过程。护理活动要和谐、一致,否则就会影响护理的质量和效果。护理活动具备3个特点：①护理是一种有目的的活动；②护理是一种有组织的活动；③护理是一种持续不断的创造性活动。因此,护理的工作方法是护理程序。有关护理程序在以后章节介绍。

（四）护理是一个专业

传统的护理工作局限于单纯地做医生的助手,由于护理学的不断发展,护理已从一门职业或单纯的技术逐渐发展成为一个专业,作为一个专业有以下一些特点：①具有系统的科学知识体系和理论架构；②具有职业标准；③必须经过专业的教育机构培养本专业的人员；④在制定本专业架构和控制本专业活动方面有较强的自主性,制定本专业应遵循的伦理和道德的准则；⑤具有一定的职称和地位；⑥具有服务的特定对象；⑦能够吸引通过为他人健康服务而对社会有所贡献的专业人员,通过提供继续发展的机会或经济保障等手段奖励或酬劳本专业人员；⑧受到社会的认定并具有社会地位。

通过本项目知识的学习,能从护理专业的角度全面认识人、健康、环境和护理的概念。通过讨论领会其内容之间的相互关系、相互作用,护士在工作中要正确把握护理的核心概念。

 项目课后复习思考题

1. 讨论护理学基本概念的核心要素是什么?
2. 说出护理学对人、健康、环境和护理的认识。
3. 护理专业的特点是什么?

项目四　整体护理的概念

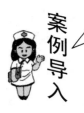

又一节护理课开始了,班长向护理老师汇报张茵同学因发热没能来上课。老师问大家:"你们是未来的护士,想想该如何护理这位同学?"大家踊跃举手发言,有的说"给她吃水果",有的说"多给她喝水",有的说"给她盖好被子",有同学说"多陪护她"。老师首先赞扬同学的积极思考发言,之后说:"发热的过程大家都经历过,有哪些感觉与需求?"同学们的回答不完全一样。老师说:"那我们如何护理才能真正满足病人的需要?"同学们很有兴趣跟着老师进入新课的学习。

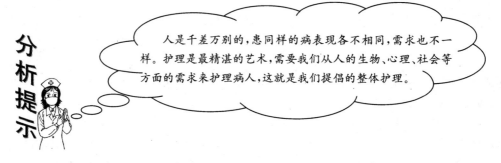

人是千差万别的,患同样的病表现各不相同,需求也不一样。护理是最精湛的艺术,需要我们从人的生物、心理、社会等方面的需求来护理病人,这就是我们提倡的整体护理。

整体护理是在生物—心理—社会医学模式影响下产生的,也是人类对自身认识及对健康与疾病的认识不断深化的必然结果,它标志着当代护理思想与观念的重大变革,极大地丰富和完善了护理学的理论体系。整体护理的开展,促进了我国护理人员思维模式的转变,并通过科学的工作方法,有效地解决护理对象的健康问题,扩大了护理专业的自主权和独立性,使护理质量取得实质性的提高。

一、整体护理的概念

整体护理是指以人为中心,以现代护理观为指导,视人为生物、心理、社会多因素构成的开放性有机整体,以满足人的身心需要、促进健康为目标,运用护理程序的理论和方法,贯彻实施全面、系统的护理思想和护理实践活动。

二、整体护理的发展背景

（一）现代医学模式对护理的要求

医学模式经历了自然哲学医学模式、生物医学模式、现代医学模式3个阶段。随着20世纪心理学、社会学的迅速发展及系统论的普遍运用,心理、社会因素与健康和疾病的关系日益受到人们的关注。1977年美国医学家恩格尔提出生物—心理—社会医学模式。该模式认为人的健康不仅同生物因素有关,且与人的心理、环境因素有密切关系。新的医学模式的形成,为医学科学的快速发展确定了正确的指导思想。生物—心理—社会医学模式指导护理实践要以病人为中心,在护理疾病过程中同时要进行心理护理和促进社会环境的和谐。

（二）系统论的渗透

整体护理思想的形成在很大程度上受系统论的影响。系统论的最基本原则是整体性原则。它要求把护理服务的对象视作为一个开放系统来研究，从整体的角度考虑系统中各部分的相互关系与作用，重视整体与外部环境的关系。系统论的基本观点构成了整体护理的理论核心。

（三）现代护理学的发展

现代护理学的发展主要体现在护理学科、护理思想及护理实践的发展上。

(1) 现代科学交叉综合发展及向护理的渗透，促进了护理学的学科建设。

(2) 护理学基本概念的更新促进了护理思想的变革。

(3) 护理工作从疾病护理扩展到对社会人群的健康保健，护理人员从被动执行者转变为独立的决策者。因此，护理学作为一门独立的学科，必然要求有新的思维方式和方法论与其相适应，整体护理成为适应现代护理发展的必然趋势。

 三、整体护理的思想内涵

整体护理的基本概念，引导人们进一步认识护理学的科学内涵，确立"以人为中心"的现代护理观，明确了护理的宗旨就是通过整体护理提供适合个人的优质护理服务，从而达到最佳健康状态。整体护理的科学思想内涵体现在以下几个方面。

（一）把人视为一个整体

整体护理把人视作一个整体，即从生理、心理、社会、文化、精神等方面考虑人类现存或潜在的健康问题，并按护理程序来解决这些问题。护理服务的对象从病人扩大到健康人，护理服务的范围是人生命的全过程，从出生到衰老，以至临终各个阶段。同时，整体护理要求为护理对象提供护理时，要考虑个体生长发育的不同阶段和不同层次的需求。

（二）把护理工作看作一个整体

把护理工作看作一个整体。整体护理体现了将临床护理、护理管理、护理教育、护理科研等方面整合于一体的护理思想，使护理工作各个环节，以及护理人员之间、护理人员与护理对象之间、护理人员与其他医务人员之间的关系紧密联系、环环相扣，整体协调一致，通过科学的管理方法解决护理工作中的问题，不断提高护理质量。

 四、整体护理的实践特征

（一）以现代护理观为指导

现代护理观以现代科学理论和现代医学观作为指导思想，提出了护理是"以人的健康为中心"，护理对象不仅是病人，而且包括健康人；护理服务范畴不仅在医院，而且还包括家庭和社区。

在护理工作中为满足病人的身心需要，促进身体和精神的健康，确立了"以人的健康为中心"的现代护理观，为整体护理的开展奠定了实践基础。

（二）以护理程序为核心

护理程序是科学地确认和解决问题的工作方法。整体护理是以护理程序为核心，把临床护理与护理哲理、护士的职责与行为评价、人员的组织结构、标准护理计划和教育计划、护理表格的制作与作用、护理质量控制等各个环节有机地结合在一起,做到紧密联系,协调一致,确保护理人员在临床护理和护理管理工作中自觉地运用护理程序的科学思维方式和行为方式进行工作,从而促进护理专业的发展和护理质量的提高。

（三）实施主动的计划性护理

整体护理从本质上摒弃了医嘱加常规护理的被动护理局面,护理人员的主动性、积极性和潜能得到充分的发挥。护士工作时的思维方式发生了改变,护士不再是被动地执行医嘱和盲目地完成护理操作。代之以全面评估、科学决策、系统实施、客观评价的主动调控过程,充分显示护理专业的独立性和护士的自身价值。

（四）体现护患合作的过程

整体护理十分重视病人及家属的自护潜能,强调通过健康教育,提高病人及家属自护能力,并提供机会让他们参与自身的治疗、护理和康复活动,从而促进护患关系良好发展。

通过本项目学习,能够理解整体护理的概念,明确医学模式的演变对护理工作的影响,明确整体护理的思想内涵是以"人为中心"的现代护理观,通过讨论同学之间能交流整体护理实践特征的内容。

1. 何谓整体护理？
2. 整体护理与医学模式的关系是什么？
3. 谈谈整体护理的实践特征是什么？

项目五　护 理 程 序

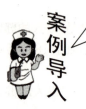

整体护理刚学完,同学们一下课就问老师:"张茵同学发热时,同学们都睡席子吹电扇,她却要两条垫被一条盖被,我们为如何护理好她争论起来,应该如何护理？是否有方法提示我们根据病人的情况更改护理措施？"老师说:"有,是护理程序。"书中自有黄金屋,请同学们看书。

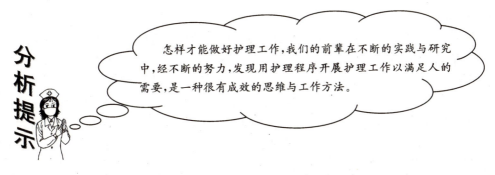

怎样才能做好护理工作，我们的前辈在不断的实践与研究中，经不断的努力，发现用护理程序开展护理工作以满足人的需要，是一种很有成效的思维与工作方法。

护理程序是临床护理中一个完整的工作过程，是有计划、有步骤地提供病人护理服务的科学工作程序。它的目的是满足护理对象的需要，解决护理对象的问题，给予护理对象全面的、高质量的整体护理。

一、护理程序的概念

护理程序是以促进和恢复护理对象的健康为目标所进行的一系列有目的、有计划的护理活动，是一个综合的、动态的、具有决策和反馈功能的过程，对护理对象进行主动的、全面的整体护理，使其达到最佳健康状态。

二、护理程序的步骤

护理程序由评估、诊断、计划、实施和评价5个步骤组成。

（一）护理评估

护理评估是护理程序的最初阶段。在护理程序实施的过程中，应对病人进行随时评估。因此，护理评估贯穿在整个护理过程之中。评估包括两方面工作：收集资料和整理分析资料。

1. 收集资料

（1）目的：

1）建立基础资料，即病人的一般资料、过去健康状况、生活状况及自理程度、心理社会状况、护理体检等。

2）为做出护理诊断、制定护理计划、评价护理效果提供依据。

（2）来源：

1）直接来源：病人是直接资料的来源。通过病人的主诉和护士的观察、体格检查所获取的资料。

2）间接来源：与病人有关的人员，如亲属、朋友；其他医务人员，如医师、营养师或其他护理人员；病人个人的医疗文件，如病案记录、实验室检查报告；医疗和护理有关文献资料。

（3）种类：

1）主观资料：指病人的主诉，包括病人的经历、感觉以及他所看到、听到或想到的，对于健康状况的反映，如疼痛、麻木、胀痛、瘙痒或感到软弱无力等。

2）客观资料：护士通过观察、护理体检以及借助于医疗仪器检查所获得有关病人的症状和体征，如面色发绀、呼吸困难、心律失常、血压70/40 mmHg（9.33/5.33 kPa）、体温39.5℃等。

(4) 内容：

1) 病人的一般资料：主要有姓名、性别、年龄、民族、职业、籍贯、文化程度、婚姻状况、家庭住址、宗教信仰、家庭住址、联系人等。

2) 现在健康状况：此次发病情况、住院目的、入院方式及医疗诊断等。

3) 过去健康状况：既往患病史、家族病史、过敏史、住院史、手术史、婚育史等。

4) 生活状况及自理程度：如饮食、睡眠或休息、排泄、清洁卫生、自理能力、活动方式等。

5) 护理体检：包括身高、体重、生命体征、意识、瞳孔、皮肤、口腔黏膜、四肢活动度、营养状况及心、肺、肝、肾的主要阳性体征。

6) 心理状况：如性格特征、情绪状态、对疾病的认识和态度、康复信心、对护理的要求、希望达到的健康状态、应对能力等。

7) 社会状况：工作环境、医疗保健待遇、经济状况、家属成员对病人患病的态度及对疾病的了解和认识等。

(5) 方法：包括交谈、观察、护理体检与阅读。

1) 观察：护士运用感官或借助简单诊疗器械如血压计、听诊器、体温计等，系统地、有目的地进行护理体检，收集健康信息的方法。包括视觉观察、触觉观察、听觉观察、嗅觉观察等。

视觉观察：是护士通过眼睛观察病情、了解病人一般情况的一种检查方法，如观察病人的精神状态、呼吸节律和速率、皮肤黏膜、营养发育状况、四肢活动能力等。

触觉观察：是护士通过手的感觉来判断病人某些器官或组织的物理特征的一种检查方法，如脉搏的跳动、皮肤的温度和湿度、脏器的形状和大小、肿块的位置及表面性质等。

听觉观察：护士通过耳朵辨别病人的各种声音，如病人语调改变、呼吸的声音、咳嗽声音、喉部有痰的声音等，护士还可借助听诊器听到心音、呼吸音及肠鸣音等。

嗅觉观察：是护士通过嗅觉辨别发自病人体表、呼吸道、胃肠道或呕吐物、排泄物等的异常气味，以判断疾病的性质和变化。

病人入院后护士与病人的初次见面就意味着观察的开始，观察是一个连续性的过程，一位有技巧、有能力的护士必须随时都在观察，且能机警、敏锐地以适当的方式及时做出反应。

2) 交谈：护士与病人及家属的交谈，其主要目的是了解病人的健康状况。在交谈中，护士应注意运用沟通技巧，关心体贴病人，与病人建立起相互信任的关系。

安排合适的环境：谈话环境要安静、舒适、不受干扰，并有适宜的照明，让病人在轻松、较少压力的情况下陈述自己内心感受。

说明交谈的目的及需要时间：向病人解释交谈的目的、大约所需要的时间，让病人有心理准备。

引导病人抓住交谈主题：针对交谈主题要有计划有准备地进行，如护士事先准备好了解提纲，引导病人按顺序讲出，一般从主诉、一般资料开始，再引向过去健康状况、心理和社会情况等。当病人叙述时，不要随便打断或提出新的话题，但要有意识的引导病人围绕主题，对病人的陈述和提出的问题，要给予解释和适当的反应，如点头、微笑、手势等。交谈告一段落，可按交谈的内容做一小结。并征求病人意见，离开前要向病人致谢。

3) 护理体检：护士运用望诊、触诊、叩诊、听诊等方法，按照身体各系统顺序对病人进行全面的体格检查。其目的是收集有关病人身体状态的客观资料。为确定病人的护理诊断提供依据,从而制定护理计划(护理体检的具体方法将在临床护理学中详细介绍)。

4) 查阅:查阅病人的医疗病历、护理病历及各种辅助检查结果等相关文献资料等。

(6) 记录:收集的资料需及时记录。

1) 主观资料的记录应尽量用病人自己的语言,并加上引号。

2) 客观资料的记录要应用医学术语,描述的词语应确切,要能正确反映病人的问题,避免护士的主观判断和结论。

2. **整理分析资料**

(1) 分类:对收集的资料首先要进行分类,避免重复和遗漏。临床上常用的是按马斯洛的基本需要层次论分类。

1) 生理需要:如病人的生命体征、饮食、睡眠、休息、排泄、活动等。

2) 安全需要:如对环境的陌生、手术的恐惧、药物不良反应的担忧等。

3) 爱与归属的需要:如想念亲人,害怕孤独等。

4) 尊重的需要:如病人患病后希望医生、护士能对自己予以重视,聆听自己的诉求等。由于疾病而感到自卑等。

5) 自我实现的需要:如担心住院会影响工作、学习等。

3. **复查核实** 将收集到的资料进行分类后,对一些不清楚或有疑点的资料需要重新调查、确认,补充新资料。

4. **筛选** 将收集到的全部资料加以选择,剔除对患者健康无意义或无关的部分,以利于集中注意要解决的问题。

5. **分析** 发现健康问题,提出护理诊断。可采取下列方法:与正常值做比较;与病人健康时状态做比较;注意并预测潜在性问题。

(二) 护理诊断

1. **护理诊断的定义** 护理诊断是关于个人、家庭或社区对现存的、潜在的健康问题或生命过程的反应的一种临床判断,是护士为达到预期目标选择护理措施的基础,而预期目标是由护士负责的。

2. **护理诊断的组成** 护理诊断由名称、定义、诊断依据和相关因素4部分组成。

(1) 名称:是指对护理对象的健康问题的概括性描述。

1) 现存的:指护理对象现在已经存在的健康问题,如"体温过高:与肺部感染有关"、"皮肤完整性受损:压疮,与皮肤长期受压有关"。

2) 潜在的:指现在未发生,但有危险因素存在,若不采取护理措施,将会产生问题。如长期卧床的病人,存在"有皮肤完整性受损的危险:与皮肤长期受压有关"。

3) 健康的护理诊断:是个人、家庭或社区从特定的健康水平向更高的健康水平发展的护理诊断,如"母乳喂养好"。

(2) 定义:是对护理诊断名称的一种清晰、正确的描述和解释,并以此与其他诊断相鉴别。例如:口腔黏膜改变的定义为"口腔组织层的破坏状态"。

(3) 诊断依据:是做出护理诊断时的临床判断标准。是病人主诉和被检查出的阳性症状、体征以及实验检查的阳性结果。分为主要依据和次要依据,前者指证实一个特定诊断所必须存在的症状和体征,后者指可能出现的症状和体征,对作出护理诊断有支持作用,是诊断成立的辅助条件。如"体温过高"中必要和主要依据都是体温高于正常范围,次要依据是皮肤发红、触之有热感、呼吸加快、心动过速等。

(4) 相关因素:是指影响个体健康状况,导致健康问题的直接因素、促成因素或危险因素。相关因素可来自于:①病理生理方面的因素,如"体液过多"可能是与机体调节机制不佳有关。②治疗方面的因素,如使用呼吸机的病人出现的"语言沟通障碍"可能是与气管插管有关。③情境方面的因素,可涉及环境、支持系统、生活经历、生活习惯、角色等方面,如"营养失调:高于机体需要量"可能是与不良的饮食习惯有关。④年龄方面的因素,如老年人发生便秘,可能是与活动少、肠蠕动减慢有关。

小 贴 士

护理诊断举例

名称:腹泻
定义:个体排便次数增多,大便不成形或排出松散、水样便的状态。
诊断依据:
1. 主要依据 便次增多(>3次/日);松散、水样便。
2. 次要依据 腹痛、肠鸣音亢进;大便量增多及颜色变化;有里急后重感。
相关因素:
1. 病理生理因素 胃肠道疾病、内分泌代谢性疾病、营养性疾病等。
2. 治疗因素 药物不良反应、管饲饮食等。
3. 情境因素 饮食改变;环境改变(水土不服等);焦虑及应激状态。
4. 年龄因素 婴幼儿生理性腹泻、辅食添加不当;老年人胃肠括约肌功能减退。

3. 护理诊断的陈述方式 包括3个要素:问题(P),即护理诊断的名称;相关因素(E),即原因,引起护理问题的相关因素和危险因素;症状与体征(S),也包括实验室和器械检查的结果。其陈述方式有以下3种。

1) 三段式:PSE方式,常用于现存的护理诊断的陈述。

例如:<u>焦虑</u>:<u>烦躁不安、失眠</u>,<u>与身体健康受到威胁有关</u>。
　　　(P)　　　(S)　　　　　　(E)

2) 二段式:PE或SE方式,常用于潜在的护理诊断的陈述或三段式护理诊断的简化。

例如:<u>有皮肤完整性受损的危险</u>:<u>与长期卧床有关</u>。
　　　　　　(P)　　　　　　　　　(E)

<u>便秘</u>:<u>与饮食中缺乏粗纤维有关</u>。
(S)　　　　　(E)

3) 一段式:P方式,常用于健康的护理诊断的陈述,护理诊断名称本身就对护理措施进行了提示,所以没有罗列原因。

例如:<u>寻求健康行为</u>
　　　　(P)

4. 书写护理诊断的注意事项

(1) 所列护理诊断应简明、准确、规范,用"与……有关"作为连接词,以表达人体反应与相关因素之间的关系。

(2) 避免将病人的临床表现当作相关因素。如"疼痛:胸痛,与心绞痛有关",是错误的,应纠正为"疼痛:与心肌缺血、缺氧有关"。

(3) 避免与护理目标、措施、医疗诊断相混淆。

(4) 以收集资料作为诊断依据,能指出护理方向。

(5) 所列诊断应是护理职责范围内能够予以解决或部分解决的。

(6) 护理诊断的描述不应有易引起法律纠纷的陈述。

5. 护理诊断与医护合作性问题　合作性问题是指医生和护士合作才能解决的问题,多指由于脏器的病理生理改变所致的潜在并发症,护理诊断与医护合作性问题的区别如表1-5-0-1所示。

表1-5-0-1　护理诊断与医护合作性问题的区别

区别内容	护理诊断	医护合作性问题
决定治疗者	护理人员	医生与护士合作处理
陈述方式(以冠心病为例)	胸痛:与心肌缺血、缺氧有关	潜在并发症:心律失常
预期目标	需要为病人确定预期目标,作为评价护理效果的标准	不强调预期目标,因为不是护理职责范围内能单独解决的
护理措施的原则	减轻、消除、预防、排除病痛、促进健康	预防、监测并发症的发生和病情的变化,医护共同进行干预

6. 护理诊断与医疗诊断的区别　由于护理诊断和医疗诊断所研究的对象、方法及结论性质的不同,故两者具有不同的含义,区别如表1-5-0-2所示。

表1-5-0-2　护理诊断与医护诊断的区别

区别内容	护理诊断	医疗诊断
研究对象	对个人、家庭、社区现存的或潜在的健康问题/生命过程反应的一种临床判断	对个体病理生理变化的一种临床判断
描述的内容	是个体对健康问题的反应,随病人的反应变化而变化	是一种疾病,其名称在治疗过程中保持不变
决策者	护理人员	医疗人员
职责范围	在护理职责范围内进行	在医疗职责范围内进行
举例	胸痛:与心肌缺血缺氧有关	冠心病

(三) 护理计划

是依据确定的护理诊断制定护理计划的过程,即具体决策过程。是对患者实施护理的行动指南。

1. 排列护理诊断的顺序　将所做出的护理诊断按轻、重、缓、急确定先后顺序,以保证护理工作高效、有序的进行。

(1) 优先排列对生命有威胁的、需立即解决的问题,如不能维持自主呼吸、严重体液不足、有自伤的危险等。

(2) 按马斯洛的人类基本需要层次论进行排列,优先解决生理需要问题,后排列高层次需要问题。

(3) 在与治疗、护理原则无冲突的情况下,病人主观上迫切需要解决的问题,可优先排列。

(4) 现存的问题优先排列,但不要忽视潜在的有危险性的问题。

2. **确定护理目标(预期结果)** 指病人在接受护理后,期望能够达到的健康状态,即最理想的护理效果。

(1) 陈述方式:病人在什么时间内做(完成)什么动作(行为)的程度。即:主语＋谓语＋行为标准＋条件状语＋评价时间

举例:病人　　　4 d 后　　　借助双拐　　　行走　　　100 m
　　　主语　　　评价时间　　条件状语　　　谓语　　　行为标准

(2) 目标分类:目标可分为远期目标和近期目标两类。

1) 近期目标:指在相对较短的时间内(一般指1周内)可达到的目标。如某急性阑尾炎病人,手术后,护士为其制定的护理目标:病人术后24 h内下床走动3～5 min。

2) 远期目标:指需要相对较长时间才能实现的目标。通常几周或几个月。如病人出院前不发生外伤。

(3) 陈述要求:

1) 目标陈述应简单明了,切实可行,属护理工作范围之内。

2) 目标陈述应具有明确针对性,即来自一个护理诊断,但一个护理诊断可有多个目标。

3) 目标陈述应有具体日期,并可被观察和测量。

4) 目标陈述必须是病人的行为,避免用"使病人"、"让病人"等词语,也不可使用含糊不清、不正确的词,如了解、掌握、好、坏、尚可等。

3. **制定护理措施** 护理措施是护士协助病人实现护理目标的具体方法与手段,规定了解决健康问题的护理活动方式与步骤,也可称为护嘱。

(1) 护理措施:要符合实际,安全、科学、有效。其分为以下3类。

1) 独立性护理措施,是指护士运用自己的护理知识和能力,自行或授权其他护理人员进行的护理活动,包括生活护理、住院评估、病人教育、对病人住院环境的管理等。

2) 协作性护理措施,指护士和其他医务人员协同完成的护理活动。

3) 依赖性护理措施,指护士执行医生、营养师或药剂师等人的医嘱,如给药、输液、输血、膳食活动,均为医师开具处方或监管的范围。

(2) 构成护理计划:护理计划是将护理诊断、目标、措施等各种信息按一定规格组合而形成的护理文件。

护理计划一般都制成表格形式。各医院的规格不完全相同,大致包括日期、诊断、目标、措施、效果评价几项内容。

(四) **实施护理**

此阶段是将护理计划付诸行动,实现护理目标的过程。从理论上讲,实施是在护理计划制

定之后,但在实际工作中,特别是抢救危重病人时,实施常先于计划之前。实施包括准备、执行计划和记录3个步骤。

1. **实施的准备** 准备工作包括进一步评估病人、审阅计划,分析实施计划所需要的护理知识与技术,预测可能会发生的并发症及预防措施,安排实施计划的人力、物力与时间。具体可这样考虑:

(1) 做什么(What):回顾已制定好的护理计划,保证计划内容是合适的、科学的、安全的并符合病人目前情况,然后,组织所要实施的护理措施。

(2) 谁去做(Who):确定哪些护理措施是护士自己做,哪些是由辅助护士执行,哪些是由其他医务人员共同完成的。

(3) 怎么做(How):实施时将采取哪些技术和技巧,并回顾技术操作、仪器操作的过程。如果需要运用沟通交流,则应考虑在沟通中可能遇到的问题,可以使用的沟通技巧。

(4) 何时做(When):根据病人的具体情况、健康状态,选择执行护理措施的时间。

2. **执行计划** 一旦护士为病人制定好了护理计划,计划可以由下列几种人员完成。

(1) 护士本人:由制定护理计划的护理人员将计划付诸行动。

(2) 其他医务人员:包括其他护理人员、医生和营养师。

(3) 病人及其家属:有些护理措施,需要病人及其家属参与或直接完成。

在执行护理计划过程中,要充分发挥病人及家属的积极性,与其他医护人员相互协调配合,熟练运用各项护理技术操作,同时密切观察执行计划后病人的反应及有无新的问题发生,及时收集资料,迅速、正确处理一些新的健康问题。

3. **护理记录** 实施各项护理措施后,应准确进行记录,也称护理病程记录或护理记录。护理记录记载病人的健康问题、所采取的护理措施和实施护理措施后病人是否达到护理目标。如健康问题没有解决,需要分析原因,以便及时调整修改措施。书写时临床上多采取 PIO 格式。

P:即病人的健康问题,用护理诊断陈述,后面记录与护理诊断相对应的病人的病况及反应。

I:记录护士针对病人的健康问题所实施的护理措施。

O:记录经过护理后的结果,其内容是护理程序中"评价"的部分。

在实施的过程中,护士要把各种护理活动的结果及病人的反应记录下来,这样可以反映出护理效果,并为下一阶段做好准备。

(五) 护理评价

护理评价是指将实施护理计划后病人的健康状况与护理计划中预定的护理目标相比较,并作出判断的过程。从这一项活动,可以了解病人是否达到预期的护理目标,病人的需求是否得到满足。虽然这是护理程序的最后一个步骤,但实际上评价在护理过程中一直存在,因为在护理程序的每个步骤进行中,护士一直不断地在进行早期评价,而最后一步的评价是一个全面的检查。

1. **评价方式**

(1) 护士自我评价。

(2) 护士长与护理教师的检查评定。

(3) 护理查房。
2. 评价内容
(1) 护理过程的评价：检查护士进行护理活动的行为过程是否符合护理程序的要求。如护理病历质量、护理措施实施情况等。
(2) 护理效果的评价：这是评价中最重要的部分。核心内容是评价病人的行为和身心健康状况的改善是否达到护理目标。
(3) 评价目标实现程度：
1) 目标完全实现。
2) 目标部分实现。
3) 目标未实现。

小 贴 士

> 预期目标为"2 d 内病人拄着拐杖行走 200 m"，2 d 后的评价结果是：
> 病人已能行走 200 m——目标完全实现。
> 病人能行走 50 m——目标部分实现。
> 病人拒绝或无力行走——目标未实现。

(4) 评价步骤：
1) 收集资料：收集资料，列出执行护理措施后病人的反应。
2) 判断效果：将病人的反应与护理目标进行比较，衡量目标实现情况。
3) 分析原因：对目标部分实现或目标未实现的原因进行分析、探讨，如收集的资料是否真实？护理诊断是否正确？护理目标是否切实可行？护理措施是否恰当？措施是否已执行？
4) 修订计划：对病人目前的健康状况重新评估，然后作出决定。
停止：对已经实现的护理目标与解决的问题，停止原有的护理措施。
修订：对继续存在的健康问题，修正不适当的诊断、目标或措施；对出现的新问题，在再收集资料的基础上作出新的诊断和制订新的目标和措施，进行新一循环的护理活动，直至最终达到护理对象的最佳健康状态。
护理程序是一个系统性解决问题的程序，是护士为病人提供护理服务的工作方法，是病人得到高质量、连续性、全面护理服务的保证。作为一种科学的工作方法，护理程序不仅可以应用于临床护理中，也可以应用于护理管理、护理教育、护理科研中，是护理专业独立性和科学性的体现。

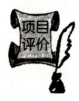

通过本项目学习，能够理解护理程序的概念，知道护理程序的基本工作方法并指导今后的学习和工作。能在老师的指导下完成某一病例护理计划的制定。

项目课后复习思考题

1. 何谓护理程序？
2. 护理程序有哪些工作步骤？每一步的工作内容有哪些？
3. 某病人，男性，40岁，有高血压病史1年，病人不规则用药，血压时高时低。近日头痛、头晕、乏力加剧，检查：血压170/110 mmHg(22.7/14.7 kPa)，肥胖，心界扩大，心肺听诊无异常。请问应如何护理。

（余剑珍）

第二章 护士行为规范

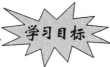
学习目标

1. 能了解护士的基本素质。
2. 能了解现代护士与病人的角色。
3. 能运用沟通技巧建立护患关系。
4. 能遵守护士的礼仪规范。
5. 能遵守护理专业的伦理规则。
6. 能理解护理工作中潜在性法律问题、安全问题。
7. 能理解护理缺陷及应对措施。

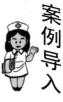

案例导入

护士班学生小王上完晚自修回到了宿舍,对小许同学说:"我近日夜里做梦总梦见南丁格尔提着油灯的形象,她轻轻地来到病人床边,看到不能入睡的士兵,会用手摸一下病人的额头,慈爱地看着病人说:'好好睡吧。'她夜以继日地工作,累倒了。士兵们心疼地劝她休息一下,她却摇摇头,用虚弱的身体坚守在护理岗位上……"就这样同宿舍的4位同学就如何成为一名好护士以及在素质及行为规范方面的要求热烈讨论起来。

分析提示

每一职业,都有一定的行为规范要求。为人的健康服务的职业,在行为上的要求更高。考虑一下南丁格尔具有哪些素质,在行为规范方面有哪些是值得我们学习的。

项目一　护士的基本素质与礼仪规范

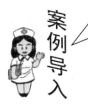

有位护理老师去病房看望实习中的学生,在病房里看到了这样的一幕,老年病人坐在床沿上,她的学生小张正凑近病人的耳朵交代第2天如何配合做尿液检查,可是病人听力不佳,从表情看显然是没听明白,只见小张用手势辅助语言微笑着又做了一边解释,病人似乎明白了。可当小张要他复述一遍时,病人说到一半又说不下去了,小张说:"你记得蛮多了。"接着她掏出笔又与病人比画着讲了一遍,这次病人全说对了,小张表扬了他,并把写的纸条留了下来,病人满意地笑了。

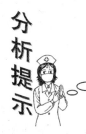

护士的素质体现在一言一行中,我们的站、立、走,与病人沟通的语音、语调,都有一定的要求。但只要心中有病人,学习礼仪规范会成为快乐的事情,在工作中也要活学活用。

一、素质的定义

素质是指人的一种较稳定的心理特征,可分为先天和后天两个方面。先天素质是指人的自然性的一面,由遗传因素所决定。例如感知器官、神经系统(特别是大脑结构和功能)及肤色、身材等原有基础;后天素质是社会性的一面,是人通过不断地学习、自我磨炼获得的一系列知识技能、行为习惯、文化涵养、品质特点的综合。

二、护士素质的内容

护士素质是护士应该具备的适应护理工作需要的先天、后天条件,包括政治思想素质、文化科学素质、业务素质、心理素质及体态素质等。根据临床护理实际需要可将其归纳成两大类,即思想品德素质和专业素质。

(一)思想品德素质

(1)护士应热爱祖国、热爱人民、热爱护理事业,具有不断进取的精神;具有正确的人生观、价值观,有自尊、自爱、自强、自制的思想品质;具有正视现实,面向未来的目光,坚信护理事业是人类崇高的事业,全心全意为人民服务;具有为人类健康服务的奉献精神。

(2)护士应具有良好的职业道德,其核心是救死扶伤和人道主义,这也是护士职业道德的具体体现。对病人有高度的责任心、同情心和爱心;忠于职守、廉洁奉公;想病人之所想,急病人之所急。

(3)护士应具有较高的慎独修养,即指一个人独处时也能谨慎不苟。护士的慎独修养是以诚实的品格及较强的责任心为基础的,而诚实的品格及慎独修养正是护士高尚的思想情操的具体表现。

（二）专业素质

（1）护士应有文化修养,具备必要的自然科学、社会科学、人文科学知识,需要有一定的外语及计算机应用的知识。

（2）护士应有业务知识,掌握一定的基础医学、临床医学基本知识,这是做好临床护理工作的基础;要掌握完整的基础护理和专科护理的理论知识及技能,这是护士执业必需的素质标准;具有一定的预防疾病、保护健康及运用护理程序的工作方法及观察、分析、解决人的健康问题的能力。

（3）护士应有健康的心理,即心胸开阔,有坦诚豁达的气度,严于律己,奋发图强;有高度的正义感,保持愉快乐观的心境;有较强的适应能力,良好的忍耐力及自我控制力,善于应变,灵活敏捷;有强烈的进取心,不断获取知识,丰富和完善自己。

（4）护士应有文雅大方的仪表,举止端庄稳重,衣着整洁美观、待人热情真诚、彬彬有礼、精力充沛、朝气蓬勃;护士的作风应紧张明快、有条不紊、善始善终,使各项工作能按计划一丝不苟地及时完成。

三、护士的礼仪规范

人的一言一行、一举一动是其内心活动的外在表现,是人类文明的标志。人们在履行对社会所承担的责任、义务过程中,每个人的思想、行为都遵循着具有自身职业特征的准则和规范。护士在护理病人及与其交流中,其仪表仪容、言谈举止都必须遵循人们公认的规范和行为准则,更好地为病人服务。

（一）护士仪表

仪表是指人的外表,包括服饰、仪容和姿态。护士端庄稳重的仪容,和蔼可亲的态度,高雅大方、训练有素的举止,不仅构成护士的外表美,而且在一定程度上,反映其内心境界与情趣。病人首先接触的是护士的仪表,端庄的仪表能唤起病人的美感,有助于其接受美感护理,更好地发挥护理作用。

1. 衣着服饰　护士衣着服饰包括护士服、护士帽、护士鞋、袜子及配饰。

（1）护士服:其式样应简洁、美观、合体、适度。面料应挺拔、透气、不透明、易清洁消毒。颜色应素雅清淡。穿着应保持清洁、平整,衣扣扣齐,内衣不外露。

（2）护士帽:要干净、规范,有圆顶式和燕式帽两种,护士帽不仅是护士职业的标志,且能使护士的仪表显得文雅大方,衬托护士形象的善良、圣洁,也象征护士的自信、高尚。

（3）护士鞋:其颜色以白色或乳白色为主,鞋面应保持清洁,鞋底以软底为好,坡跟或平跟,防滑,鞋与整体装束搭配一致。

（4）袜子:其颜色以白色或肉色,大小应适宜,袜口不外露,不穿有破损的袜子。

（5）配饰:护士牌佩戴在左胸前,佩戴与环境和服装一致,以少、精为原则,不宜佩戴过分夸张的饰物。

2. 仪容　护理人员应淡妆上岗,要求自然、清新、高雅、和谐。

3. 姿态　是指人的姿势和体态。姿态可反映一个人的文化修养,尤其是站姿,为姿态的基础。

(1) 站姿：优美的站姿应该挺胸、收腹，抬头颈直，目光平视，下颌微收，肩平舒展、收腹挺胸，两腿并拢，脚尖分开，双手在身体两侧自然下垂或在体前交叉（图2-1-0-1）。

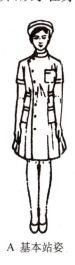 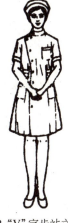

A 基本站姿　　　　　　　　　　B "V"字步站立

图2-1-0-1　护士的站姿

(2) 坐姿：坐姿建立在站姿基础上，应单手或双手向后把衣裙下端捋平，轻轻落坐在椅面的2/3～3/4处，腰直，腿并拢，小腿稍后收或小交叉，两手轻握、置于腿上（图2-1-0-2）。

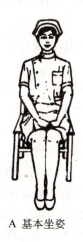 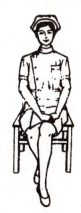

A 基本坐姿　　　　　　　　　　B 正位脚尖点放式

图2-1-0-2　护士的坐姿

(3) 行姿：在站姿的基础上，行走时抬头，挺胸收腹，提臀，以胸带步，弹足有力，柔步无声，步履轻捷，两臂前后摆动，前后摆幅不超过30°。左右脚沿一直线两旁，小步前进。

(4) 持治疗盘：双手托握治疗盘，肘关节贴近躯干呈90°（图2-1-0-3）。

(5) 推治疗车：双手轻握治疗车近侧两端，身体稍前倾，轻推车向前（图2-1-0-4）。

(6) 持病历卡：一手持病历卡，放在同侧胸前，稍外展，另一手轻托病历下端（图2-1-0-5）。

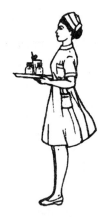 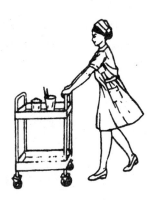 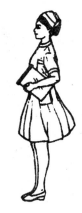

图2-1-0-3 端治疗盘　　　图2-1-0-4 推治疗车　　　图2-1-0-5 持病历夹

护士在护理实践中,都应有意识地注意自己的姿态,日久天长,必然可以形成良好的坐、立、行走和持物等的优美姿态。

为了符合社会对"护士角色"的期望,取得理想的护理效果,在护理实践中我们要恪守护士的职业道德和行为规范;要努力学习,刻苦锻炼,不断自我完善,这样才无愧于人们赐予护士的"白衣天使"的美称。

四、护士的语言行为规范

语言是人与人之间进行感情和信息交流的工具,是一种重要的行为方式。人际交往中运用到语言性沟通技巧的有35%,护理工作中有效的沟通主要是建立在护士、病人真诚的态度和彼此能懂的言语上,护士应了解病人的受教育程度、文化水平、理解力,以便选择合适的语言表达。

1. 护士用语的要求

(1) 语言的规范性:语言内容要严谨、高尚,符合伦理道德原则,具有教育意义;语言要精练、清楚、温和、措词准确达意,交代护理意图要简洁、通俗、易懂,尽量避免难以理解的医学术语,说话语气婉转、自然,注意逻辑性、灵活性,语调要适中。

(2) 语言的情感性:语言是沟通护患之间感情的"桥梁"。俗话说"良言一句三冬暖,恶语伤人六月寒"。说明语言对情感产生的作用和影响。护士一进入工作环境,就应进入护士角色。应满腔热忱地面对病人,将对病人的爱心、同情心和真诚相助的情感融化在语言中。如晨间护理时,护士应带着微笑走进病房,向病人道声"早上好",还可以针对不同的对象谈及不同的情况,如"您伤口还痛吗"、"您晚上睡得好吗"。这些不是简单的寒暄,而是护患之间的一种情感交流。所以,护士的言谈不论是在内容、用词、态度、声调方面,都应体现出同情与体贴,使病人感到安慰与鼓励,借以调动病人的内在积极因素,让病人的心理处于最佳状态来接受治疗和护理。

(3) 语言的保密性:护患关系应建立在互相平等、尊重、真诚的基础上。一般情况下,护士要实事求是地向病人解释病情和治疗情况,因为病人有权知道关于他自己的病情信息。但由于病人对有关问题比正常人敏感,护士可视不同对象分别对待,有的可直言,有的必须委婉、含蓄。对危重病人要尽量减少他们的精神压力,不可引起对病人不利的强烈情绪冲动的情感反应,以免加重病情或使病情恶化。特别要注意,护士必须尊重病人的隐私权利。对病人的隐私,如生理缺陷要保密,病人不愿意陈述的内容不要追问。

2. 符合礼仪要求的日常护理用语　语言是思想的窗口，谈吐是行为的习惯。它可以表现出一个人高雅或粗俗。护士与病人交谈中要注意语言的文明性与礼貌性。

(1) 招呼用语：如"您好"、"请稍候"、"打搅了"、"别客气"、"劳驾"、"谢谢"、"对不起"、"谢谢您的协助"等。对病人的称谓要有区别、有分寸，可视年龄、职业而选择不同的称呼，如"老师"、"先生"、"小姐"、"同志"、"小朋友"等可令人感到亲切、融洽、无拘束。不可用床号代称呼。一般情况下，病人年龄长于护士15岁以上即可用长辈的称谓称呼。

(2) 介绍用语：如"您好，我叫×××，是您的责任护士，您有事请找我"。

(3) 电话用语：给对方打电话时应做到有称呼，如"您好！请找×××接电话"。接对方打来的电话时应自报受话部门，如"您好！这里是内科病房，请讲"。

(4) 安慰用语：使用安慰用语，声音应温和，表示真诚关怀，要使病人听后感到亲切，获得依靠感和希望感，而且感到合情合理。

(5) 迎送用语：新病人入院，护士应充分意识到这是建立良好护患关系的开始，这时护士应主动热情接待，表示尊重和欢迎，使病人有宾至如归的感觉，主动接过病人携带的物品，礼貌地了解病人的姓名，并护送病人到床边，热情向病人作各项介绍。病人出院时，护士应送到病房门口，用送别的语言与病人告别，如"请多多保重"、"请按时服药"、"请定期到门诊复查"、"请走好"等。给病人以亲切温暖的感觉，增强病人战胜疾病的信心，从而帮助病人身心得以早日康复。一般情况下，送别病人不要讲"再见"。

3. 护理操作中解释用语　病人在接受护理技术操作时，如各种注射、导尿、灌肠等，都想知道为什么要做这项操作，作为护士就应委婉地、清楚地向病人进行解释，并要做出承诺。要确认，通过护士的讲解，让病人理解和满意。有效的讲解，对于护理操作的成功是十分重要的。护理操作解释用语分三大部分：操作前解释、操作中指导和操作后嘱咐。

(1) 操作前解释：讲清本项操作的目的；交代病人应做的准备工作；简要讲解方法及在操作过程中病人会产生的感觉；了解病人对该项操作的态度和愿望。同时，护士要给予承诺，采用熟练的护理技术，尽量减轻操作过程中可能产生的不适。

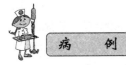

病　例

　　王女士，76岁，今天入院，明天清晨要空腹抽静脉血化验，责任护士小李先到病人床前为病人进行操作前的解释。
　　护士："大娘，您好！"
　　病人："李护士，您好！"
　　护士："医生给您开了化验单，明天早晨六点起床后，请您不要吃饭、喝水，到时候我来给您采血作化验。"
　　病人："好的。化验什么项目？要抽多少血呀？"
　　护士："化验血脂、血糖和胆固醇含量，一共要抽5毫升血。"
　　病人："知道了，谢谢李护士。"

(2) 操作中指导:具体交代病人在操作中如何配合;使用鼓励性语言,增强病人的信心,使用安慰性语言,消除病人的紧张和不安。

病 例

田先生,61岁,退休工人,因急性胃溃疡出血,急诊收入院。目前,病人生活不能自理。医嘱:禁食、水,持续胃肠减压,每日两次口腔护理。责任护士小辛为田先生做口腔护理。

护士:"大爷,您好!因为您不能吃饭,我现在给您擦洗一下口腔,擦洗后您会舒服的,也能避免口腔感染。我把您的假牙已经擦洗干净,浸泡在凉开水中,您可以暂时不戴,等到您能吃饭时,我再帮您带上,好吗?"

病人:"好的。"

护士:"请您张开嘴,让我看一下您的口腔,好吗?"

病人:"好的。"

护士:"您先用吸水管吸些水,漱漱口……我慢点帮您擦,您如果有不舒服,请告诉我……(操作中,指导并鼓励病人,完成口腔护理操作)。"

(3) 操作后嘱咐:询问护理操作是否达到预期结果,病人有什么感觉;交代必要的注意事项;感谢病人的密切配合。

病 例

丁勇,16岁,感冒、发烧来医院就诊,医疗诊断:肺炎,医嘱:青霉素400万u静脉输液,每日1次,做青霉素皮肤试验。责任护士小王遵医嘱向病人询问"三史"及解释,并做青霉素皮肤试验。

护士:"丁勇,你好!青霉素皮试液已经注射完毕,请你不要触摸局部,不要离床活动。"

病人:"好的。"

护士:"你记一下时间,我也记一下,20 min后我们看结果。"

病人:"好的。"

护士:"从现在起,你如有胸闷、气急或其他不舒服的感觉,请及时告诉我。"

病人:"知道了,谢谢!"

五、护士的非语言行为规范

非语言行为,对语言起辅助、加强作用。人际交往中,约有65%是运用非语言沟通技巧的。护士除了依靠语言与病人沟通交流进行收集资料、了解病人情况外,还应通过非语言的沟通,了解病人的真实想法,获得病人的尊重与信赖。非语言行为主要是指面部表情、倾听、沉默和皮肤接触,所以也称体态语言或行为语言。

(一) 面部表情

俗话说"喜(怒)形于色",这就是说一个人的情绪常常清楚地表现在面部表情上,在某种程度上反映内心隐衷。面部表情反应极为灵敏,能真实而迅速地反应各种复杂的内心活动。护士与病人交谈时的面部表情应是面带微笑、亲切。这种微笑应是发自内心的,应表现真诚、亲切、关心、同情和理解,要有情感交流。护士的微笑是美的象征,是爱心的体现,在微笑中为病人创造出一种愉悦的、安全的、可信赖的气氛。因为一个人愁眉苦脸或遇事惊慌失措,就很难取得别人的信任。当护士带着亲切、真诚的微笑,轻盈地来往于病床旁时,对病人的精神安慰可能胜过良药。当病人极度痛苦时,护士则应适度微笑,眼神流露出关怀、同情,切忌表情呆板、厌倦或冷若冰霜。

(二) 倾听

指护士听病人说话要全神贯注。与病人谈话时,要保持眼神的接触,俗话说"眼睛是心灵的窗户"。注意双方保持一定的距离,我们通常把人与人之间的空间距离称为人际距离。人际交往距离划分为4个区域。

1. 亲密区 0~0.46 m,适用于彼此关系亲密或亲属之间。
2. 熟人区 0.46~1.2 m,适用于老同学、老同事及关系融洽的师生、邻里之间。
3. 社交区 1.2~3.6 m,适用于参加正式社交活动或会议,彼此并不十分熟悉的人之间。
4. 演讲区 >3.6 m,适用于教师上课、参加演讲或作报告等。

护士与病人进行有效沟通时其保持的距离应以能看清对方表情,说话不费力,但能听得清楚为度,大约为1 m;当然距离也可随说话内容及病人的听力或病情而调整,以自然为好。护士应稍向病人倾斜,大约30°(图2-1-0-6)。切忌使病人处于仰视位;要注意倾听病人讲话的声音、声调、流畅程度及所选用的词句;注意病人的面部表情、身体姿势及动作,尽量理解其想表达的内在含义;保持眼神交流,避免看表等不安心的小动作;不打断对方谈话或转换话题,不评论对方所谈内容,可以轻声地说"嗯"、"是"或点头等,表示接受对方所述内容,并希望其能继续说下去;要使用能表达信息的举动,如点头、微笑等。用心倾听,不仅表达了对病人的关心,还表达了对话题的兴趣,以鼓励病人继续说下去。

因此,一个有效的倾听者,应做到准备花时间倾听;学习如何在沟通过程中集中注意力;不要打断对

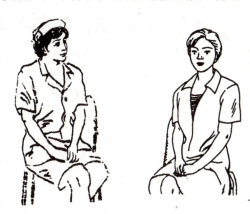

图2-1-0-6 护士与病人的交流距离、角度

方的谈话;不急于做判断;注意非语言性沟通行为;仔细体会"弦外音",以了解对方的主要意思和真实内容。

（三）皮肤接触

皮肤接触包含按摩和触摸,可作用于精神、神经系统,与心理状态有着密切的关系。按摩和触摸刺激可以增强免疫系统功能和有益于健康,如经常为卧床病人按摩、翻身、擦身等,不仅可使病人感到舒适、放松,还能促进血液循环,预防压疮。

在病情允许的前提下,护士可常常怀抱与爱抚病儿,抚摸其背、头、肢体等部位,满足婴病儿的情感需要,可防止出现食欲不振、发育不良、智力衰退、性格缺陷的"皮肤饥饿"的状况,这不仅对婴儿,即使对儿童、成人的心身健康,也能起到无法估量的作用。抚摸对一般病人来讲,是一种无声的安慰,它可使不安的病人平静,脆弱的人变得坚强。如当病人痛苦时,轻轻地抚摸他的手或拍拍他的肩;病人发高烧时,摸摸他的额部;产妇分娩时,按摩她的腹部,可促使顺利分娩,从而降低剖宫产率,阵痛时紧握她的手,还可以稳定产妇的情绪。护士在护理视觉或听觉方面有障碍的病人时,触摸还可以传递关怀之情。但触摸行为应明智地使用,接触不当也可产生消极效应,护士应审时度势地进行,尤其应考虑性别、年龄、社会文化背景及触摸的形式与双方的关系等因素,否则会有副作用。

（四）沉默

利用语言技巧与病人沟通固然重要,但并不是唯一可以帮助病人的方法,当病人受到情绪打击或在哭泣时,这时护士以沉默的态度表示关心也会有效果,护士可以说:"如果您不想说话,您可不必说,我希望能坐在这里陪您一会,好吗?"它可以表达护士对病人的同情和支持,起到"此时无声胜有声"的作用。沉默还可以给护患双方有思考和调适的机会。

通过本项目学习,能理解素质的涵义,说出护士的基本素质内容;明白护士端庄稳重的仪容,和蔼可亲的态度,高雅大方、训练有素的举止是对护士仪表的基本要求;通过练习能将规范的护士语言应用于临床护理工作中,在与病人交流中能正确运用非语言行为,提高沟通效率。

项目课后复习思考题

1. 说出素质的定义。
2. 护士应具备哪些素质?
3. 讨论护士的礼仪规范及其应用。

项目二 现代护士与病人的角色关系

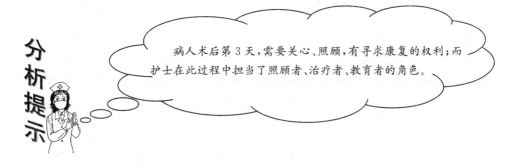

案例导入：徐女士,72岁,腹部胆囊切除术后第3天,责任护士小张来到病人床边,为其测量血压、体温、脉搏、呼吸,询问切口疼痛情况,并为其翻身,查看尾骶部皮肤情况,之后进行引流袋的更换。嘱咐病人可半坐卧位,多活动肢体。请问病人担当了哪些角色?护士在工作中担当了哪些角色?

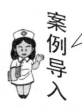

分析提示：病人术后第3天,需要关心、照顾,有寻求康复的权利;而护士在此过程中担当了照顾者、治疗者、教育者的角色。

护士角色是指护士应具有的与职业相适应的社会行为模式。这种行为模式随着社会的变迁而变化。护士作为一种社会角色,处于防治疾病、保护人的健康的重要地位,因而必须具有相应的道德品质、业务水平和操作技术。同时必须根据社会对护士的角色期望而努力塑造自我,逐步完善自身。

一、护士角色

现代护士角色的功能主要体现在以下4个方面。

（一）健康照顾者的角色

护士以直接提供护理的角色出现时,主要为护理对象提供照顾,帮助病人满足生存的基本需要。通过运用护理程序,把护理理论与护理技能结合起来,根据不同病人、不同病情、不同需要,开展护理活动;通过与病人亲切交谈,细致观察及护理查体,发现、分析、解决病人的健康问题。

（二）管理协调者的角色

护士在病人心目中是权威,是朋友;护理工作需要护士做计划、沟通、决策,保持健康护理的连续性,合理分配和利用资源。尽量减少工作的重复性和资源浪费;减少工作中的分歧和争议,以达到团结一致的目标。直接或间接地为病人带来利益。

（三）教师的角色

护士要向人们传授日常生活的健康知识、疾病的预防和康复知识,并且要针对不同的对象选择适当的方法和技巧进行健康教育;同时有经验的护士要向下一级护士传授护理实践中的经验,参与临床带教,并因人施教,培养年轻一代护理人员。

（四）科研的角色

护理学科的发展需要不断开拓新的护理理论,用新的理论去指导实践,从而纠正错误观点,淘汰陈旧的知识,开展新技术及技能的研究并将研究成果推广应用,以提高护理质量。

 二、病人角色

当一个人患病后,其生理、心理都会发生不同程度的变化。首先表现为健康时的角色行为减少,病人放下工作到医疗单位去求医是合理的。但是当个体从一个社会的人向病人转化时,由于种种因素,会出现不适应的情况,而影响疾病过程向健康转化。因此,病人角色是指社会规定的用于表现病人的社会位置、权利与义务的总和。一个病人在诊断治疗的过程中,可能扮演着以下的角色。

（一）医疗自助者

医疗自助也称自我保健,是指人们自己负起对健康的责任。是当个人确实患有疾病,自己诊断出来,并进行自我用药等自我治疗、自我保健的过程。特别是在自我诊断明确且没有监护的情况下,自行选择治疗方法,并选用药物,自己掌握所用药物的适应证、不良反应和禁忌证,实施消毒、注射、换药等本来属于医生、护士医疗、护理技术范围内的措施。因而,这时的病人角色属于医疗自助者。

（二）医疗求助合作者

当人们出现机体不适或出现一系列影响人体正常工作和生活的症状和体征时,求医行为是病人角色的主要表现,希望通过医务人员的诊断、治疗、护理,解除病情,恢复到原来的生理状态,回归到正常的生活、工作中。这时病人扮演着求助者的角色。病人处于求助者角色时,需要医生、护士更强的责任心和同情心。在实施治疗、护理过程中,病人应遵从医嘱,遵守医院的各项规章制度,在医疗护理过程中与医务人员全面合作。痊愈后及时出院,协助医院做好随访工作等。因此,病人同时扮演着合作者的角色。

（三）医疗拒助者

医疗拒助又称患病角色缺如,是指病人没有进入患病角色。当一个人从健康人转为病人之后会表现出一系列的心理特点,如焦虑、恐惧、孤独、恐慌、任性、以自我为中心、情绪异常、自尊心增强、依赖性增加、猜疑心加重、自卑感增加、攻击性增加、悲观失望等等,其中一部分病人不愿意承认自己是病人。这类病人不愿意接受自己患病的现实,或猜疑医生诊断错了,常逃避就医,不但不休息,甚至增加工作量来证明自己健康等。不自助、不求助、不合作,致使病情延误,健康危险因素增加,健康生命质量减低,甚至存在死亡危险。此类病人归结为医疗拒助者角色。

（四）医疗反助者

医疗反助又称患病角色强化,是指病人夸大病情或健康人装病,安于患病角色,对承担原有的社会角色缺乏信心,自觉病情严重程度超过实际情况,依赖性增强,过分寻求帮助,这种行为形成的病人角色称之为医疗反助者。这种行为的结果对于医疗活动的运行、医学的进步和社会规范的形成都是不利的,医疗反助者和医疗求助合作者是在与医生、护士的交往中互动功能体现的最明显的角色。此时,医生、护士作为一种职业角色所遇到的冲突,是一种角色内冲突。作为医疗求助合作者的病人希望医生、护士对他们认真负责,而作为医疗反助者的病人则希望医生、护士对他们马虎从事。这种互为矛盾的角色期望,常常使医生、护士感到无所适从,但同时也是对医生、护士职业水准的关键考验。

（五）医疗受试者

现在世界许多国家对新药临床试验做出的种种严格规定,都是病人以受试者角色付出高昂代价后换来的。这就需要医生、护士充分尊重病人作为医疗受试者的选择权、知情权,需要医生从高于科学和社会的角度考虑病人利益,需要医生、护士在试验过程中公开、公正、尊重人格、力求使作为受试者的病人最大限度受益和尽可能避免伤害。

 三、护患关系及其沟通

（一）护患关系的特点

广义的护患关系是指护理人员与病人及其家属、陪伴人员、监护人的关系。狭义的护患关系是单指护理人员与病人的关系。护士在护理工作中明确护患关系的特点,对做好护理工作具有十分重要的意义。

1. **健康需求中的照顾与被照顾者** 人患病后,正常的生活规律被破坏,改变了原来的精神状态和生理状态,加上病痛的干扰,更影响了病人的生理和生活适应能力。因此,病人的需要比健康人更为迫切、更复杂。而护理人员掌握着帮助病人恢复健康的知识和技能,就应当履行护士的职责提供健康照顾。正是病人的这种需要和护理人员准备满足这种需要,使双方发生了护患关系,构成了照顾与被照顾的关系。如当病人由于疾病等原因而不能自行漱口、刷牙时,护士应对其进行口腔护理,这不仅可使病人保持口腔清洁、湿润,去除口臭,感到舒适,还可预防口腔感染,防止发生并发症。从而满足病人的基本生活需要。

2. **促进健康活动中的合作者** 由于护患关系是在病人有健康问题而求助于护理人员的情况下形成的,因而在这种关系中,病人主要接受护理人员的指导,而护理人员也常常需要病人的配合。在护理活动中,病人有一定的主动性,这种主动性是以执行护理人员的指导为基础,以主动配合为前提。病人可以向护理人员提供有关自己疾病的信息,包括诉说病情,反映治疗情况,提供检查方便,配合各种护理措施等。而护士在实施护理措施中如护理体检、测量生命体征、注射、换药等也都要病人的合作,才能完成护理计划,达到促进病人健康的效果。这种相互影响,相互作用的护患关系,发挥了两方面的积极作用,满足了病人的治疗、恢复健康的需要。

3. **自护活动中权利同等关系** 病人的自我护理对促进健康具有重要的意义,而自我护理是通过学习逐渐得到的。在帮助病人恢复健康的自护活动中,病人的意见和认识是有价值的,护患双方有同等的权利。护士不仅要为有自理缺陷的病人提供帮助,而且要善于调动和激发病人的主观能动性,挖掘病人的自护潜能,引导病人积极参与护理。而病人在自护活动中不是被动的接受指导,而是积极主动地参与自己的治疗护理讨论,向护理人员提供自己的治疗护理体验,探讨某些护理措施的取舍,在患者体力允许的情况下,自己独立完成某些护理措施,如刷牙、沐浴、术后下床功能锻炼、自己检测尿糖等,在自理活动中树立信心,逐步恢复到独立处理自己的生活,使病人成为维护和恢复健康的主体。

(二) 护患沟通技巧

沟通又称交流,是遵循一系列基本原则,将信息从一个人传递给另一个人的过程。护患间的沟通包括护士与病人之间的信息交流及相互作用的过程。所交流的信息既有护理直接有关的内容(如护理评估、护理体检、护理操作等),又包括双方的思想、情感、愿望和要求等方面。沟通的方式一般有两种:语言沟通与非语言沟通。这两种方式在大多数情况下是共同使用的,如果一个护士能根据所处的情景,合理选择适当的沟通方式,那么护患沟通的有效性将明显提高。在护患之间的沟通中,护理人员是主动一方,病人由于有病需要护理人员的帮助,大多数都乐意与护理人员沟通,只要护理人员有这个愿望,双方的沟通就有了基础。但要达到护患间关系和谐、心理相容、互相理解、协调一致的良好沟通目的,则必须讲究沟通的技巧和艺术。

1. 语言沟通技巧　语言可以反映出一个人的文化素养和精神风貌,无疑也是护理人员综合素质的外在表现,这不仅会影响护患间的人际关系,也关系到护理人员在人们心中的形象。护理人员在了解病人的病情后,在进行护理实践时都离不开语言的沟通。成功的沟通可准确地收集资料,做出护理诊断,同时也是躯体治疗的基本保证和心理治疗的主要手段。沟通技巧是现代临床护理工作中的一项基本技术,因此必须学习和掌握。

(1) 语言的规范性:

1) 要通俗易懂:只有当接收的信息与发出的信息相同时,沟通才是有效的。因此,护理人员在与病人交谈时,应选用病人易懂的语言和文字,用词要朴实、准确、明晰,要口语化,忌用医学术语或医院常用的省略语。

2) 语义要准确:语义的基本功能在于表达人们的思维活动,词能达意。人们用语言表达某一事物时,含义要准确,才能正确传递信息。

3) 语音要清晰:语言本身是声音的组合,因此,要人听得清,听得懂,才能交流信息,沟通思想感情。护理人员应讲普通话,要注意训练自己的语音,同时也要尽可能地掌握当地方言。

4) 语法要规范:语言要符合语法要求,不能任意省略颠倒。还要特别注意语法的系统性和逻辑性,不论是向病人或家属交待事情,还是报告工作,反映病情,都应该把一件事的开始、经过、变化、结果说明白。

5) 语调要适宜:我们说话内容的表达在一定程度上借助于说话的方式,即语调的强弱、轻重、高低。这些语言中的声和调统称为"副语言"。说话者的副语言可以神奇般地影响信息的含义。同一句话,采用不同的副语言,就可以有不同的含义。如"你好"采用不同的副语言,可以是一种真诚的问候,也可以是挖苦或讽刺。由此可见,即使是一个简单问题的陈述,凭借不同的语调可以表达热情、关心和愤怒等复杂情感。如轻声细语"该吃药了"和高声重喝"该吃药了"效果截然不同。

6) 语速要适当:谈话的速度可以影响护患间沟通交流的满意程度。护理人员与病人交谈时,说话不能太快、太快会影响语言的清晰度和有效性,如同老师上课讲述速度过快学生反应跟不上一样。但也不宜过慢或使用过长的停顿。如病人怀疑自己的病情被隐瞒,问:"护士小姐,你知道检查结果出来了吧?"护理人员停顿半晌,然后沉吟地说"可能没出来吧"。病人会怎样想?因此护理人员如能以适当的语速与病人谈话会使护患间的沟通交流更容易成功。

(2) 语言的治疗性:语言具有暗示和治疗功能,语言是神经系统的特殊刺激物,它能影响人的健康。护理人员的语言不仅可以给病人带来喜怒哀乐,而且与病人的健康关系密切。如果护理人员的语言能使病人得到心理上的慰藉,能使病人保持轻松愉快的心境,对病人的健康恢复必定会起积极作用。反之,如果护理人员的语言对病人形成了不良的刺激,以致引起病人的不愉快、不满甚至愤怒、恐惧、忧郁,这些负性情绪对健康的恢复会产生消极的影响,甚至会导致病情加重。由此可见,护理人员的语言既可治病,又可致病。因此,护理人员在与病人交谈时,应时刻想到如何提高语言的治疗作用。要通过交谈,给病人消除顾虑、恐惧等不良刺激,从而建立起接受治疗的最佳身心状态。

2. 非言语沟通技巧　　会谈的效果是由言语内容和非言语行为交互作用而达成的。许多时候,非言语行为所表达的内容、情感比言语更多、更准确。因此,医务人员应注意沟通过程中的非言语行为的作用,准确地领悟和把握其所传达的信息,从而达到真正的了解和沟通。

(1) 利用声音提示沟通:交谈可直接沟通信息,而声音对言语起着加强或削弱的作用。人们常常自觉不自觉地借助于声音的轻重缓急来表达自己错综复杂的思想和感情。因此,护理人员一方面要善于从病人谈话的声音来判断病人的真实情感和意图,另一方面要善于运用声音的效果来加强自己表述内容及情感。如做解释、指导、概述时,应尽量保持平和的语气,中等语速,这样给病人以稳重、自信、可靠的感觉;在情感反应和情感表达时,应有与内容相吻合的情感语气。此外,注意语气的年龄特点及善于利用声音停顿也可有效地促进医患间沟通。

(2) 利用目光接触进行沟通:目光接触是非言语沟通的主要通道,它能表达许多言语所不能表达的复杂而微妙的信息和情感。医务人员是否善于利用目光沟通,将直接影响沟通的效果。会谈时的目光接触可使双方的话语同步,思路保持一致;倾听病人叙述时的目光注视表达了对病人的尊重、关心和对话题的兴趣;表达安慰时充满关切的目光、提供解释时蕴含着智慧的目光等,都能给病人鼓励与帮助,促进良好的沟通。此外,目光接触还可判断病人的心理状态。

(3) 通过面部表情表示沟通:面部表情与人的情绪息息相关,一个人内心的喜怒哀乐无不在脸部的方方面面以这样或那样的方式透露出来,即所谓的"喜怒形于色"。面部表情不仅是护理人员了解病人病情变化的重要信息来源,也是病人了解护士心灵的"窗口"。因此,护理人员不但要善于察觉病人的面部表情,还要在与病人的沟通中善于表达与调控自己的面部表情。

(4) 借助体语促进沟通:体语主要包括头语、身姿和手势3种。它们具有丰富的涵义,既可以支持修饰言语,表达口头语言难以表达的情感,也可以表达肯定、默认、赞扬、否定、批评等意图,可收到良好的沟通效果。如见面时的点头、握手或拥抱,就是用体语向对方表示致意、问候和欢迎。护理人员在与患者交谈时身体略向前倾,倾听病人叙述时不时点头,神情随着谈话的内容变化而变化,这些体态特征表示出对病人的尊重和礼貌。此外,恰当的人体距离和身体接触也可传递有效信息,促进沟通。如搂抱患儿,为病人拍背、搀扶、抚摸等身体接触能使病人感到安慰和温暖。

3. 护理技术与沟通效应　　护理人员与病人的关系,从病人入院或护理人员接触病人开始,至病人出院或因健康恢复与护理人员结束关系为止,是一个动态发展的过程。在这个关系中,病人是生病需要帮助的人,而护理人员是掌握着帮助病人恢复健康的技能、履行自己的职责、对病人进行帮助的人。因此,也就有了护患沟通。这种沟通的目的是为了促进病人的康复,故也被称作治疗性沟通。其沟通有效的标准应是：能保证护理活动的顺利进行，提高护理质量，最终促进病人康复。

病人入院求医的最终目的是获得理想的疗效，若能迅速好转或痊愈，就达到了良好的护患沟通效应。影响病人康复的因素有很多，而护理人员的护理技术是关键因素之一。护理技术对沟通有促进作用：护理人员掌握了较高的护理技术，通过认真实施护理，可以从本质上促进护患沟通；护理人员丰富的临床护理经验，可以赢得病人的尊重与信任，给病人带来安全和放心感；护理人员具有较高的综合护理能力，使病人产生安全感，同时产生依赖和信赖，其本身就有良好的心理暗示作用；面对护理技能精湛的护理人员，病人的心理防御较少，更愿意把自己生活中的隐私、隐情告诉她，从而使护士能全面地了解病人情况，帮助护理人员更好地对病人实施整体护理；病人更愿意积极主动配合护理技术强、职业道德高尚的护理人员完成各种治疗、护理措施并忠实地执行医嘱。所以护理人员必须加强业务学习和护理技能训练，掌握新理论及新技术，不断提高护理技术水平。

4. **影响护患沟通的因素** 融洽和谐的护患沟通，可保证护理活动的顺利进行，提高护理质量。而护患沟通失败，则可导致护患关系紧张，产生矛盾、怨恨，轻者影响疗效，给病人带来不应有的损失，重者产生医疗纠纷，甚至引起法律诉讼。因此必须了解影响护患沟通的因素。常见的因素如下。

(1) 客观环境因素对沟通的影响：

1) 嘈杂声的干扰：如门窗开关的碰击声、邻街的汽车声和叫卖声、邻室的音响声、各种机械噪声，以及与沟通无关的谈笑声等。

2) 环境氛围的影响：如房间光线昏暗，沟通者便看不清对方的表情；室温过高或过低及难闻的气味等，会使沟通者精神涣散，注意力不集中；单调、庄重的环境布置和氛围，有利于集中精神，进行正式而严肃的会谈，但也会使沟通者感到紧张、压抑而词不达意；色彩鲜丽活泼的环境布置和氛围，可使沟通者放松、愉快，有利于随意交谈和促膝谈心。

3) 隐私条件的影响：凡沟通内容涉及个人隐私时，若有其他无关人员在场，缺乏隐私保密条件，便会干扰沟通。回避无关人员的安静场所则有利于消除顾忌、畅所欲言。

(2) 个人因素对沟通的影响：个人因素范围较广，既有生理性的因素，也有心理、社会性的因素。其中与沟通有较密切关系的因素如下。

1) 生理因素的影响：例如暂时性的生理不适，像疼痛、气急、饥饿、疲劳等，会使沟通者难以集中精力而影响沟通。但当这些生理不适消失后，沟通就能正常进行。永久性的生理缺陷，则会长期影响沟通，如感官功能不健全(听力不足、视力障碍，甚至是聋哑、盲人等)、智力发育不健全(弱智、痴呆等)。与这些特殊对象进行沟通便要采取特殊的方式，如加大声音强度和光线强度，借助哑语、盲文等。

2) 情绪状态的影响：沟通者处于特定情绪状态时，常常会对信息的理解"失真"。例如当沟通者处于愤怒、激动状态时，对某些信息的反应常会过分(超过应有限度)，甚至误解。当沟通者处于悲伤、焦虑状态时，对某些信息的反应常会淡漠、迟钝(达不到应有程度)，也会影响沟通。

3) 个人特征的影响：现实中每个人都会因其生活环境和社会经历的不同而形成各不相同的心理、社会特征。许多特征都会不同程度地对人际沟通产生影响。

性格特征的影响:例如两位性格都很独立、主观性又很强的人相互沟通,往往不容易建立和谐的沟通关系,甚至会发生矛盾冲突。而独立型性格的人与顺从型性格的人相互沟通,则常常会因为"性格互补"而建立良好的沟通关系,有利于沟通的顺利展开。一般来说与性格开朗、大方、爽快的人沟通比较容易,而与性格内向、孤僻、拘谨、狭隘的人沟通,往往会遇到较多困难。

认知差异的影响:由于个人经历、教育程度和生活环境等不同,每个人的认知范围、深广度,以及认知涉及的领域、专业等都有差异。一般来说,知识水平越接近,知识面重叠程度越大(例如专业相同或相近等),沟通时越容易相互理解。知识面广、认知水平高的人,比较能适应与不同认知范围和水平的人进行沟通。

文化传统的影响:文化的发展具有历史的延续性。不同地域、不同民族的文化在长期的发展中形成了许多具有鲜明地域性和民族性的特征,从而形成特定的文化传统。这种文化传统的影响定势,总是在左右着每个人的行为,形成他们既有共性又有个性的"文化"特征。一般来说,文化传统相同或相近的人在一起会感到亲切、自然,容易建立相互信任的沟通关系。当沟通双方文化传统有差异时,理解并尊重对方的文化传统将有利于沟通;反之,将对沟通产生不利影响。

沟通技能的影响:例如有的人口才很好而写作不行,口头交流时讲得头头是道,但书面交流则困难重重;有的人正好相反。另外,像口齿不清、地方口音重、不会说普通话、书面记录速度慢等等,也属沟通技能方面的问题,亦会影响沟通。

言语的使用不当或非言语行为的表达不妥均会影响沟通的效果。言语交往障碍主要是言词信息含量、言词被歪曲或被忽略造成的,表现在表达障碍和接受障碍两方面。这种障碍发生在护患任何一方都不利于沟通。而非言语造成的障碍主要表现为不恰当的音质、音调、停顿、重复、语气、语速和表情、手势、姿态以及不洁的服饰和不良的举止等,它们会给人造成不良印象,从而影响沟通效果。

通过本项目的学习,能明白护士和病人的角色特征及其内容,能够领会临床上护患之间的关系及建立良好的护患关系中护士的主导作用,掌握语言和非语言在沟通中的应用,掌握护士的职业用语和非语言沟通技巧。

项目课后复习思考题

1. 陈述护士和病人的角色内容是什么?
2. 简述护患是什么关系?
3. 举例说明语言和非语言在临床护患沟通中如何正确使用?

项目三　护理专业的伦理规则

案例导入　某医院外科病房,在治疗护理中,护士小梅误将甲床病人的先锋霉素注射给乙床病人,而将乙床病人的庆大霉素注射给甲床病人。当她发现后,心里十分矛盾和紧张,并对甲、乙床病人进行严密观察而没有发现反应。该护士原想把此事隐瞒下去,但反复思考后还是报告给护士长,同时做了自我检查。护士长批评了护士,并以此事件为例组织全科室护士讨论并学习护理伦理规则、护理道德及规范。

分析提示　治疗护理中护士未严格遵守查对制度,而且发生差错后又未及时报告给护士长或主管医生做好应变准备,因此违背了道德规范,不尊重病人生命价值;由于良心发现,她告诉了护士长并做了自我检查,这是良好的转变。

随着护理学科的不断完善和发展,护理学与多门学科相互交叉、渗透,形成了一系列新兴的边缘学科,护理伦理学就是其中的一门。护理伦理学与护理学有着密切的联系,是研究护理学在为病人、为社会提供服务的过程中应当遵循的道德原则和规范的学科。学习和研究护理伦理学,对培养和提高护理人员的职业道德具有重要意义。

护理伦理学是研究护理道德的科学,是运用一般伦理学原理和道德原则来解决和调整护理实践中人与人之间相互关系的一门科学,是由护理学与伦理学相结合而形成的一门边缘学科。护理伦理学与护理实践关系紧密。护理伦理学的原理、概念等来源于护理实践,并在实践中得以发展、受到检验。护理伦理学也必须被运用到护理实践中去才能获得生机和活力。护理伦理学一旦为护理人员所掌握,将会促成其行为转变为自觉的行为、道德的行为,从而把护理人员造就成为高尚的人、纯洁的人、有益于人民的人。

护理伦理学研究对象主要是护理人员与病人之间的关系,护理人员与其他医务人员之间的关系,护理人员与社会利益的关系,护理人员与医学科研的关系。其中最重要的是护理人员与病人之间的关系。护理伦理学的内容主要包括护理道德的基本理论,护理道德的基本原则,护理规范与范畴,护理道德的基本实践。

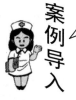

一、护理道德的基本原则

1. **自主原则**　指有能力的人,在其观点和决定不伤害他人的思想与行动下,能不受到干预且有自主行动与选择以控制自己的生命。医疗护理活动中的"自主原则"则是指在医疗护理活动中,医护人员在给予病人施行各种检查、治疗或手术之前,应先将预期的目的、益处、可能的后果及替代方法告知病人,并征得其同意。

2. 不伤害原则 指不使病人的身体、心灵或精神受到伤害,也就是不做伤害病人的事,还包括不将他人置于会受伤害的危险情况中。但此原则并非绝对的伦理原则。在临床护理实践活动中,有时无法避免地会给病人的身体或心灵造成伤害。护理人员应权衡对病人的利害关系后再做决策。因此,在执行医护工作时,既要谨慎施护,又要做好预后危险和利益分析,尽量避免使病人受到伤害,或将伤害降到最低限度。

3. 行善原则 指护理人员应帮助病人,履行仁慈、善良或对病人有利的德行。该原则包括不应施加伤害、预防伤害、去除伤害或受伤害的危险,以及应做善事。此原则既是医护人员照顾病人的基本伦理原则,也是对病人的主要义务,行善的最终目的是使病人获益。

4. 公平原则 是指在医疗护理活动中,每个人都具有平等享用合理的医疗卫生资源分配的权利。在护理病人时,基于正义与公道,护理人员应以公平合理的处事态度来对待病人及其有关的其他人员。在医疗护理实践活动中,大多采取"平等"、"先来先服务"以及"急症与重症优先"的公平原则为病人服务。

1981年全国第1次医德学术会议上确立了我国社会主义医学道德的基本原则,即"救死扶伤,防病治病,实行社会主义人道主义,全心全意为人民的健康服务"。这既是医德的基本原则,也是我国护理道德的基本原则。

 二、护理道德的规范

(一)护患关系道德内容

护患关系是护理人员在医疗护理活动中与病人建立起来的一定联系的人际关系,分为技术关系和非技术关系。

1. 技术关系 指护患双方在诊断、治疗、护理等技术活动中的行为关系。如护士的注射、给药、换药等措施,病人的主诉,反映病情的变化和治疗效果。在技术关系中,护理人员因其拥有专业知识和技能是"内行",病人因缺乏相应的专业知识与技能是"外行",因而在技术关系中,护患之间是主动与被动的关系。

2. 非技术关系 指护患双方由于社会的、心理的、教育的、经济的等多种因素的影响,在实施医学技术的过程中所形成的道德、利益、价值、法律等多种内容的关系。

(1) 道德关系:是非技术关系中最重要的内容。在护理活动中,由于护患双方所处地位、利益、文化素质、道德修养方面的差异,对医疗护理活动及行为方式的理解和要求不同,双方会产生各种矛盾。为解决处理好这些矛盾,双方必须按照一定的道德原则和规范约束自己的行为,协调双方关系。

(2) 利益关系:指护患双方在相互关心的基础上发生的物质和精神利益方面的关系。护理人员的利益表现为通过自己的技术服务和劳动而得到经济的利益和精神的利益。病人的利益表现在支付医疗费用后减轻或解除病痛,得以生存和康复。

(3) 价值关系:指护患双方为实现人的价值而做出的努力。护理人员运用所学到的知识和技术为病人提供优良的服务,使其重获健康,实现了崇高的人生社会价值。而病人在重返工作岗位为社会做贡献中也包含了护理人员的奉献,同时也实现了个人的社会价值。

(4) 法律关系:指护患双方在护理活动中各自的行动和权利都受到法律的约束和保护。凡是侵犯病人和护理人员的正当权益都将受到法律的制裁。这种法律关系体现了我国社会主义法律保护每个公民的政治权益。

(二) 护患关系的道德要求

(1) 尊重病人是护患关系道德中最基本的道德要求。尊重病人包括尊重病人的人格、价值和生命。

(2) 认真负责护理工作的出发点是一切为了病人的利益,护理人员应该把病人的生命安危放在首位,工作中严格执行各项制度和操作规程,防止差错事故的发生;加强巡视,密切观察,并善于发现问题及时处理;不计较个人得失,不怕脏累,热忱为病人服务。

(3) 言语谨慎与病人交往要讲究语言修养,避免不利于病人健康的语言,重视使用礼貌性语言、安慰性语言和鼓励性语言。注意尊重病人的隐私权,为病人保守秘密。避免因护理人员言语上的失误造成对病人的伤害。

(三) 特殊护理道德

1. 老年病人的护理道德 1982年联合国第37届会议批准了老龄问题世界大会提出的"老龄问题国际行动计划",规定60岁和60岁以上的老年人口占总人口的10%或65岁以上的老年人口占总人口7%的国家称"老年型国家",我国已进入老龄化社会。

从生理方面看,老年人因器官组织功能结构的变化和衰竭,疾病增多,将会加重护理人员的工作量,导致护理任务繁重。从心理方面讲,老年病人个体的差异性较大,可受多种因素影响。病人很多时候不合作,易激惹,这都给护理工作带来一定难度,需要护理人员有良好的道德风尚。

在工作中,护理人员应该理解老年人的生理性衰退,细心观察病人,加强巡视,不放过任何可疑之处,防止差错事故的发生。同时要尊重老年病人的自主权,在其认知功能正常,能做出正确判断的前提下,遵从病人的意愿,由其自己做决定。

2. 精神病病人的护理道德 精神科工作的护理人员除履行一般道德义务外,还要遵循精神病诊治护理中的特殊道德要求。1977年通过的《夏威夷宣言》中明确规定了对待精神病病人的国际伦理原则。

(1) 尊重病人:《夏威夷宣言》中指出"如果生命不能被维护,健康不能保证,病人就无尊严和权利可言"。精神病病人作为人,也有自己的意志和选择,我们强调在不损害他人和病人自身的前提下尊重病人的意志和选择。

(2) 保守秘密:由于诊疗护理的需要,常常需要详细地了解精神病人所处的社会、家庭、家族状况、个人生活经历、兴趣爱好、婚姻状况及患病后的各种病态观念和行为。因此,凡是不利于病人病情恢复或会对病人造成不良后果的事情,都要严守秘密。另外,护理人员还应避免在病人面前谈论个人情况,以避免引起不必要的麻烦。

(3) 追求慎独:由于精神病病人思维和情感紊乱,精神活动失常,不能正确地反映客观事物,也不能对医护人员的行为给予恰当的评价。因此护理人员不能少做或不做工作,放松对自己的要求。而应自觉地以慎独的态度要求自己,认真做好本职工作,主动关心病人,凭自己的道德良心和责任感做事。

(4) 忠诚美德:护士应忠于专业、理解病人、同情病人。对精神病病人做出的各种不合情理的事情和行为,护理人员应该严格要求自己的克制忍让,忍辱负重,绝不允许采取不正当的"治疗"手段惩罚、报复病人,绝不能做违反道德原则和法律的事情。

(5) 严谨作风:精神病病人不仅常有人格障碍、伦理紊乱等病理表现,而且在相当程度上是不自觉的。所以在治疗中护士一定要用高尚的情操、美好的心灵、和蔼的面容、端庄的态度和文明的语言,去感染、说服病人。在日常工作中,护理人员要坚持科学的态度和严谨的作风,实施每一项生活护理和技术操作。妥善保管病人的财物,不损害病人的利益。

(6) 保证安全:一是加强病房内环境管理,注意整洁、舒适,有家庭氛围,使病人获得安全感;二是要有敏锐的观察力,认真负责的工作,准确无误的行为,是避免发生差错事故,保证病人安全的关键。

3. 计划生育的护理道德　计划生育是我国的基本国策,其目的是控制人口的数量,提高人口的质量,是一项利国、利民、利己,也有利于后代的道德行为。

生命质量论则主张以生命的优劣确定生命存在有无必要。生命质量论中重要的问题之一,就是确定生命的标准,也就是要确认生命从何时开始。目前在我国,多数学者普遍认可的观点是,胎儿脱离母体并能成活才算是生命的开始。这种观点有利于计划生育政策的开展。

4. 人体实验的护理道德

(1) 人体实验的道德价值:人体实验是直接以人体作受试对象,用人为的实验手段加以控制,对受试者进行观察和研究以判断假说的真理性的行为过程。人体实验是临床科研中的一个重要阶段,是在基础理论研究和动物研究之后,临床应用之前的中间环节,是医学研究的重要组成部分,是医学发展的关键,也是人类自身健康利益的需要。

(2) 人体实验的类型:①天然实验;②自体实验;③志愿实验;④强迫实验;⑤欺骗实验。

(3)《纽伦堡医学法典》和《赫尔辛基宣言》第2次世界大战结束后,1947年,在德国的纽伦堡军事法庭审判了23名二战中的医学战犯,谴责了他们强迫战俘接受人体实验的罪行,同时规范了人体实验的道德原则,制定了人体实验的第1个国际准则——《纽伦堡医学法典》。其中明确规定"人体实验必须使受实验者知情,并自由地表示同意"。1964年,在芬兰赫尔辛基召开的第18届世界医学大会上正式通过了《赫尔辛基宣言》。它是一份关于人体实验的道德原则和限制条件的重要文件。它对医务工作者从事包括以人为受试者和医学研究作了具体的伦理学原则的规定,规定了在进行人体实验时必须遵循的各项原则。

(4) 人体实验的道德原则:

1) 知情同意原则:凡涉及人体实验的操作,都应当由从事这项研究的人员事先对受试者讲清实验的目的、意义、方法、可能出现的不适、研究结果对个人和社会的好处及危险性、可能的选择等,在征得同意后,双方签订实验合同。但在实验的任何阶段,受试者有权中止实验,研究人员不得阻止,并不能影响其日后的治疗和护理。

2) 病人利益第一的原则:保护研究对象,使其免受身心、社会各方面的伤害是研究者的重要责任。凡是可能会对研究对象造成伤害的措施,均应避免采用。应充分尊重受试者的利益,尽量避免实验的盲目性和不科学性,并充分估计可能的问题,准备补救措施。

3) 有利于护理学科发展的原则:护理人员进行科研的目的是为了改善医疗护理的质量和

维护、促进人类的健康以及促进护理学的发展,凡是违背这个原则的任何人体实验都是不道德的。

4) 科学原则:人体实验必须符合科学原理,要有充分的动物实验,证明实验方法符合科学原则、效果良好,无危害性才能进行人体实验。

三、护理道德的范畴

(一) 义务

1. **概念** 是指个人对社会、集体、他人所负的道德责任,反映了一定阶段、社会对人们行为的要求。凡是有人和人发生关系的地方,有共同生活和活动的地方,就会有义务存在。

2. **内容** 护理道德义务是指护理人员应履行的道德职责。包括以下内容。

(1) 为病人尽职尽责是护理人员最基本的道德义务:要把对病人的健康负责视为无条件服从的命令,任何事情的发生和理由都不能成为限制或中断护理人员对病人进行的治疗和护理,这是每个护理工作者必须明确的基本原则,也是国际医学界所公认的一项道德原则。

(2) 把对病人个体尽义务与对社会的尽义务统一起来:通常情况下,这两者是一致的,两者发生矛盾时,护理人员应从社会角度考虑,说服病人将个人利益服从于社会利益,使现行的利益统一起来。

(二) 情感

1. **概念** 是人们对客观事物是否符合自己的需要而产生的内心体验和自然流露。

2. **内容** 护理道德情感是护理人员在护理实践活动中对自己和他人行为之间关系的内心体验和自然流露。它是建立在对生命的尊重热爱、对病人高度负责的基础上的。主要包括以下3个方面的内容。

(1) 同情感:是每个护理工作者都应具备的最基本的道德情感,是发自内心的一种情感,在实际工作中则表现为对病人的理解和同情。

(2) 责任感:是起主导作用的护理道德情感。表现为热爱病人,热爱护理专业,达到忘我的境界。

(3) 事业感:是较高层次的道德情感,是无私奉献的情感。每个护理工作者都应该热爱自己的工作,把本职工作与护理学科发展、人类社会的进步联系起来。

(三) 良心

1. **概念** 良心是人们按照一定道德原则、规范,在履行对他人、对社会的义务过程中,对自己应负的道德责任的内心感知和行为的自我评价能力,是人们对其道德责任的自觉认识。

护理人员的职业良心是指护理人员在履行对病人、对社会的义务过程中的道德责任的自觉认识和自我评价能力,它是以护理道德的基本原则作为自我评价的依据和出发点,主要表现在为病人热忱服务上。

2. **作用**

(1) 选择作用:护理人员在进行任何活动之前,其良心都要依据护理道德的要求,对自己的行为动机进行自我检查,确定是否符合道德要求。良心是不允许自己的行为违背所接受的道德观念的。

(2) 监督作用：在护理行为过程中，良心对符合道德要求的情感、意志、信念等给予支持，反之则予以克服和制止。

(3) 评价作用：对于护理人员的行为后果和影响做出评价。当自己的行为给病人和社会带来利益或幸福时，会产生满足感，反之，会感到内疚和悔恨，受到良心的谴责。

（四）审慎

审慎是人们在行为之前的周密思考与行为过程中的小心谨慎，是一种道德作风，是良心的外在表现。

护理人员的审慎指护理人员在为病人治疗护理过程中在内心树立起来的，在行为上付诸实践的详细周密的思考与小心谨慎的服务。它包括在医护实践各个环节，严格遵守规章制度和操作规程，自觉做到认真负责，谨慎小心，一丝不苟。其作用在于提高护理质量，防止差错事故发生，并有利于职业道德的培养。

（五）其他

1. **荣誉** 指人们履行了社会义务后得到社会的赞扬和奖励。荣誉是同良心、义务紧密联系的道德范畴，是对道德行为的社会价值所作的客观评价和主观意向。荣誉是良心中的知耻心和自尊心的表现，是履行义务的道德责任感的表现。

护理人员的荣誉观是以全心全意为病人身心健康服务作为思想基础；是在工作中，把病人的利益放在第一位，时刻想着病人，运用所学的知识精心护理病人，促使病人康复，从而获得道德情感上的满足。护理人员的个人荣誉与集体荣誉是统一的，个人的功绩总是在为集体事业奋斗中实现的，个人荣誉的获得离不开集体的支持和帮助。

2. **幸福** 与义务、良心等道德范畴一样，是具有阶级性的道德范畴。

护理人员要树立正确的幸福观，理解幸福是物质生活幸福与精神生活幸福的统一；是创造幸福与享受幸福的统一；是个人幸福与集体幸福的统一。

通过本项目的学习，能了解护理道德基本原则的内容，能在护理工作中按照护理道德的规范要求把病人的生命安危放在首位，明晰护理道德的范畴，病人的利益高于一切，真正体现救死扶伤，实现革命的人道主义精神。

 项目课后复习思考题

1. 护理道德的基本原则是什么？
2. 护理道德的内容和要求是什么？
3. 小组讨论护理道德的范畴及其内涵是什么？

项目四　护理工作中的法律知识及安全知识

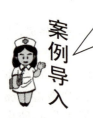

病人王某,65岁,男性,因肺炎收住入院,医嘱:5%葡萄糖溶液500 ml,10%氯化钾10 ml静脉滴注,护士小张抽取10%氯化钾10 ml来到病人身边,选择静脉,消毒皮肤,进行静脉穿刺成功,刚要推注,被护士长及时阻止,病人无不良后果发生。

请同学们从医学的角度分析护士长为什么要阻止小张护士的行为?从法律的角度分析一下小张是什么行为?

作为护士应该知道氯化钾不能用于静脉注射,会威胁生命,所以护士长阻止小王行为。从法律上讲小张的行为是侵权行为,因为虽然没注入药液但已抽取药液进入病人静脉,已损害了病人的利益。

护理是维护和促进人类身心健康的职业。随着人们对健康认识的提高及依法保护自己权益意识的增强,21世纪的护理,立法、执法、守法、用法的特征更为明显。制约人们行为的法律、法规,特别是相关的卫生法,对护理工作起了规范、控制、保护的作用。护理人员不仅仅以护理道德规范约束自己,还要从法的角度审视护理行为,自觉学法、懂法、执业时守法、用法,运用法律调整各种社会关系,在法的意义上维护和促进人类的健康,维护自身的合法权益。

 一、护理工作中的法律知识

21世纪的护理,在科学性、技术性、人文性、社会性方面的特征将更为显著,规范全社会成员行为的《宪法》、《民法通则》、《刑法》等法律,以及规范卫生技术人员行为的卫生法如《医疗事故处理条例》,既可制约护理人员的行为,也可对护理事业的发展起到保驾护航的作用。

(一)护理工作中的守法和用法

1. 护理工作中的守法

(1)护理工作中守法的意义:护理工作中的守法是指护理人员以国家现行的法律、法规及规章制度作为护理行为的准则并依法开展护理工作。《护士条例》第16条规定:护士执业,应当遵守法律、法规、规章和诊疗技术规范的规定。可见,护理人员执业守法也是法的规定。

护理人员自觉守法,无论对护理职业、护理对象还是对其本人,都有积极、良好的社会意义。首先可维护护理职业形象,保证护理工作有良好的秩序。也可防止护理对象的权益受到侵犯,达到维护护理对象权益的目的。同时可规范护理人员的自身行为,防止犯罪。

(2) 护理人员守法的要求:护理人员应该自觉守法。所谓自觉守法是指护理人员在护理活动中,自觉自愿地依法办事,根据法律的规定直接规范、指导行为。一是正确认识守法的意义是自觉守法的前提。因为对守法的意义和作用缺乏必要的认识,或者是错误的认识,难以做到自觉守法。二是知法懂法是自觉守法的重要条件。仅凭自己的主观想象,难免出现判断错误,导致违法犯罪。在《护士条例》、《医院护理工作人员职责》、《医疗事故处理条例》、《消毒隔离办法》、《传染病防治法》、《献血法》、《药品管理法》等,对护理工作的具体事项、方法及标准等直接作出规定,护理人员必须熟知与护理行为有关的法律条文,依法规范护理活动。三是切实做到有法必依。根据法律的限制不做违法的护理行为。如根据《医疗事故处理条例》第9条的规定,任何情况下不涂改、伪造、隐匿、销毁或者抢夺病历资料。护理人员应自觉把自己的工作、学习、生活纳入国家法制的轨道。当法律规范与行为规范不一致时,首先服从法律规范的要求;当高级法规与低级规范相抵触时,服从高级法律的规定。不断提高自身素质,养成自觉守法习惯。

2. 护理工作中的用法

(1) 护理工作中用法的意义:护理人员必须在法律观念(守法、用法观念)、法律知识(掌握与护理活动有关的法律法规)、法律心理(对法的感受及好恶心态)、法律思想(观念)等方面有更完整、系统的认识,这样才能灵活应用法律,解决护理活动中的法律问题。

护理工作中的用法是指护理人员主动寻求与应用法律,达到积极维护护理对象及自己的合法权益的目的。护理人员在自觉守法的同时积极用法,在法制观念上,更上了一个台阶,在法律思想上进入了一个新的境界,其行为结果所产生的意义更深广。

(2) 护理人员用法的要求:护理人员用法的要求是积极主动地应用法律,保护双方权益。护理人员是护理对象的代言人,当护理对象的权益受到侵犯时,应理直气壮为护理对象寻求法律的支持。当自己的权益受侵犯或被动陷入护理法律纠纷时,也应以积极的态度寻求正当的法律途径,解决纷争。

护理人员用法首先明确什么是可以做的,什么是禁止做的。也就是说,用法的一切行为也是符合法律规定的。例如,当有不法分子侵犯执业护士人身安全时,护理人员可按《护士管理办法》第33条规定保护自己:扰乱医疗秩序,阻碍护士依法开展执业活动,侮辱、威胁、殴打护士,或者有其他侵犯护士合法权益行为的,由公安机关依照治安管理处罚法的规定给予处罚;构成犯罪的,依法追究刑事责任。

护理人员必须以强烈的护理责任感、使命感支配用法的行为。当周围环境中存在不利于护理对象健康的违法行为与人,勇于监督检举,这是具有强烈护理责任感使命感的体现。当护理人员自己的权益受侵犯,用法维权时,要认识到这不仅仅是关系到个人利益的行为问题,还涉及到维护护理职业尊严的重大问题,更是对维持良好的护理活动环境、秩序起到积极作用的关键问题。

3. 护理工作中潜在的法律问题　护理行为是指护理人员为护理对象提供护理服务的一切活动,包括心理的、生理的、社会的活动。护理行为的目的是保护生命、减轻病痛、促进健康、提高生命质量。但是护理是具有特殊风险的职业,因此,护理工作中,必须重视许多潜在的法律问题。

(1) 侵权行为与犯罪：护理人员执业时，必须非常清楚护理对象在法律上拥有哪些权益，怎样的护理行为是侵权、犯罪。侵权、犯罪会承担什么法律责任。

护理对象在接受护理的过程中，应该享有不容侵犯的权益，其权益包括：①人身自由权。《宪法》第37条规定：中华人民共和国公民人身自由不受侵犯，禁止以其他方法剥夺或限制公民的人身自由。②生命健康权。《民则通法》第98条规定：公民享有生命健康权。③人格尊重权。《民则通法》第101条规定：公民、法人享有名誉权，公民的人格尊严受法律的保护。禁止用侮辱、诽谤等方式损害公民、法人的名誉。④知情权。《医疗事故处理条例》第11条规定：在医疗活动中，医疗机构及其医务人员应当将病人的病情、医疗措施、医疗风险等如实告知病人，及时解答其咨询，但应当避免对病人产生不利后果。⑤自主权。《消费者权益保护法》第9条规定：消费者享有自主选择商品或者服务的权利。⑥隐私权。《护士条例》第18条规定：护士应当尊重、关心、爱护病人，保护病人的隐私。⑦监督批评权。《消费者权益保护法》第15条规定：消费者享有对商品和服务以及保护消费者权益工作进行监督的权利。⑧赔偿权。《民法通则》第119条、第120条，《医疗事故处理条例》中第50~52条都有规定，当护理人员侵犯了护理对象的合法权益，对护理对象造成了一定的损害，护理对象有权依法请求赔偿。因此，护理人员在执业时，必须重视护理对象的权益。

护理人员如果没有尊重、维护护理对象权益的意识而致的违法行为，轻者是侵权，重者构成犯罪。侵权一般是指对某人或许多人的人身权利不应有的侵犯。犯罪是指一切触犯国家刑法的行为。侵权与犯罪可同时发生于同一护理活动中，有时侵权并不构成犯罪，而犯罪一定包含侵权。

(2) 疏忽大意与渎职罪：疏忽大意是指行为人应当预见自己的行为可能发生危害性的结果，但不专心致志地履行职责而造成客观上的过失行为。护理行为中的疏忽大意，其后果是侵权、犯罪。仅损害了护理对象的生活利益或恢复健康的进程是侵权；因失责而致残、致死是犯罪。

渎职罪是指行为人不履行或不正确履行职责，给国家或人民利益造成重大损失的行为。渎职罪包括滥用职权罪、玩忽职守罪等。护理行为造成护理对象残疾、死亡属于渎职罪。如护理人员给护理对象张某、李某发药，经仔细核对，图方便左右手分别拿着张某与李某的药来到床边，分发时，转身把张某的药错发给了李某，李某的药错发给了张某。护理对象服药后，如果无不良反应，则属于失职过错，如果导致死亡则被追究渎职罪。

(3) 执行医嘱的合法性：护理人员必须正确认识执行医嘱的法律意义，严格按照规章制度，正确执行医嘱。

1) 护理人员执行医嘱的法律效应：医嘱是医生拟定治疗、检查等计划的书面嘱咐，也是护士执行治疗等工作的重要依据。《护士条例》第17条规定：护士在执业活动中，发现病人病情危急，应当立即通知医师；在紧急情况下为抢救垂危病人生命，应当先行实施必要的紧急救护。这给护理人员严格执行医嘱、医生不在场时的急救行为赋予了法律责任。

2) 护理人员须正确执行医嘱：在医嘱转抄、给药、标本采集等工作中，护理人员严格按照规章制度规范操作，如给药时认真做好"三查、七对、一注意"，这样可避免差错事故的发生。但是护理人员如疏忽大意、马虎从事，会造成不良后果。如医嘱：给某病人胰岛素4 u皮下注射，护士把4 u看成4 ml注入病人体内，结果导致病人死亡。按《刑法》第335条规定应处3年以下有期徒刑或者拘役。

如果护理人员明显发现医嘱的错误,则有权拒绝执行。如医生强迫要求护理人员执行,其后果由医生承担。如护理人员明知有错,或应该预见不良后果,却不反对、不拒绝,只是机械地执行医嘱,则与医生一起承担法律责任。

3)紧急情况下执行的口头医嘱,督促医生及时补写。口头医嘱,一般情况下不执行,只有在抢救时适用。执行口头医嘱必须符合规程。执行完毕,必须督促医生及时补写。

(4)护理记录的法律问题:护理人员执业时必须有护理记录的法律意识,并按法律、法规办事。

1)有关护理记录的法律规定:遇医疗纠纷时,《医疗事故处理条例》第28条第2款、第3款规定,作为书证送有关部门的护理文件有:体温单、护理记录;抢救急、危病人时在规定的时间内补写的病历资料原件。《医疗事故处理条例》第8条规定:因抢救急、危病人,未能及时书写病历的,有关医务人员应当在抢救结束后6 h内据实补写,并加以注明。《医疗事故处理条例》第9条规定:严禁涂改、伪造、隐匿、销毁或者抢夺病历资料。

2)护理记录中的法律问题:护理工作中要及时、正确地做好各项护理记录。特别是对急诊护理对象,从就诊到手术或抢救的时间段内,更是要注意观察、检查、处理及记录上的连接。对抢救过程,做好详尽记录,不漏记、错记。因为,对病人突发的病变,医护人员竭尽全力抢救后,有时抢救没有成功,个别病人家属一时无法接受失去亲人的现实,转向追究抢救措施上的法律责任。如果医护人员实施相应措施后,无任何记录,会处于尽责行为无据确认的境地。详尽正确的记录,是当时护理对象情况的原始记录,是护理人员行为选择及其结果的原始凭证,在医疗纠纷发生时,常是支持医院医生、护理人员的关键证词。

还应避免护理病历与医疗病历记载不一。随着系统化整体护理的开展,护理人员书写的护理病历所涉及的内容越来越广,有些内容与医生病历相同,如护理体检的某些项目,还有病程记录。因医护收集资料过程中,信息来源不一,尤其是当护理对象多、危重者多时,医护沟通少,很容易发生护理病历与医疗病历不一致,这种不一致性,使护理对象及其家属对病历记录的真实性表示怀疑,导致病案在医疗纠纷中的证据作用打了折扣。因此,护理人员应多与医生沟通,当发现有不一致处,及时商讨予以核实。

(5)药品、物品的使用与管理:护理人员也是药品、物品的使用者及管理者,应做到以下几点。

1)依法使用与管理药品:按《药品管理法》的要求正确认识合格产品,识别假冒药物。产品应有批准文号及质量合格的标识、标签及说明书上的内容齐全,有通用名称、成分、规格、生产企业、批准文号、生产日期、有效期、适应证或者功能主治、用法、用量、禁忌、不良反应和注意事项。麻醉药、精神药品、医疗用毒性药品、放射性药、外用药和非处方药品应有规定的标志,严格管理。对麻醉药的管理,做到领取凭处方,执行据医嘱,使用有记录。并掌握使用范围,据医嘱给予晚期癌症者、术后镇痛者、危重病人的对症处理。不能滥用职权将这些药物提供给不法分子倒卖或吸毒者自用,违法者据《刑法》第355条规定,处3年以下有期徒刑或拘役,并处罚金;情节严重的处3~7年有期徒刑。护理人员还要防范不法者的偷窃行为。通过护理人员把关,避免不良后果的发生,减少医疗法律纠纷。

2)按规章使用和管理物品:

抢救物品的使用及管理：必须熟知抢救物品的性能、掌握正确的使用方法，防止因技术失误，触犯法律。一切抢救物品的管理必须做到"五定"，100％的准确到位；使用完毕，及时补充、维修。避免犯玩忽职守罪。

其他医疗、办公用品使用及管理：护理人员不得以职务之便将医疗、办公用品占为己有。违者，如情节严重，可被起诉犯有盗窃公共财产罪。

(6) 消毒隔离与传染病防治的法律问题：护士执业时，巩固和加强消毒隔离的观念，牢固掌握消毒、灭菌隔离的知识，严格遵守《消毒隔离办法》的规范，正确执行消毒、灭菌、隔离的操作规程。如《消毒隔离办法》第8条规定：凡一次性使用的医疗卫生用品，用后必须及时收回销毁；第9条规定：空气、物体表面和医疗用品，消毒必须达到卫生标准；第10条规定：病人的污物、运送病人的车辆、工具，必须消毒处理。

护理人员参与传染病的预防、控制、消除传染病的发生与流行，对传染病人实施临床护理，这是法律规范的护理行为。《传染病防治法》第35条第2款规定：拒绝对传染病人污染的水、污物、粪便进行消毒处理的，承担法律责任。

(7) 护理对象口头遗嘱的处理：口头遗嘱是护理对象在意识到自己即将离开人世的临终嘱咐。护理对象出于对护理人员的信任，需护理人员作为见证人时，此时护士已进入了涉及法律关系范围内的角色。护士应明确完成此项工作的程序，即见证人必须两人及以上共同目睹或聆听并记录护理对象的遗嘱；见证人当场签名，并证明遗嘱是该护理对象的；护理人员必须对遗嘱人当时的精神和身体状况作及时、准确的记录，以便日后对遗嘱有争议时，对其实际价值作出公正的鉴定和证明；若护理人员本人是受惠人，应婉言拒绝。否则应当回避。

(8) 出院护理涉及的法律问题：护理对象在出院问题上存在着两种情况：①护理对象或家属不顾疾病的恢复程度，强烈要求出院；②护理对象不辞而别。出现以上两个问题，对前者，应采取说服教育，解释康复后出院的重要性。如护理对象一意孤行，医院不得强行阻止，尊重护理对象的人身自由权、就医自主权。请其在自动出院栏内签名并让护理对象或家属立下责任自负的字据。护理人员如实做好记录。对后者，护理对象因未付清医疗费用想出院，可暂时限制病人出走，但必须同时向行政、司法部门报告，尽量缩短扣留时间，防止侵犯公民人身自由权。

(9) 护生的法律身份：《护士管理办法》第19条规定，护理专业在校生或毕业生进行专业实习，必须按照卫生部有关规定在护士的指导下进行，即护生没有独立开展护理工作的权利。其原因为：实习期的护生，知识结构还不太完整，技能不够熟练，各项护理工作制度不熟悉，病情的观察判断能力差，应变能力不具备。护生没有能力独力承担保护护理对象权益的义务。实习的目的：经执业护士的帮、带、传，让护生逐步把书本知识应用于实践中，并正确领会以人为本的整体护理思想，能把护理程序贯穿于所有护理行为中。这是爱护护生、保护护生、对护生负责的表现。

护理是维护人类健康的职业，但任何护理行为都有两重性。如给护理对象作的检查、给药、输液都包含对护理对象介入的行为，实施正确，可促进护理对象健康，违反操作规程，给护理对象带来危害。从维护护理对象的生命健康权出发，让护生在执业护士的指导下完成护理工作，是对护理对象负责的表现。

因此，护生在实习过程中，应始终明确自己的法律身份。实施护理，先征得护理对象的同意,做好各项解释工作,然后在带教老师的督促与指导下,严格按照规程进行,防止侵权、犯罪的发生。如果护生在执业护士指导下发生了差错或事故,除本人负责外,带教老师承担法律责任。如果护生未经执业护士的监督与指导,擅自操作,对护理对象造成损害,护生应负法律责任。所以,带教老师必须认真带,护生必须明确自己的法定职责范围。

二、护理工作中的安全知识

护理安全是指在对病人实施治疗和护理过程中,未发生任何原疾病以外的心理、机体结构或功能上的损伤,比较顺利地达到预期的治疗效果,恢复健康。护理安全是防范和减少医疗事故及纠纷的重要环节,是实现优质护理的关键。在护理工作中只有增强安全意识,落实安全措施,做好安全监控,强化安全管理,才能促进护理质量的不断提高。

(一)影响护理安全的因素

(1)护理人员法制观念淡薄。护士在工作中无视医院的规章制度、规范的操作流程和岗位职责,不严格执行查对制度、交接班制度,执行医嘱和治疗中疏忽大意或在护理病人过程中未能仔细观察病人的病情变化,就有可能发生护理差错事故。法律意识淡薄,执行操作规程不认真,忽视病人的权益,在治疗和护理过程中,不经意地泄漏了病人的隐私。另外,在临床工作中忽视了记录或进行回顾性的记录,一旦发生医疗纠纷时,不能"举证倒置",这些现象都反映了护理人员责任心不强和法制观念淡薄,对于事态发展的后果缺乏充分的认识,也缺乏自我保护意识。

(2)护理人员专业知识不足、专业技术水平偏低。目前,从事临床护理工作的护士普遍以中专和大专学历为主,多数护士盲目和被动的执行医嘱,由于知识结构的局限和知识相对贫乏,对于病人的病情变化也无法及时发现,造成延误抢救和失去治疗的良好时机,给病人带来不应有的损害,导致医疗纠纷的发生,也会给护理安全带来一定的安全隐患。医学的快速发展,新药品种多、更新快,部分护士对药品的药理作用、用法、不良反应等不熟练,在平时工作中又不注意积累存档,不仔细查阅说明书,不懂之处又不及时请教专业人员等,这将都会导致操作失误和操作错误而发生护理缺陷和事故。

(3)护理人员工作责任心不强,缺乏服务意识。医院作为服务性行业,应将病人的利益放在首位,牢固树立"以病人为中心"的服务理念,但由于重医轻护的社会偏见,导致部分护理人员不热爱自己的专业,不安心本职工作,使护理队伍极不稳定,难以保持较强的工作责任感。另外,有些护士将医院作为跳板,毕业后在医院工作一段时间,考取资格证书后就跳槽,以至于部分护士在工作时,言语生硬,解释工作不到位,服务态度傲慢、冷漠和不严谨,不注意时间场合就随意谈论与治疗无关的话题或注意力分散,以致病人因护理人员工作的漫不经心而对其失去信任感,造成不必要的医疗护理纠纷。

(4)护理管理不严和管理失控。管理制度不健全、管理措施乏力、对护理人员缺乏有效的职业道德教育,医院人力资源配置不当,管理者无预见性和洞察力,在管理中缺乏公平公正的管理模式,都是安全护理的隐患,是影响安全护理的主要因素。

(5)病人的违医行为。这是指治疗护理过程中,由于病人不遵医嘱行为造成的安全问题。住院病人应该自觉遵守医院的各项规章制度,积极配合医护人员的管理和治疗,但有的住院病人不遵守医院的规章制度,如擅自离院外出,有的虽然请了假,但不能按时回医院;有的重危病人需要家属或护工的陪护,虽然医院进行了告知,但是部分家属出于各种不同的原因,不履行应尽的责任,一旦发生意外将引起纠纷,病人家属的不合作,也将会增添诸多的护理安全隐患。

(二)护理的安全措施

(1)加强有效的法治教育,提高护理人员的安全意识。安全护理和法律法规有着密切的关系。可结合《医疗事故处理条例》等相关知识,组织系列讲座,加强安全教育。出现安全隐患,及时加强防范教育,进行差错事故讨论分析,使护士从被动接受安全管理的教育,转变为自觉维护和遵守法律法规和各项安全防范措施,知道该做什么以及怎样做,变"要我做"为"我要做"的工作观念,牢固树立"安全第一,质量第一"和依法施护的理念,从而降低各类事故隐患的发生。

(2)加强专业知识的培训,提高整体素质。对各级护理人员有目的、有计划地加强系统化的培训,注重"三基"训练和考核,合理安排护理人员参加国内外的护理专题会议,学习新知识、新观念和新的服务理念,多接受相关知识的学习,不断拓宽知识面,为提高临床的护理技术水平,可在医院内部增加培训项目,例如,去监护室、心电图等重点科室学习专科知识,不断地提高护理人员的专业水平。

(3)增强责任感,提高服务意识。护理工作的性质决定了每一项护理活动绝不是一个简单的过程,而是包含着许多复杂环节,每一个环节都有着科学、严谨的规律和规程。护理人员只有严格按照护理操作规程执行各项护理工作,熟悉各类医疗仪器的性能和常规操作,加强工作责任感,确保护理安全。

(4)注重环节质量,提升管理水平。护理安全管理直接关系到病人的健康和生命,故护理管理者在注重护理结果的同时,更应注重抓好环节质量,既要严格管理,又要全面调动护理人员的积极性。作为管理者,要从基础和细节抓起,要根据科室的特点,制定一整套切实可行的管理制度,成立科内管理小组,定期进行自查,若发现问题,应及时纠错,堵住漏洞,把好质量关。护理质量水平的高低,不仅取决于护理人员的素质和技术质量,还取决于护理管理方法的优劣和管理水平的高低,在医院内部可采取三级护理质量控制管理,对于新护士和在职护理人员加强教育和培训,开展"一帮一"的带教形式和以点带面的培训模式,进行全方位持续的在职培养。

(5)加强宣教,减少违医行为。护理安全措施的执行,取决于医患双方的配合,在平时的工作中,护理人员要进行反复有效的安全措施防范宣教。为达到预防目的,医院护理部应制定相关的告知制度,护理人员应根据不同的情况,将各项告知制度用通俗易懂的语言对病人、家属和陪护人员进行讲解,取得他们的谅解和认可,并得到他们的支持,使他们能自觉遵守医院的各项规章制度,配合治疗和护理,减少不必要的纠纷和差错事故的发生。

通过本项目的学习,能熟悉护理工作中的法律知识、安全知识。了解护理工作中守法的意义、护理工作中用法的要求,清楚护理工作中潜在的法律问题,明晰护生的法律身份。理解影响护理安全的相关因素以及护理工作中的安全措施,指导今后的护理工作,为病人提供优质、安全、有效的护理服务。

第二章 护士行为规范

项目课后复习思考题

1. 护理工作中相关的法律、法规有哪些?
2. 在护理工作中如何做到守法和用法?
3. 护理安全措施有哪些?
4. 护生的法律身份是什么?

项目五 护理缺陷与应对措施

案例导入

病人王某,70岁,女性,因脑溢血收住入院,病人神志不清,大小便失禁,医嘱:一级护理。护士小李来到病人床边,发现病人骶尾部有轻度红肿,马上给病人进行了局部按摩并给予气垫褥,加强了预防性的护理措施。

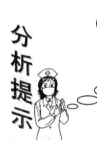

分析提示

病人一级护理,要求护士每30 min测量生命体征,每1~2 h帮病人翻身1次并对受压处进行局部按摩,促进局部血液循环,预防压疮的发生,这是护理工作的一部分,也是预防护理缺陷发生的措施之一。

护理缺陷是指在医疗护理活动中造成病人人身损害的医疗事故及其他医疗护理差错或缺陷。护理工作的特殊性质决定了护理活动具有很高的风险性。在护理活动中,护士必须认真地对待每一个病人和每一项操作,稍有疏漏,就有可能在护理过程的某个环节上出现问题,导致护理差错或事故发生,使病人遭受不应有的不良后果。构成了护理缺陷,能否正确认识、预防和处理这些护理缺陷,使护理缺陷消灭在萌芽状态,是提高护理质量的根本保证。

一、临床护理工作中常见的护理缺陷

随着医学模式的转变,医疗护理服务的范围在不断地扩大,不再局限于诊疗护理的范围内,而缺陷的产生是医疗制度、管理体制和医疗护理服务人员在主、客观方面存在某些因素所致。

（一）服务质量缺陷

服务质量缺陷是指在服务时未达到医疗方面的法律、法规以及规章制度规定的服务标准或职业道德要求的行为规范，或未尽到作为特殊职业所要求的特别义务。比如在护理工作中，交接班不清、查对错误或不遵守医嘱；配错药、发错药等；不执行消毒隔离制度和无菌操作规程；术前不认真准备，不按操作规程进行；用药中违反药物过敏试验规定等，均属于服务质量缺陷的范畴。

（二）护理技术缺陷

护理技术缺陷是指在护理操作中，违反操作规程或技术处置不符合护理技术准则，并在技术上存在明显不足。例如：对长期卧床病人因未按规定护理产生压疮并发症；静脉输液因处置不当等技术原因而导致静脉炎，均属于护理技术缺陷。

（三）护理管理缺陷

护理管理缺陷是指在护理服务运行的管理过程中，由于管理制度建立的不足，制度实施和监督不力造成护理服务质量的低下状况，其直接造成的后果是护理服务质量的低下，甚至给病人造成身心损害。

二、护理缺陷的防范措施

（1）开展护理安全教育，提高思想认识。加强护理安全教育，提高护理人员对质量意识的认识，有助于预防护理缺陷的发生，只有思想认识提高了，才能指导自身在护理工作中的行为。才会时时提醒自己安全第一。护理工作中应定期开展对容易发生护理缺陷的工作环节尤其是护理工作的薄弱环节进行分析讨论，提出整改措施，防患于未然，以减少护理缺陷的发生。

（2）完善护理管理，严格执行护理制度。护理工作的严谨性要求护理管理者随着医疗改革的不断深入，要从法律的角度审视日常的护理工作，完善各项护理制度，对可能引起护理纠纷的现象进行分析、思考，并制定相应的防范措施。根据临床各科的工作性质和特点，以**护理操作规程为蓝本**，护士在各项护理技术操作中严格遵照操作规程，对于在临床上开展的新技术、新设备，要进行组织培训，并制定出操作流程，使新项目在实施过程中力求规范化、标准化、**科学化**，做到人人掌握，个个会用，规范了护理行为，防范了护理缺陷的发生。

（3）加强专业理论技术培训。随着医学护理事业的快速发展，新知识、新技术层出不穷。**加强继续教育**，组织开展业务学习及专业技术培训，通过培训学习，护理人员业务知识、专业水**平不断提高**，确保病人在医院接受一个高质量、安全的护理，为提供优质服务奠定坚实基础。

（4）建立完善监控机制。护理质量是医院永恒的课题，将质量纳入重要的管理议程，组织**护理质控组**，如基础护理、急救物品及急救技术、消毒隔离、护理病历、护理技术操作质控组并进行质量检查，对护士护理质量进行指导、督促、考评，促使护理质量的全面提高，有效防范或减少护理缺陷的发生。

通过本项目的学习，了解临床护理工作中常见的护理缺陷及其防范措施，在今后工作中能时时提醒自己做到护理安全第一。

项目课后复习思考题

1. 谈谈临床护理工作中常见的护理缺陷有哪些？
2. 如何预防护理缺陷的发生？
3. 为什么说护士职业是高危的特殊职业？

（余剑珍）

第三章 医院环境和入出院护理

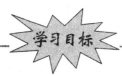

1. 能正确陈述医院的概念,医院的任务、种类和组织结构。
2. 能正确说出医源性损伤的概念。
3. 能正确陈述医院门诊、急诊、病区的环境及主要护理工作内容。
4. 能正确列出病人入院、出院的护理工作。
5. 能正确排列入院、出院的病案。
6. 能正确书写体温单眉栏、入出院时间。
7. 能正确完成备用床、暂空床、麻醉床操作。
8. 能举例说明病区的设置和布局、病区的环境、病床单位设备的要求。
9. 能正确实施应用轮椅、平车运送病人的护理技术。
10. 能比较一、二、三级护理的适应对象及护理措施。
11. 能应用本章知识,为病人创造一个安静、整洁、舒适、安全的诊治和休养环境。

李小姐,25岁,因车祸致"急性脾破裂"急诊入院手术。病人入院程序如何?入院的护理工作有哪些?如何给病人创造良好的住院环境?若经过治疗和护理,病人能够顺利出院,出院手续应怎样办理?

第三章 医院环境和入出院护理

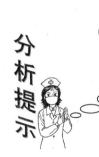

李小姐因急诊入院,应到住院处办理急诊入院手续,立即联系病区做好接受新病人准备。用平车护送病人入病区。病区护士按急诊病人的入院护理程序给予护理(如床单位、术前准备等),并进行分级护理。同时创造良好的医院环境。

项目一 医院环境

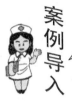

张老伯自感身体不适,去三级医院看病,但是不知道应该看什么科以及看病的程序。护士应如何帮助病人?如何给病人创造良好的看病环境?

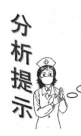

应理解医院的任务及种类。张老伯应当先到预检处咨询护理人员,护士会按照医院门诊的工作流程告知病人如何看病,这也就要求医院环境的设置应以病人为中心。

医院是为人们提供防病治病的主要场所,良好的医院环境无疑对病人有积极的影响作用,因此,护士必须掌握有关环境与健康的知识,充分利用医院环境中对人群健康有利的因素,消除和改善环境中的不利因素,为病人创造一个安全、舒适的看病环境。

一、医院概述

(一)医院的任务

卫生部颁发的《全国医院工作条例》规定医院的任务是"以医疗工作为中心,在提高医院质量的基础上,保证教学和科研任务的完成,并不断提高教学质量和科研水平。同时做好扩大预防、指导基层和计划生育的技术工作"。

(二)医院的种类

1. **按分级管理标准划分** 按照卫生部颁发的《医院分级管理标准》,医院按功能与任务不同,以及技术质量水平和管理水平、设施条件不同。可划分为一、二、三级。每级又分甲、乙、丙等,三级医院增设特等。共分为三级十等。

(1) 一级医院:指直接向一定人口的社区提供医疗卫生服务的基层医院。如农村乡镇卫生院,城市社区卫生服务中心等。

(2) 二级医院:指多个社区提供医疗卫生服务并承担一定教学、科研任务的地区性医院,如一般市、县医院,省、直辖市的区级医院和一定规模的厂矿、企事业单位的职工医院。

(3) 三级医院:指向几个地区甚至全国范围提供医疗卫生服务的医院,指导一、二级医院业务工作与相互合作。如国家、省、市直属的市级医院,医学院的附属医院。

2. 按收治范围划分

(1) 综合性医院:在各类医院中占较大比例,是指设一定数量的病床、各类临床专科(如内科、外科、儿科、妇产科、眼科、耳鼻喉科、皮肤科等)、医技部门(药剂、检验、影像等)以及相应人员与设备的医院。

(2) 专科医院:指为诊治各类专科疾病设置的医院,如妇产医院、儿童医院、口腔医院、传染病医院等。

3. 按特定任务划分　指有特定任务和服务对象的医院,如军队医院、企业医院等。

4. 按所有制划分　可分为全民、集体、个体所有制医院,中外合资医院,股份制医院等。

5. 按经营目的划分　分为非营利性和营利性医院。

二、门诊的环境及护理工作

门诊是医院面向社会的窗口,是医疗工作的第一线,是直接对个体和群体进行诊断、治疗和预防保健的场所。由于门诊病人多、病种复杂、工作人员流动性大、就诊时间短等特点,因此对门诊的设施、布局、护理工作提出了较高的要求。

(一) 门诊的环境

门诊环境的设置以方便病人为目的,突出公共卫生为原则,要求做到布局合理、标志醒目、美观整洁、安全舒适,使病人感到亲切放松,对医院有信任感。

门诊设有挂号处、收费处、化验室、药房、治疗室、输液室以及和住院部各科室相对应的诊察室等。诊察室内备有诊察床、屏风、洗手池,各种化验单、检查申请单、处方等。

(二) 门诊的护理工作

1. 预检分诊　先预检分诊,后挂号就诊。预检护士需由实践经验丰富的护士担任,护士应热情主动接待就诊病人,在简要询问病史、观察病情的基础上,做出初步判断,合理指导病人就诊相应诊室。

2. 安排候诊与就诊　病人挂号后,分别到各科候诊室依次就诊。

(1) 做好开诊前环境和物品的准备工作。候诊和就诊环境应安静、安全、舒适、整洁,各类诊治物品齐全完好。

(2) 分理初诊和复诊病案,收集整理化验单、检查报告单等。

(3) 根据病情测量体温、脉搏、呼吸等,并记录在门诊病历上。必要时应协助医生进行诊察。

（4）随时观察候诊病人的病情，遇到出血、休克、高热、剧痛、呼吸困难等危重情况的病人，应提前就诊或立即送急诊处理；病情较重或年老体弱者可适当调整就诊顺序。

（5）门诊结束后，回收门诊病案，整理、消毒等。

3. **治疗工作** 有些治疗工作如注射、换药、导尿、灌肠、穿刺等需在门诊进行的，必须严格遵守操作规程，确保治疗安全、有效。

4. **健康教育** 利用候诊时间，采用口头、图片、黑板报、电视录像等多种形式开展健康教育。

5. **消毒隔离** 门诊病人集中，流动量大，易发生交叉感染，须认真做好消毒隔离工作，对传染病或疑似传染病的病人，应及时分诊到隔离门诊就诊，并做好疫情报告。门诊的空间、墙壁、地面、桌椅、诊察床、推车、担架等，应定期进行清洁、消毒处理。各种治疗后的物品应立即按要求处理。

6. **保健门诊** 经过培训的护士可直接参与健康体检、疾病普查、预防接种、健康教育等保健工作。

三、急诊的环境及护理工作

急诊科是医院诊治急诊病人的第1线，对危重病人和意外事件中的重症伤者，应立即组织人力、物力按抢救程序进行抢救。急诊科护士要求责任心强，良好的素质，具备各种急诊抢救知识和经验，技术娴熟，镇静敏捷。急诊科的组织管理和技术管理应最优化，达到标准化、程序化、制度化。

（一）急诊的环境

急诊科是一个相对独立的单元，一般设有预检处、抢救室、留院观察室、诊疗室、治疗室、清创室、手术室、监护室、急诊药房、急诊化验室、X线室、心电图室、挂号收费处等。

急诊科环境应以方便急诊病人就诊为目的，以最大限度地缩短就诊前的时间，争取抢救时机为原则，要求宽敞明亮、安静整洁、空气流通、物品放置有序，并设有专用的通道和宽敞的出入口，标志应醒目，夜间有红色的急诊灯光显示。

（二）急诊的护理工作

1. **预检分诊** 病人被送入急诊科时，应有专人负责立即出迎。护士必须具备预检和分诊的技术，掌握急诊就诊指标。做到"一问，二看，三检查，四分诊"，使用SOAP方法进行分诊，即S（主诉）：指通过问诊收集病人的相关资料；O（观察）：指运用观察的方法对病人进行护理观察和护理体检；A（估计）：指根据病史和观察资料，综合分析，判断病情；P（计划）：指确定病情确定分诊。遇有危重病人应立即通知医生及抢救室护士；遇意外灾害事件应立即通知有关科室；遇有法律和刑事问题或交通事故等事件，应迅速向医院保卫部门报告或与公安部门取得联系并请家属或陪送者留下。

2. **抢救工作**

（1）物品准备：

1) 一般物品：血压计、听诊器、张口器、压舌板、舌钳、止血带、输液架、吸痰管、吸氧管、手电筒等。

2) 无菌物品：各种注射器、各种型号针头、输液器、输血器、静脉切开包、气管插管包、开胸包、导尿包、各种穿刺包、无菌手套和各种无菌敷料等。

3）抢救器械：中心供氧系统、吸引装置、心电监护仪、电除颤器、心脏起搏器、呼吸机、超声波诊断仪、洗胃机等，有条件可备X线机、手术床、多功能抢救床。

4）抢救药品：主要有中枢神经兴奋药、镇静药、镇痛药，抗休克、抗心力衰竭、抗心律失常、抗过敏药及各种止血药；激素、解毒药、止喘药；纠正水、电解质紊乱和酸碱平衡失调类药物以及各种输入液体；局部麻醉药及抗生素类药等。

5）通讯设备：设有自动传呼系统、电话、对讲机、紧急呼救系统等。

所有抢救物品要做到"五定"：定数量品种、定点安置、定人保管、定期消毒灭菌、定期检查维修，使急救物品完好率达100%。

(2) 配合抢救

1）严格按抢救程序或操作规程实施抢救，做到分秒必争。医生未到达之前，护士应根据病情做出初步判断，给予紧急处理，如测血压、给氧、吸痰、止血、配血、建立静脉输液通道及进行人工呼吸、胸外心脏按压等；医生到达后，护士立即汇报处理情况，积极配合抢救，密切观察病情变化。

2）在抢救过程中，要严格遵守查对制度，凡口头医嘱必须向医生复述一遍，双方确认无误后再执行，抢救完毕后，请医生在抢救后6 h内及时补写医嘱和处方。各种急救药品的空安瓿、空瓶、输血空袋需核对无误后方可弃去。

3）及时、准确地记录抢救过程，字迹要清楚、端正。必须注明时间，包括病人和医生到达的时间、抢救措施落实的时间，如用药、吸氧、人工呼吸等执行和停止的时间。

3. 留院观察　急诊科留院观察室设有一定数量的观察床，收治已明确诊断或暂不能确诊者，或病情危重暂时住院困难者，留观时间一般3～7 d。留院观察室的护理工作包括：

(1) 对留院观察病人进行出入室登记、建立病案、书写留院观察病情报告。

(2) 对留院观察病人要主动巡视，密切观察，及时执行医嘱，做好晨晚间护理，加强心理护理。

(3) 做好出入观察室病人及家属的管理工作。

四、病区的设置与环境要求

病区是住院病人接受诊疗、护理及休养的场所，也是医护人员全面开展医疗、预防、教学和科研活动的重要基地。因此，创造一个安全、舒适、安静、整洁的疗养环境，满足病人身心两方面的需要，对其康复是十分重要的。

(一) 病区的设置

每个病区设有普通病室、危重病室、抢救室、医生办公室、护士站、治疗室、配膳室、洗涤间、浴室、库房、医护休息室、示教室等，有条件的应设立会客室、活动室。病区实行科主任、科护士长领导下的主治医生、护士长分工负责制，设有30～40张病床。

(二) 病区的环境要求

为病人提供安全、舒适、整洁、安静的物理环境和良好的社会环境是保证病人生理、心理舒适的重要因素。

1. 物理环境

(1) 安全：安全是指病人在住院期间身心始终处于接受治疗与护理的良好状态，不发生物理性、化学性、生物性损伤，不发生医源性疾病，较顺利地达到预期的治疗护理效果。病区常见的不安全因素及防范措施如下。

1) 物理性损伤及其防范：避免各种原因所致躯体损伤，走廊、浴室、厕所的墙边应设置扶手把杆，地面、浴池应有防滑设施；病室、厕所、浴室设有传呼系统，注意易燃物品的安全使用与保管，设防火装备及遇火警时疏散的设施；昏迷、躁动病人易撞伤或坠床，应使用床栏，必要时使用约束带；使用X线及其他放射性诊断或治疗的病人应尽量减少其身体不必要的暴露，同时掌握照射剂量和时间。

2) 化学性损伤及其防范：化学性损伤通常是由于药物使用不当引起。护理人员应具备一定的药理知识，掌握常用药物的保管原则和药疗原则，用药时严格执行"三查七对"，药物宜现配现用，同时注意配伍禁忌，及时观察用药后的反应。

3) 生物性损伤及防范：微生物和昆虫的侵犯均为生物性损伤。医院病区要有严格的管理系统，采取综合措施，预防院内感染的发生（详见第四章）。

4) 医源性损伤及防范：由于医务人员言语、行为不慎，造成病人心理上和生理上的损害称医源性损伤。如个别医务人员在言语和行为上对病人不够尊重，缺乏耐心，造成病人心理上的痛苦，或者由于个别医务人员责任心不强，为病人进行治疗、护理时无菌观念不强或动作粗暴，造成某些损伤等。医院应加强医务人员职业道德教育，防止医疗事故及差错的发生。

(2) 舒适：病区的舒适包括病室适宜的温度、湿度、空气、光线、色彩等。

1) 温度和湿度：一般病室冬季温度以 18～22℃ 为适宜；婴儿产妇、手术病人室温以 22～24℃ 为宜。相对温度以 50%～60% 为宜，湿度过高时，潮湿的空气利于细菌的繁殖，可增加医院感染的发生率；同时，机体蒸发作用减弱，出汗受到抑制，病人感觉闷热，排尿增多，加重了肾脏的负担。湿度过低时，空气干燥，水分大量蒸发，可致口干舌燥、咽痛、烦渴等，对气管切开、呼吸道感染、急性喉炎的病人不利。应适当增加空气湿度。

2) 通风：通风可增加空气氧含量，降低空气中二氧化碳及空气中微生物的密度，调节室内的温度、湿度。因此病室每日定时开门窗通风换气，每次 30 min 左右，通风时应避免吹对流风以防着凉，冬季时注意为病人保暖。特殊病室，如白血病病人的病室，可采用层流设备提高空气的洁净度。

3) 光线：光线来自于自然光源或人工光源。充足的光线不仅使人感觉温暖、舒适，而且有利于观察病情、诊疗和护理。但阳光不宜直射眼睛，以免目眩；午睡时应用窗帘遮挡阳光，夜间病人睡眠时应采用地灯或罩壁灯，利于病人入睡。

4) 色彩：色彩会影响人的情绪、行为、健康。如绿色使人安静、舒适；浅蓝色使人心胸开阔、情绪稳定；白色使人感到冷漠、单调、反光强，易刺激眼睛产生疲劳；奶油色给人一种柔和、悦目、宁静感。病房的布置、墙壁的颜色、工作人员的服装等都应根据病人的年龄、疾病种类予以调节，达到治疗目的。如儿童病房主色调采用柔和的暖色，配一些可爱的卡通图案，使病儿感到温馨甜美，减少惧怕心理；手术室采用绿色或淡蓝色；墙壁尽量不选择全白色。

5) 绿化：病室内外及走廊上可适当摆放鲜花和种植绿色植物，令病室美观，使人赏心悦目,环境增添生机。现代化医院对内外环境的要求是医院园林化、病房家庭化(过敏性疾病病室除外)。

(3) 安静:世界卫生组织(WHO)规定,白天医院病区较理想的噪音强度为35~40 dB。病人经常受噪声的骚扰易产生负性情绪。达到50~60 dB病人会感到疲倦不安,影响休息与睡眠。长期暴露在90 dB以上的环境中,可导致眩晕、恶心、失眠以及脉搏、血压波动。当声音强度达到120 dB时,可造成听力丧失或永久性失聪。因此必须控制病区的噪声,首先,工作人员做到"四轻":说话轻、走路轻、操作轻、关门轻;其次尽可能去除噪声的来源或采用保护措施,如推车的轮轴应定时上润滑油,调低监护仪音量,或使用隔音设备,必要时可建议病人适当使用耳罩。同时,护士要向病人及家属宣传,共同保持病室安静。

(4) 整洁:主要指病区护理单元、病人及工作人员的整齐清洁。病室的陈设整齐、规格统一,物品摆放体现人性化;病人应注意个人卫生,对自理能力有缺陷者,护士应帮助其进行生活护理;工作人员应注意仪表端庄,服装整洁大方;治疗后用物应及时撤离,排泄物或污染物应及时清除。

2. 社会环境　医院是社会的一部分,病区是一个特殊的社会环境,护士应帮助病人建立和维持良好的人际关系,促进病人康复。

(1) 建立良好的护患关系:护患关系中护理人员占主导地位。护士应做到:①尊重病人,让病人感到是被关心的,在实施护理活动中,不论病人的年龄、性别、职位、信仰、文化背景、经济状况及远近亲疏,都应一视同仁;②善于发挥语言的积极作用,帮助病人建立战胜疾病的信心;③操作技能要熟练,减轻病人痛苦,增加安全感;④善于控制情绪,以开朗、乐观的情绪感染病人。

(2) 建立良好的群体关系:护士应引导病人互相关心、互相照顾,协助病友建立良好的情感交流,使病室呈现愉快、和谐的气氛;引导病人共同遵守医院规章制度,积极配合治疗和护理,促进病人康复;加强与家属的沟通,取得支持与合作,共同做好病人的身心护理。

通过本项目的学习,掌握门诊护士和急诊科护士的护理工作内容;能做到病区环境安全、舒适、整洁和安静。

1. 你作为急诊科护士,在医生未达到之前,应如何处理急诊危重病人?
2. 一切抢救物品的管理应做到哪"五定"?
3. 为保证病人安全,病区应预防和消除哪些不安全的因素?

第三章　医院环境和入出院护理

项目二　入出院护理

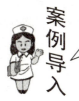
王先生,55岁,患肝硬化已6年。近年来,自感呼吸困难,经心脏彩超检查有大量心包积液,立即收治入院。临床护士接到门诊新病人入院通知后,应提供给病人什么护理?并怎样给该病人准备好床单位?

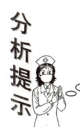
王先生为门诊入院,住院处护士应为王先生办理入院手续及卫生处置,并护送入病区。病区护士必须迎接新病人,并为之进行体检及床单位准备,并填写有关记录等。

入院过程是病人进入医疗环境的开始,病人在这个过程中所获得的印象会强烈影响以后接受治疗和护理的态度。护士应根据入院护理程序,对病人进行评估,给予针对性的护理,使病人尽快适应环境,并建立起良好的护患关系。对于出院的病人,护士应协助其办理出院手续,指导出院的病人在饮食、服药、休息、功能锻炼和定期复查等方面的注意事项,同时做好病床单位的清洁消毒工作。

一、病人入院护理

（一）入院程序

1. **办理入院手续**　病人在门诊或急诊,经医生初步诊断确定需住院检查或治疗时,由病人或家属持医生签发的住院证到住院处办理入院手续,如填写登记表格、缴纳住院保险金等。住院处接受病人后,立即通知相应病区值班护士做好接纳新病人的准备。

2. **实施卫生处置**　根据病人的病情,在卫生处置室对其进行卫生处置,如沐浴、更衣等。急诊、危重的病人可酌情免浴。

3. **护送病人入病区**　由住院处护理人员携门、急诊病历护送病人入病区,根据病人病情可选用步行、轮椅、平车或担架等方式,安置合适卧位,确保病人安全。护送时注意保暖,维持必要的输液和给氧治疗。送入病区后,与病区值班护士就病人的病情及物品等进行交接。

（二）入病区后的初步护理

1. **一般病人的护理**

（1）准备床单位:病区值班护士接住院处通知后,应立即根据病情需要准备床单位,将备用床改为暂空床,备齐病人所需用物。传染病病人应安置在隔离病室。

（2）迎接新病人:护士应热情、亲切地接待病人,将病人引至指定的床位并妥善安置。向病人做自我介绍,做好入院指导,介绍同室病友,促使病人尽快适应医院环境,增强病人的安全感和对护士的信任。

(3) 测量体温、脉搏、呼吸、血压及体重,将测得的结果记录于体温单上。

(4) 通知医生诊察病人,必要时协助体格检查,按医嘱处理有关事项。

(5) 填写有关表格:用蓝色钢笔逐页填写住院病案眉栏及有关表格;用红色钢笔在体温单40~42℃之间相应时间栏内竖写入院时间;填写入院登记本、诊断小卡和床尾卡。将住院病案按下列顺序排列:体温单、医嘱单、入院记录、病史及体格检查、病程记录(手术、分娩记录等等)、各种检查及检查报告单、护理病历、住院病历首页、门诊病历。

(6) 进行入院护理评估:对病人的健康状况进行评估,了解其基本情况和身心需要,填写病人入院护理评估单,确定护理诊断,拟定初步护理计划。

2. 急诊、危重病人的护理

(1) 准备床单位:危重病人置于抢救室或危重病室,床上加铺橡胶中单和中单,对急诊手术病人,应铺好麻醉床。

(2) 按急诊科护理工作要求积极配合医生抢救,密切观察病情变化,并作好护理记录。

(3) 老年人、意识不清或躁动不安的病人,需安置床档加以保护,防止发生坠床等意外事故。

(4) 昏迷病人或婴幼儿,须暂留陪送人员,以便询问病情。

(三) 分级护理

根据病人病情的轻、重、缓、急,以及自理能力的不同,给予不同级别的护理措施,称为分级护理。临床上一般将护理级别分为4级,即特别护理、一级护理、二级护理、三级护理(表3-2-0-1)。

表3-2-0-1 护理分级及其适用对象、护理内容

护理级别	适用对象	护理内容
特别护理	病情危重,需随时观察,以便进行抢救的病人,如严重创伤、复杂疑难大手术后、器官移植、大面积烧伤,以及某些严重的内科疾患病人	(1) 安排专人24 h护理,严密观察病情及生命体征; (2) 制定护理计划,严格执行各项诊疗及护理措施,及时、准确填写特别护理记录单; (3) 备齐急救用品,以便及时抢救; (4) 认真细致做好生活护理,严防并发症,确保病人安全
一级护理	病情危重,需绝对卧床休息的病人,如各种大手术后、休克、昏迷、瘫痪、高热、大出血、肝衰竭、肾衰竭病人、早产儿	(1) 每15~30 min巡视病人1次,观察病情; (2) 制定护理计划,严格执行各项诊疗及护理措施,及时、准确填写特别护理记录单; (3) 按需准备急救用品,以便及时抢救; (4) 认真细致做好生活护理,严防并发症,满足病人身心两方面的需要
二级护理	病情较重,生活不能自理的病人,如大手术后病情稳定者以及年老体弱、慢性病不宜多活动者	(1) 每1~2 h巡视病人1次,观察病情; (2) 按护理常规进行护理; (3) 给予必要的生活和心理支持,了解病情,满足病人身心两方面的需要
三级护理	病情较轻,生活基本能自理的病人,如一般慢性病、疾病恢复期、手术前准备阶段	(1) 每日巡视病人2次,观察病情; (2) 按护理常规进行护理; (3) 给予卫生保健指导,督促病人遵守院规,满足病人身心两方面的需要

二、病人出院护理

（一）病人出院前护理工作

1. **通知病人和家属** 医生根据病人康复情况，决定出院日期后，护士按出院医嘱，提前通知病人及家属做好出院准备。

2. **评估病人身心需要** 出院前护士应评估病人身心状况，适时进行健康教育，指导其出院后在饮食、服药、休息、功能锻炼和定期复查等方面的注意事项，必要时可为其提供有关方面的书面资料，教会病人及家属有关的护理知识、护理技能及护理要点。同时，填写病人出院护理评估单。

3. **征求病人及家属意见** 在病人出院前日，征求意见及建议，以便护送病人出院。

4. **办理出院手续**

（1）填写出院通知单，结算病人住院期间治疗、护理等费用，指导病人和家属到出院处办理出院手续。

（2）病人出院后仍需服药时，护士凭医嘱处方到药房领取药品，交病人带回。

（3）护士收到出院证后，协助病人整理个人用物，开具物品带出证。

5. **护送病人出院** 根据病人具体情况，采用不同方式护送病人出病区。

（二）病人出院后护理工作

（1）注销所有治疗、护理执行单，如服药单、注射单、饮食单等，取下各种卡片，如诊断卡、床尾卡等。

（2）填写出院病人登记本。

（3）整理出院病历：在体温单40～42℃相应时间栏内，用红色钢笔竖写出院时间。按要求整理病历，交病案室保存。

 小贴士

> 出院病历排列顺序：住院病历首页，出院或死亡记录，入院记录，病史及体格检查、病程记录，各项检验检查报告单、护理病历、医嘱单和体温单。

（4）处理床单位：

1) 撤去病床上的污被服，送洗衣房处理。

2) 床垫、床褥、枕芯、棉胎用紫外线灯管照射消毒或用床单位臭氧消毒器消毒。

3) 床及床旁桌椅用消毒液擦拭，非一次性面盆、痰杯等用消毒液浸泡。

4) 打开病室门窗通风。

5) 传染性疾病的床单位及病室均按传染病终末消毒法处理。

6) 铺好备用床，准备迎接新病人。

 通过本项目的学习，掌握病人入病区以及病人出院前的护理工作内容。

项目课后复习思考题

1. 病区护士应如何接待新入院病人？
2. 怎样排列出院病历？
3. 一般病人出院后，应如何消毒处理床单位？

项目三　运送病人的方法

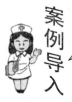

朱女士，因车祸造成股骨转子间骨折，在硬膜外麻醉下行股骨转子间骨折内固定。刚手术后运送病人回病房用什么方法？应注意什么？如何移至病床？

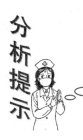

朱女士手术后应用平车运送至病区，并将骨折部位固定稳妥。补液不能停止，须保持通畅；推车进出门时，应先将门打开，不可用车撞门。途中注意观察病人的情况。移至病床可使用三人或四人搬运法。

凡不能自己行走的病人在入院、出院、接受检查或治疗时，护士可根据病人病情选用轮椅、平车或担架等工具运送。

活动一　轮椅运送法

 一、基本知识点

目的：护送能坐起但不能行走的病人；协助其入院、出院或离床检查、治疗以及室外活动。

 二、操作过程

1. 操作者准备　操作者洗手、戴口罩。
2. 病人准备　向病人解释轮椅运送的方法和目的，使病人能够主动配合操作。

了解病人生理、心理及病情变化情况。

3. **用物准备** 轮椅、拖鞋,根据季节备毛毯、别针,需要时备软枕。

4. **环境准备** 环境宽敞,无障碍物,地面防滑。

5. 实施操作

固定轮椅

移轮椅至床边,将椅背与床尾平齐,面向床头(图3-3-1-1),翻起脚踏板,拉起车闸,固定车轮(如无车闸,护士则应站在轮椅后面固定轮椅,防止前倾)。

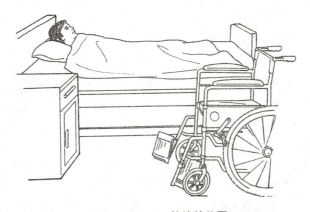

图3-3-1-1 轮椅的位置

移动病人

(1) 稳定性较差的病人:

1) 协助病人坐于床缘(图3-3-1-2):护士一手伸入病人颈肩下,另一手伸入病人的膝盖或小腿下,移病人的双脚垂下床缘而坐起,以手掌撑住床面维持坐姿。

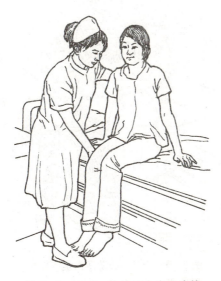

图3-3-1-2 协助病人坐于床缘

2) 协助病人站立(图3-3-1-3):护士协助病人穿上外衣及鞋袜下地,面对病人双脚分开站立,环抱着病人的腰部,病人双手置于护士肩上,护士的膝盖顶住病人的膝盖,协助其站立。

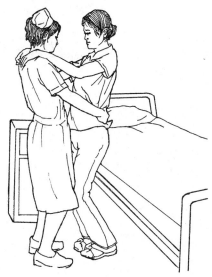

图3-3-1-3 协助病人站立　　　　图3-3-1-4 协助病人转身并坐下

3) 协助病人转身并坐下(图3-3-1-4):护士保持膝盖屈曲及背部伸直的姿势,支持病人一起转身坐入轮椅中,翻下脚踏板,病人双脚置于脚踏板上,嘱病人扶住轮椅扶手,尽量靠向椅背坐稳。

(2) 稳定性较好的病人:除不需用护士膝盖顶住病人的膝盖外,其余与稳定性较差的病人相同(图3-3-1-5)。

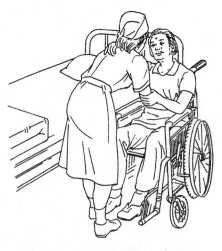

图3-3-1-5 协助病人坐入轮椅

推轮椅　打开车闸,嘱病人不要前倾或自行下轮椅,推病人去目的地。

下轮椅法　将上述移动病人的方法逆行。

6. 操作后处理　协助病人取舒适卧位,盖好盖被。整理床单位,观察病情,将轮椅推回原处放置,必要时做好记录。

三、注意事项

(1) 使用前应检查轮椅各部件的性能,保持其完好。

(2) 寒冷季节可用毛毯等为病人保暖。为轮椅上病人用毛毯包盖保暖法:将毛毯单层两边平均地直铺在轮椅上,将其上端的边向外翻折约 10 cm,围在病人颈部,用别针固定,并用毛毯围裹两臂做成两个袖筒,各用一别针在腕部固定,再用毛毯围好上身,并将双下肢和两脚包裹(图 3-3-1-6)。

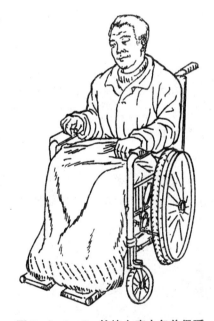

图 3-3-1-6　轮椅上病人包盖保暖

(3) 推轮椅运送病人时,速度要慢,并随时观察病人反应,以免发生意外。

(4) 推轮椅下坡时应减速,并嘱病人抓紧扶手;过门槛时,跷起前轮,避免过大的震动,保证病人安全。

活动二 平车运送法

 一、基本知识点

目的:运送不能起床的病人,协助其入院、出院或外出做各种检查、治疗等。

 二、方法

1. **挪动法** 适用于病情允许,能在床上配合动作者。
2. **单人搬运法** 适用于病情允许,病人体重较轻者。
3. **二人或三人搬运法** 适用于病情较轻,但病人不能自行活动而体重又较重者。
4. **四人搬运法** 适用于颈椎、腰椎骨折病人或病情较重的病人。

 三、操作过程

1. **操作者准备** 操作者洗手、戴口罩。
2. **病人准备** 向病人解释平车的作用,搬运方法及配合事项,使病人能够主动配合操作。了解病人生理、心理及病情变化情况。
3. **用物准备** 平车(上置用橡胶单和被单包好的垫子和枕头)、带套的毛毯或棉被。如为骨折病人,应有木板垫于平车上,并将骨折部位固定稳妥;如系颈椎、腰椎骨折或病情较重的病人,应备有帆布中单或布中单。
4. **环境准备** 环境宽敞,地面平坦、通畅,无障碍物。
5. **实施操作**

[平车位置] 推平车至床旁,移开床旁桌椅,松开盖被,挪动法及四人搬运法将平车推至紧靠床边,大轮靠床头,升高病床使与平车同高(图3-3-2-1);单人或二人、三人搬运法将平车头端与床尾成钝角,将闸制动或在旁抵住平车(图3-3-2-2)。

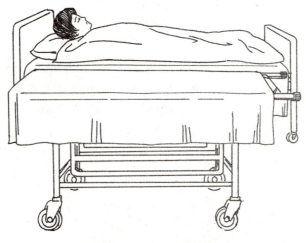

图3-3-2-1 平车位置

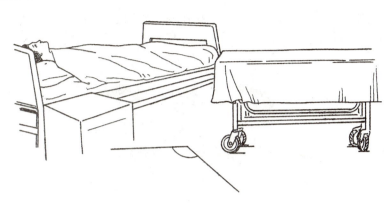

图 3-3-2-2　平车与床尾位置

病人体位　协助病人移至床边,二人及以上搬运法需将病人双手置胸腹间,四人搬运时还需在病人腰、臀下铺帆布中单或布中单。

搬运者的手势

(1) 挪动法:协助病人将上半身、臀部、下肢依次向平车移动,让病人头部卧于大轮端(回床时,先助其移动下肢,再移动上半身)。

(2) 单人搬运法(图 3-3-2-3):一臂自病人腋下伸至对侧肩外侧,一手伸至病人大腿下,嘱病人双臂交叉于搬运者颈后并双手用力握住。

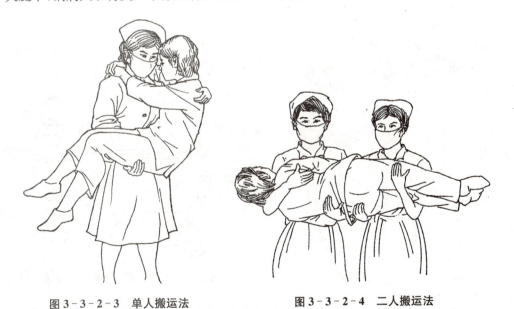

图 3-3-2-3　单人搬运法　　　　图 3-3-2-4　二人搬运法

(3) 二人搬运法(图 3-3-2-4):甲一手臂托住病人的头、颈、肩部,一手臂托住腰部,乙一手臂托住病人臀部,一手臂托住腘窝处。

(4)三人搬运法(图3-3-2-5):甲托住病人头、颈、肩及胸部;乙托住病人腰背、臀部;丙托住病人的膝及脚部。

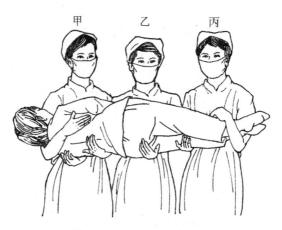

图3-3-2-5 三人搬运法

(5)四人搬运法(图3-3-2-6):甲站于床头托住病人的头、颈、肩部,乙站于床尾托住病人的两腿,丙、丁二人分别站于病床及平车两侧,紧紧抓住帆布中单或布中单四角。

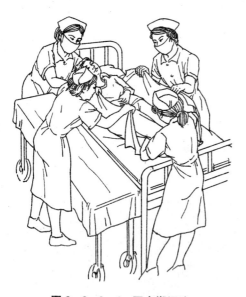

图3-3-2-6 四人搬运法

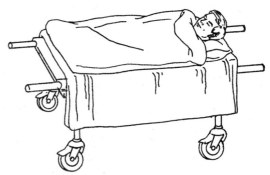

图3-3-2-7 平车上病人包盖法

运送病人 将病人移至平车,协助其躺好并用盖被包裹,先盖脚部,然后是身体两侧,露出头部,上层边缘向内折叠(图3-3-2-7)。整理好病人床单位,铺暂空床,松闸,推送病人到目的点。

第三章 医院环境和入出院护理

三、注意事项

(1) 搬运病人时,动作应轻稳,多人协助搬运时,应同时抬起,动作协调一致,尽量使病人身体靠近搬运者,达到省力的目的。

(2) 推车时,护士应站在病人头侧,便于观察病情。搬运及推车时均应注意病人面色、呼吸及脉搏的变化。

(3) 推平车上下坡时,病人头部应在高处一端。如平车一端为小轮,一端为大轮,病人头部应卧于大轮端,因小轮转弯灵活,大轮转动次数少,可减少颠簸。推车速度要适宜,确保病人安全、舒适。

(4) 如在冬季应注意保暖,避免病人受凉;搬运骨折病人,车上需垫木板,并固定好骨折部位;有输液及引流管,须保持通畅;推车进出门时,应先将门打开,不可用车撞门,以免震动病人及损坏建筑物。

(5) 若病人身上置有多种导管,搬运前应先将导管安置妥善。

通过本项目的学习,能根据病人的病情选用轮椅、平车或担架等工具运送病人,并保证病人的安全。

1. 如何选择搬运病人的方法?
2. 平车在运送途中,护士应注意什么?

项目四 铺 床 法

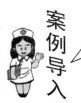
李大妈因"胆囊息肉"入院手术治疗,术后切口无感染,胃肠功能恢复良好,于今日出院。出院后,病区护士做好床单位清洁后,应如何准备床单位?

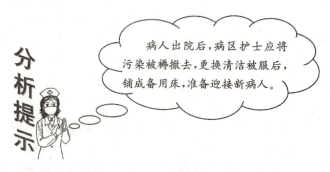

铺床要符合舒适、平整、安全、实用的原则。床单元要保持整洁,床上用物需定期更换,潮湿、污染时随时更换。常用的有备用床、暂空床和麻醉床。

每个床单元包括床、床垫、大单、被套、棉胎、枕芯、枕套(必要时加橡胶单和中单)、床旁桌、床旁椅、照明灯、呼叫装置、中心吸氧及吸痰装置(图3-4-0-1)。

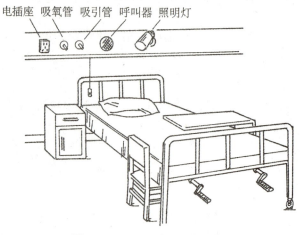

图3-4-0-1 床单元的设施

活动一 铺备用床

一、基本知识点

备用床如图3-4-1-1所示。

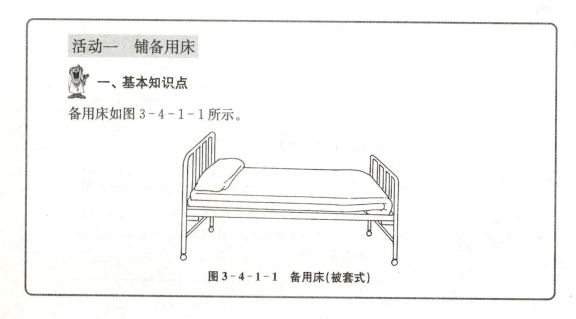

图3-4-1-1 备用床(被套式)

目的:保持病室整洁,迎接新病人。

二、操作过程

1. 操作者准备　操作者洗手、戴口罩。
2. 用物准备　床、床垫、大单、被套、棉胎或毛毯、枕芯和枕套。病床单元设备应完好无损。
3. 环境准备　病室无病人在进餐或治疗。
4. 实施操作

备齐用物　检查各单折叠方法是否正确,按取用顺序依次将用物放置于治疗车上(由下而上放置枕芯、枕套、棉胎或毛毯、被套、大单、被褥(图3-4-1-2),推至床旁。调整床的高度以便操作时省力、方便,固定床的脚轮避免移动。

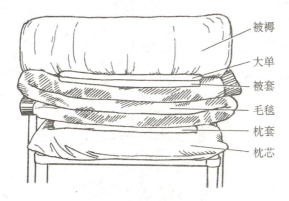

图3-4-1-2　铺床用物按序放置

移床旁桌椅　移床旁桌至距床20 cm处,移床旁椅至床尾正中,距床15 cm处,将物品放置于床尾椅上。

翻床垫　需要时翻转床垫,床垫上缘与床头对齐,铺床褥于床垫上。

铺大单

(1) 取大单放于床褥上,正面向上,中缝和床的中线对齐分别向床头和床尾散开。

(2) 铺近侧床头,一手将床头的床垫托起,一手伸过床头中线,将大单塞入床垫下,包床角,在距床头30 cm处,向上提起大单边缘,使其同床边垂直,呈一等边三角,以床沿为界将三角形分为两半,上半三角覆盖于床上,下半三角平整地塞于床垫下,将上半三角翻下塞于床垫下(图3-4-1-3),要求角底成一直线(图3-4-1-4)。

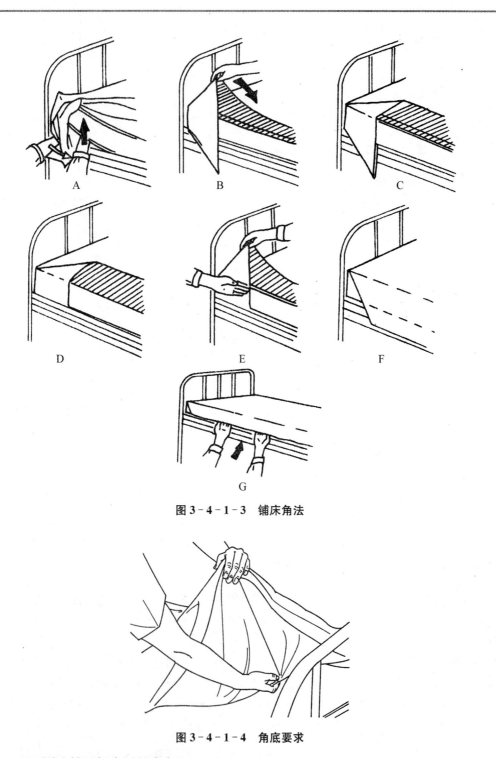

图 3-4-1-3 铺床角法

图 3-4-1-4 角底要求

（3）同法铺近侧床尾的床角。
（4）两手拉紧大单中部边缘，向内塞入（双手掌心向上），平铺于床垫下。

(5) 转至对侧同法铺毕大单。

套被套("S"形法)

(1) 被套正面向外,中线对正(被套中缝对齐床中线),封口端平床头,平铺于床上。

(2) 开口端上层向上拉开1/3,将折好的"S"形的棉胎或毛毯放于开口处,将棉胎或毛毯上缘拉到被套封口处,再将棉胎两边打开和被套平齐,对好两上角,系带或袢扣。

(3) 盖被上缘于床头平齐,两侧向内折成被筒和床沿平齐,尾端塞于床垫下(图3-4-1-5)。

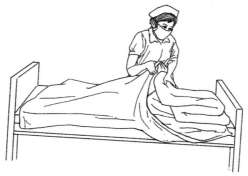

图3-4-1-5 "S"形套被套法

套枕套 将枕套套于枕芯上,四角充实,拍松枕芯,平放于床头,开口处背门。

移回桌椅 将床旁桌、椅放回原处保持床单位整洁美观。

三、注意事项

(1) 病人进食或治疗时应暂停铺床。

(2) 注意节力。铺床前调整床至合适高度;铺床用物按取用顺序安放;铺床时护士身体靠近床边、上身挺直,两腿前后或左右分开,两膝稍屈,降低身体重心,增加身体稳定性(图3-4-1-6)。操作时使用肘部力量,动作平稳,有节律,连续进行,避免多余无效的动作,减少走动次数。

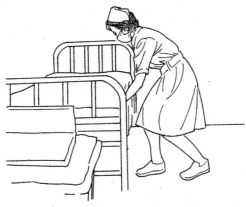

图3-4-1-6 铺床姿势

(3) 被套、大单、枕头要平、整、紧、美。

(4) 预防交叉感染。铺床时戴口罩，铺床前后洗手，拆床时动作轻巧，防止灰尘飞扬，拆污物单时应裹好掷于污物袋中集中送洗，勿接触护士工作衣。

活动二 铺暂空床（被套式）

一、基本知识点

目的：供新入院或暂离床活动的病人使用，保持床铺整洁（图3-4-2-1）。

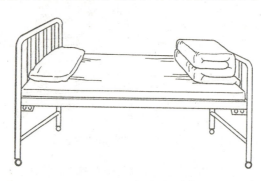

图3-4-2-1 暂空床（被套式）

二、操作过程

1. 操作者准备　操作者洗手、戴口罩。
2. 病人准备　了解病人的生理、心理及病情的状况。
3. 用物准备　同备用床，必要时备橡胶单、中单。
4. 环境准备　同备用床。
5. 实施操作

重整盖被

(1) 将备用床的床尾盖被松开，在床垫上向内折与床尾平齐。

(2) 将备用床的床头端盖被3折叠于床尾。

酌情铺单　根据病情需要，铺橡胶单、中单于所需部位，边缘平整地塞入床垫下。

三、注意事项

同铺备用床。

活动三　铺麻醉床

一、基本知识点

目的：便于接受麻醉手术后病人；保证病人安全、舒适，预防并发症；保护被褥不被污染（图 3-4-3-1）。

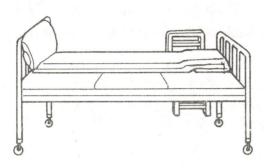

图 3-4-3-1　麻醉床（被套式）

二、操作过程

1. 操作者准备　操作者洗手、戴口罩。
2. 病人准备　了解病人术后的情况。
3. 用物准备
(1) 床上用物：同备用床，另加橡胶单、中单各 2 条。
(2) 麻醉护理盘：
1) 无菌巾内置治疗碗、开口器、拉舌钳、压舌板、牙垫、镊子、吸氧管、吸痰管、无菌纱布数块。
2) 无菌巾外放血压计、听诊器、护理记录单、弯盘、棉签、胶布、电筒等（非全身麻醉及中、小型手术只需备用物(3)）。
(3) 备用物品：输液架、胃肠减压器、必要时备吸痰器、氧气筒。天冷时按需备热水袋（加布套）、毛毯。
4. 环境准备　同备用床。
5. 实施操作

拆除各单

(1) 拆除原有各单，拆除原有枕套、被套、大单等。
(2) 移床旁桌、椅，翻床垫的方法同备用床。

铺大单、橡胶单、中单

(1) 按备用床铺法铺上一侧大单。
(2) 将一橡胶单和一中单铺于距床头 45～50 cm 处的大单上，中线与床中线先对齐。根据病情和手术部位的需要,将另一橡胶单及中单分别对好中线,铺在床头或床尾。铺在床头时,上端齐床头,下端压在中部橡胶单及中单上,边缘塞入床垫下;铺在床尾时,则下端齐床尾,其余同上。

(3) 转至对侧,同法铺好其他各单。

套被套("S"形法)　同备用床套好被套后,上端齐床头,两侧边缘内折与床垫齐,尾端向内折叠与床尾齐,将盖被呈纵形3折叠于一侧床边,开口处向门。

套枕套　同备用床套好枕套,枕头横立于床头,开口处背门。

放桌椅、麻醉盘、输液架

(1) 床旁桌移回原处,椅放于接受病人的对侧床尾。
(2) 麻醉护理盘放于床旁桌上,其他用物按需妥善安放。
(3) 输液架放于床尾。

三、注意事项

(1) 铺麻醉床时应换上洁净的被单,保证术后病人舒适及预防感染。
(2) 根据病情准备所需物品,如麻醉护理盘、输液架和各种引流袋等应备齐全。
(3) 颈胸部手术将橡胶单和中单铺在床头;下肢手术铺在床尾。中单应遮盖橡胶单,以免直接接触病人皮肤,引起病人不适。
(4) 其余事项同备用床。

通过本项目的学习,能熟练地完成铺备用床、暂空床、麻醉床,学会保持病室整洁,保证病人安全舒适。

病房护士准备迎接一位胃部分切除术后病人,请问护士应铺什么床?铺床时应注意什么?

(张美琴　邵阿末)

第四章 医院内感染的预防与控制

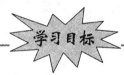

1. 能解释医院内感染、清洁、消毒、灭菌的概念。
2. 能阐述各种消毒灭菌方法。
3. 能说出监测高压蒸汽灭菌效果的方法。
4. 能说出紫外线消毒的方法及注意事项。
5. 能概述常用化学消毒剂的使用范围和注意事项。
6. 能解释无菌技术、无菌物品、无菌区域的概念。
7. 能阐述无菌技术操作原则。
8. 能熟练进行无菌技术操作。
9. 能解释隔离、清洁区、半污染区、污染区的概念。
10. 能说出隔离区域的设置要求。
11. 能阐述隔离消毒的原则及各种污染物品的处理方法。
12. 能熟练进行隔离技术操作。

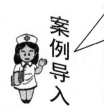

病人王女士,在医院自然分娩一个男婴,产后12h出现大出血,立即进行止血、输血400ml等一系列抢救措施,产妇脱离危险,2周后出院。6周后王女士出现肝区不适隐痛、全身倦怠、乏力,食欲减退,感到恶心、厌油、腹泻、巩膜黄染,血检报告转氨酶GGT、ALP异常,诊断为"乙型肝炎",病人产前检查时身体健康,无乙肝病史。王女士是否属于医院内感染?如何判断医院内感染?有哪些预防措施?

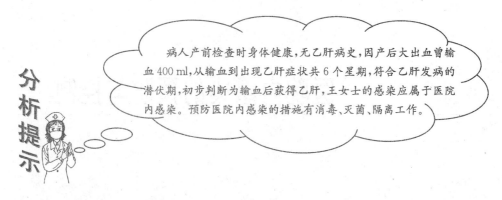

人类与自然界中的各种微生物密切相关,大部分的微生物,对人类的生存是有益的,小部分则可以使人致病,即为致病微生物。医院内则是致病微生物聚集较多的场所,这主要是由于病人的各种分泌物、排泄物、伤口引流物及皮肤、黏膜等都可能存在致病微生物。这些致病微生物可通过直接接触、空气、飞沫、昆虫而使工作人员、家属、探视者等受到传染。因此,医护人员采取必要防护、控制措施十分重要。

项目一 医院内感染概述

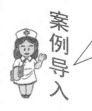

张先生因骨折急诊入院手术,手术后病人恢复良好,术后第4天食用了医院提供的早餐后病人出现腹痛,腹泻6次,伴恶心呕吐,体温38.2℃,粪便常规检查白细胞13个/高倍视野,该病人的腹泻是否属于医院内感染?有什么具体措施可以防止感染的发生?

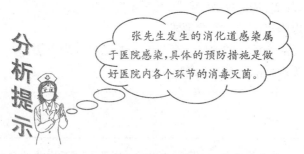

医院内感染的预防是医院管理中的一个重要课题。医院内感染的发生既耗费财力、人力等资源,又增加了病人的身心痛苦,那么应采取哪些措施来预防和控制医院感染的发生呢?首先必须正确掌握消毒、灭菌的方法以确保病人安全,保护自己和他人免受感染。

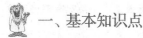一、基本知识点

(一) 医院内感染的概念

医院内感染是指病人、探视者或工作人员在医院内获得并产生临床症状的感染和在医

院内获得出院后发生的感染,故又称"医院获得性感染"。但不包括入院时有的或已潜伏的感染。

(二) 医院内感染的分类

1. 内源性感染(自身感染)　指病人由自身正常菌群引起的感染。寄居在病人体内的正常菌群或条件致病菌通常是不会致病的,当机体免疫功能低下时可引起感染。

2. 外源性感染(交叉感染)　指在医院内由非本人自身存在的各种病原体的侵袭而引发的感染。

小 贴 士

医院内感染途径

1. **环境感染**　由污染的环境(空气、水、医疗用具及其他物品)造成的感染。如由于手术室、空气污染造成病人术后切口感染,注射器灭菌不严格引起的乙型肝炎感染等。

2. **垂直感染**　将病原体直接传给其子女的传播方式,传染病的病原体经卵巢、子宫内感染或通过初乳而传播给下一代的传播方式。如获得性免疫缺陷综合征(AIDS)和乙型肝炎感染。

3. **医源性感染**　指在医院实施手术、治疗、诊断、预防等技术措施(如静脉内插管、导尿术、注射法、输血法、吸入疗法、烧伤治疗等)过程中,滥用抗生素以及应用免疫制剂等而引起的感染。引起此类感染常见的病原微生物有葡萄球菌、变形杆菌、铜绿假单胞菌等。

(三) 医院内感染的 3 个环节

医院内感染的 3 个环节,即感染链,为传染源、传播途径和易感人群(易感宿主)。

二、医院内感染发生的危险因素

(一) 主观因素

医务人员对医院内感染及其危害性认识不足;不能严格地执行无菌技术和消毒隔离制度;医院规章制度不全,无健全的门急诊预检、分诊制度;住院部没有入院卫生处置制度,致使感染原传播。此外,缺乏对消毒灭菌效果的监测,不能有效地控制医院内感染的发生。

(二) 客观因素

1. 侵入性诊治手段增多　如内窥镜、泌尿系统导管、动静脉导管、气管切开、气管插管、吸入装置、脏器移植、牙钻、采血针、吸血管、监控仪器探头等侵入性诊治手段,不仅可把外界的微生物导入体内,而且损伤了机体的防御屏障,使病原体容易侵入机体。

2. 使用可抑制免疫的治疗方法　因为治疗需要,使用激素或免疫抑制剂,接受化疗、放疗后,致使病人自身免疫功能下降而成为易感者。

3. 大量抗生素的开发和普及　治疗过程中应用多种抗生素或集中使用大量抗生素,使病人体内正常菌群失调,耐药菌株增加,致使病程延长,感染机会增大。

4. 易感病人增加　随着医疗技术的进步,人类寿命延长,住院病人中慢性疾病、恶性疾病、老年病病人所占比例增加,病人的抵抗力低,易被感染。个体对病原体的易感性也与病原体的毒力强弱有直接关系。

5. **环境污染严重**　医院中由于传染源多,所以环境的污染也严重。其中,污染最严重的是感染病人的病房。病区中的公共用品,如水池、浴盆、便器、手推车、拖布、抹布等也常有污染。

6. **对探视者未进行必要的限制**　对探视者放松合理和必要的限制,以致由探视者或陪住人员把病原菌带入医院的可能性增加。

三、医院内感染的组织管理

1. **改进医院建筑与布局**　从预防感染角度来看,为防止细菌的扩散和疾病的蔓延,对传染病房、层流室、手术室、监护室、观察室、探视接待室、供应室、洗衣房、厨房等,在设备与布局上都应有特殊的要求。

2. **严格执行规章制度**　包括消毒隔离制度、无菌技术操作规程及探视制度等。

3. **做好消毒与灭菌处理**　消毒与灭菌是控制医院感染的一项有效措施。

4. **加强清洁卫生工作**　清洁卫生工作包括灰尘、污垢的擦拭和清除,也包括对蚊虫、苍蝇、蟑螂、鼠类等的清除。

5. **采取合理的诊断治疗方法**　合理使用抗生素,应用抑制免疫疗法要采取相应的保护措施。

6. **及时控制感染的流行**　控制感染流行主要包括寻找传染来源与途径,采取相应的隔离与消毒措施。

7. **开展医院内感染的监测工作**　监测的主要内容包括:环境污染监测、灭菌效果监测、消毒污染监测、特殊病房监测(如烧伤、泌尿科病房、手术室、监护室等)、菌株抗药性监测、清洁卫生工作监测、传染源监测、规章制度执行监测等。

8. **加强医院感染学的教育**　加强医院监控知识和技术的宣传与教育,增强医生、护士、病人和家属等预防和控制感染的自觉性。

通过本项目学习,能说出医院内感染的概念;医院内感染的分类;感染的环节。能充分认识预防医院内感染的重要性和管理措施。

医院内感染的概念、分类和感染的环节分别是什么?

项目二　清洁、消毒、灭菌的概念

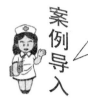

陆女士,主诉右下腹疼痛3h,体温:39.1℃,体格检查:病人右下腹麦氏点有明显压痛和反跳痛,入院诊断为"急性阑尾炎",需立即行"阑尾切除术",请问对手术使用的器械物品、手术环境有什么特殊要求?应该如何准备各种物品?

凡进行手术所需物品都必须达到无菌要求,其他与病人接触的物品如床单、血压计、听诊器或病房等也必须定时消毒,病人使用过的物品必须及时清洗,那么如何进行这一系列清洁、消毒、灭菌工作呢?

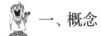 一、概念

1. **清洁**　清除物体上的一切污秽,如血迹、分泌物、油脂、污垢等。
2. **消毒**　清除或杀灭物体上除细菌芽胞外各种病原微生物。
3. **灭菌**　清除或杀灭物体上一切微生物,包括细菌的芽胞。

 二、清洁、消毒、灭菌的方法

(一)清洁法

清洁是消毒、灭菌的准备工作。物品用清水冲洗,用肥皂水或洗涤剂刷洗,用清水洗净。

(二)消毒灭菌法

1. **物理消毒法**　利用热力和光照使菌体蛋白凝固、变性,破坏菌体内的氨基酸、核酸、酶而致微生物死亡,达到消毒目的。

(1) 热力消毒灭菌:分干热和湿热两类。干热法是通过空气传导热力,导热较慢,因此干热灭菌所需温度较高,时间较长;湿热法是通过水、水蒸汽及空气传导热力,导热较快,穿透力较强,因此湿热灭菌所需温度较低,时间较短。

1) 燃烧法:一种简单、迅速、彻底的灭菌方法。

方法:金属器械在火焰上烧灼20 s;搪瓷类容器可倒入少量95%乙醇,慢慢转动使之分布均匀,点火燃烧至熄灭;无保留价值的污染物品可焚烧。

注意事项:燃烧时不可中途添加乙醇,同时远离易燃、易爆物品,如氧气、乙醚等物品。

2) 干烤法:利用烤箱的热空气进行灭菌。

用途:用于玻璃、金属、搪瓷类物品及液体石蜡,各种粉剂、软膏等灭菌。

方法：①消毒：箱温：120～140℃,时间 10～20 min。②灭菌：箱温：160℃,时间 2 h;箱温：170℃,时间 1 h;箱温:180℃，30 min。

3）煮沸法：将水煮沸至100℃,保持 5～10 min,达到消毒效果。如果在水中加入碳酸氢钠达1‰～2‰浓度时,提高沸点至105℃,可增强杀菌效果和去污防锈作用。

适用物品：搪瓷、金属、玻璃、橡胶类物品,不能用于外科手术器械的灭菌。

方法：将清洗干净的物品全部浸没于水中,加热煮沸。水沸后 5～10 min 即可达消毒效果,15 min 可将多数细菌芽胞杀灭。如果中途加入物品,应在第 2 次水沸后计时。消毒后及时取出物品置于无菌容器内备用。

注意事项：物品的各个面均应与水接触,器械的轴节或盖子应打开,同样大小弯盘、药碗不能重叠;玻璃类物品用纱布包好并从冷水或温水时放入;橡胶类物品用纱布包好,待水沸后放入,消毒后及时取出;细小易损物品用纱布包好;高原地区气压低,沸点低,需适当延长煮沸时间,海拔每增高 300 m,煮沸时间延长 2 min。

4）高压蒸汽灭菌法：利用高压和高热释放的潜热进行灭菌,是目前可靠和有效的灭菌方法,也是医院使用最多的一种灭菌方法。用于敷料、手术器械、药品、细菌、培养基等灭菌。具体操作方法须由专业人员操作。

A. 方法：常用的有手提式压力蒸汽灭菌器、卧式压力蒸汽灭菌器、预真空压力蒸汽灭菌器。

手提式压力蒸汽灭菌器：适用于基层医疗单位。工作参数为：压力达 103～137 kPa,温度达 121～126℃,时间保持 20～30 min。

卧式压力蒸汽灭菌器：适用于大量物品的灭菌,工作参数同手提式压力蒸汽灭菌器。

预真空压力蒸汽灭菌器：工作参数为：压力达 205 kPa,温度达 132℃,时间保持 4～5 min。

B. 注意事项：物品灭菌前需洗净擦干或晾干;灭菌包不宜过大、过紧;灭菌物品放置合理,灭菌包之间要留空隙,布类物品放在金属、搪瓷物品上面,以防布类物品受潮;如有孔的灭菌容器,在灭菌前将孔打开,灭菌后关上;定期监测灭菌效果。

C. 高压蒸汽灭菌效果的监测：

物理监测法：用 150℃或 200℃的留点温度计。使用前将温度计汞柱甩至 50℃以下,放入包裹内,灭菌后检视其读数,若读数达到灭菌的最高温度,则说明灭菌有效。

化学监测法：利用化学试剂在热作用下的反应测试灭菌效果。化学指示胶带监测：将化学指示胶带粘贴于待灭菌物品包外,灭菌后观察其颜色的改变,颜色变深,则说明灭菌有效（图 4-2-0-1）。

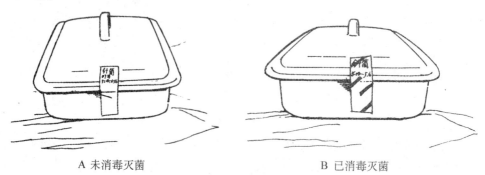

A 未消毒灭菌　　　　　　　　　　B 已消毒灭菌

图 4-2-0-1　化学指示胶带

生物监测法：利用耐热的非致病性嗜热脂肪杆菌芽胞作指示菌，以测定高压灭菌的效果。可利用含细菌芽胞的纸条或生物培养等方法。

(2) 光照消毒法：主要是利用紫外线照射，使菌体蛋白发生光解、变性，破坏菌体内的氨基酸、核酸、酶而致微生物死亡。紫外线对杆菌杀菌力强，对球菌弱，对真菌、酵母菌更弱。

1) 日光暴晒法：将物品放在直射日光下，暴晒 6 h，定时翻动，使各个面均受日光照射。用于被褥、床垫、毛毯、书籍等物品的一般消毒。

2) 紫外线灯管消毒法：最佳的杀菌波长为 254 nm，灯管的功率有 15 W、20 W、30 W、40 W 4 种。

用途和方法：如表 4-2-0-1 所示。

表 4-2-0-1 紫外线灯管消毒法

用途	照射距离	时间	计时
物品消毒	<1 m	>30 min	灯亮 5~7 min 后开始
空气消毒	<2 m	>30 min	

注意事项：注意保护眼睛、皮肤，可戴墨镜或用纱布遮盖双眼，用被单遮盖肢体。紫外线灯管保持清洁透亮，每 2 周用乙醇擦拭 1 次。关灯后应间隔 3~4 min 才能再开启。一次可连续使用 4 h；定期监测消毒效果。

3) 臭氧消毒法：以强大的氧化作用杀菌，对真菌也有效。用于空气及病床单位消毒（图 4-2-0-2）。

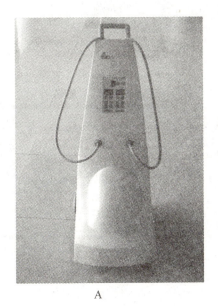
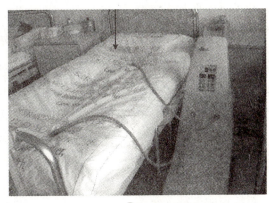

A　　　　　　　　　　　　　　B

图 4-2-0-2 臭氧消毒

(3) 微波消毒法：常用于食品、餐具的处理，化验单据、票证的消毒，医疗药品、耐热非金属材料及器械的消毒灭菌。不能用于金属物品的消毒。

小 贴 士

微波是频率高、波长短的电磁波。在电磁波的高频交流电场中,物品中的极性分子发生极化,高速运动,并且频繁改变方向,互相摩擦,使温度迅速升高,达到消毒灭菌作用。

(4) 电离辐射灭菌法(又称冷灭菌):利用放射性核素 ^{60}Co 发射的射线或电子加速器产生的高能电子束穿透物品进行辐射灭菌。适用于不耐热的物品灭菌,如橡胶、塑料、高分子聚合物、精密仪器、生物医学制品及金属等。

(5) 空气净化:

1) 自然通风:定时打开门窗,通风换气,这样可降低室内空气含菌的密度,短时间内使大气中的新鲜空气替换室内的污浊空气。每次 20~30 min。

2) 空气滤过除菌(图 4-2-0-3):使空气通过过滤器,除掉空气中 0.5~5 μm 的尘埃,达到空气洁净的目的。适用于无菌护理室、无菌手术室、烧伤病房等。

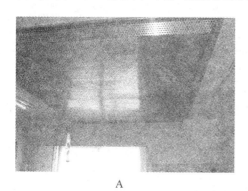
A
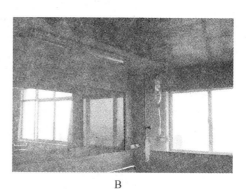
B

图 4-2-0-3 空气过滤

2. 化学消毒灭菌法(图 4-2-0-4) 利用化学药物渗透到菌体内,使菌体蛋白凝固变性,使酶失去活性,抑制细菌的代谢和生长或破坏细胞膜的结构,改变其渗透性,破坏其生理功能,从而起到消毒灭菌的作用。

适用于锐利的金属器械(刀、剪、针等),光学仪器(胃镜、膀胱镜),病人的分泌物、排泄物、病室空气、地面、家具表面等的消毒灭菌。

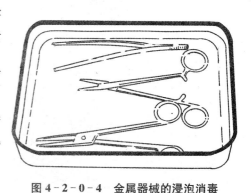

图 4-2-0-4 金属器械的浸泡消毒

(1) 使用原则:

1) 根据物品的性能及病原体的特性,选择合适的消毒剂。

2) 严格掌握消毒剂的有效浓度、消毒时间和使用方法。

3) 消毒物品要洗净擦干,物品全部浸没于消毒液内,轴节和套盖打开。

4) 消毒剂应定期更换,挥发剂应加盖,并定期检测比重,及时调整浓度。

第四章 医院内感染的预防与控制

5) 浸泡消毒后的物品使用前用无菌生理盐水冲洗;熏蒸消毒后的物品应待气体散发后再使用,以免药物刺激人体组织。

(2) 消毒灭菌方法:

1) 浸泡法:将物品浸没于消毒液中,在标准的浓度和时间内,达到消毒灭菌目的。用于体温表、锐利器械、光学仪器等的消毒。

2) 擦拭法:用消毒剂擦拭物品的表面,在标准的浓度内达到消毒作用。用于床单位、家具、墙面、地面等的消毒。

3) 熏蒸法:将消毒剂加热或加入氧化剂,使消毒剂呈气体,在标准的浓度和时间内达到消毒灭菌作用。用于室内空气和物品的消毒。

常用消毒剂及方法(表4-2-0-2):①纯乳酸:0.12 ml/m³+等量水,加热熏蒸,密闭门窗30~120 min。②2%过氧乙酸:8 ml/m³,加热熏蒸,密闭门窗30~120 min。③食醋:5~10 ml/m³+1~2倍水,加热熏蒸,密闭门窗30~120 min。

表4-2-0-2 常用化学消毒剂使用方法

消毒剂名称	消毒水平	用途	注意点
甲醛	高效	37%~40%用于物品表面消毒(熏蒸法)	不宜用于空气消毒
戊二醛	高效	2% 用于浸泡精密仪器消毒:10~30 min,灭菌:7~10 h	(1) 不宜用于食具、皮肤、黏膜及环境的消毒; (2) 对金属有腐蚀性,必须加防锈剂
过氧乙酸	高效	(1) 0.2%用于手的浸泡消毒,1~2 min (2) 0.2%~0.5%用于物体擦拭消毒或浸泡10 min (3) 0.5%用于餐具浸泡消毒30~60 min (4) 1%~2%用于室内空气消毒 (5) 1%用于体温计浸泡消毒	(1) 不宜用于金属类器械消毒和盛放; (2) 现配现用或密闭盛放
含氯消毒剂(康威达消毒片、消毒灵、二氧化氯、漂白粉)	高效	(1) 1 000 mg/L 用于物品的浸泡消毒 (2) 2 000 mg/L 用于体温计的浸泡消毒 (3) 漂白粉干粉5:1用于粪便消毒,放置2 h (4) 100 ml 尿液加漂白粉1 g,放置1 h	(1) 二氧化氯应现配现用; (2) 不宜用于金属制品、有色衣物、油漆家具
碘酊	中效	(1) 2% 用于皮肤消毒 (2) 5% 用于脐带断端消毒	(1) 涂擦20 s后,用70%乙醇脱碘; (2) 不能用于黏膜消毒; (3) 皮肤过敏者禁用
聚维酮碘(碘伏)	中效	(1) 0.5%~1%用于手术前皮肤和手的消毒 (2) 注射穿刺部位皮肤消毒 (3) 0.5%~1%医疗器械及物品的消毒,时间30 min	皮肤消毒后留有色素可用水冲净

续 表

消毒剂名称	消毒水平	用途	注意点
苯扎溴铵酊	中效	0.1%用于皮肤黏膜消毒	
乙醇	中效	(1) 70%～75%用于皮肤消毒； (2) 95%用于燃烧灭菌	(1) 加盖密闭； (2) 不宜用于黏膜、创伤消毒
苯扎溴铵	低效	(1) 0.01%～0.05%用于黏膜消毒； (2) 0.1%～0.2%用于皮肤消毒； (3) 0.1%～0.2%用于金属器械浸泡消毒	(1) 对肥皂、碘、高锰酸钾等阴离子表面活性剂有拮抗作用； (2) 有吸附作用，不能在溶液内投入纱布、棉花等
氯己定(洗必泰)	低效	(1) 0.02%用于手浸泡消毒； (2) 0.05%用于创面消毒； (3) 0.1%物体表面消毒	同苯扎溴铵

注：高效消毒剂：可杀灭一切微生物，包括芽胞；中效消毒剂：可杀灭细菌繁殖体、结核杆菌、病毒、不能杀灭芽胞；低效消毒剂：可杀灭细菌繁殖体、真菌，不能杀灭芽胞和病毒；高浓度的含氯消毒剂属高效消毒剂，低浓度的属中效消毒剂

【例】 一间长、宽、高分别为 5 m、4 m、2 m 的房间，若对其进行消毒分别需要用纯乳酸、2%过氧乙酸、食醋各多少毫升？

房间的体积为：$5\,m \times 4\,m \times 2\,m = 40\,m^3$

纯乳酸：$0.12\,ml/m^3 \times 40\,m^3 = 4.8\,ml$

2%过氧乙酸：$8\,ml/m^3 \times 40\,m^3 = 32\,ml$

食醋：$5 \sim 10\,ml/m^3 \times 40\,m^3 = 200 \sim 400\,ml$

4) 喷雾法(图 4-2-0-5)：用喷雾器将消毒液均匀喷洒在空气中和物体表面，在标准的浓度和时间内达到消毒灭菌作用。用于空气和物品表面的消毒。

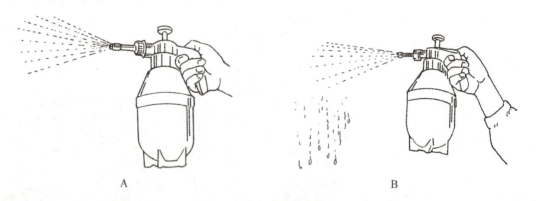

图 4-2-0-5 喷雾法消毒

5) 环氧乙烷气体灭菌法：利用灭菌气体，在密闭容器内，经标准的浓度、温度和时间起到消毒灭菌作用。用于精密仪器、医疗器械、棉织品、化纤织品、塑料制品、皮革等消毒。

> **小 贴 士**
>
> 环氧乙烷是一种广普、高效的气体杀菌消毒剂。对消毒物品的穿透力强,可达到物品深部,可以杀灭大多数病原微生物,包括细菌繁殖体、芽胞、病毒和真菌。气体和液体均有较强杀灭微生物作用,以气体作用更强,故多用其气体。

> **小 贴 士**
>
> **化学消毒剂的配制计算(公式计算法)**
>
> 体积-体积百分浓度配制方法(用浓溶液稀释成稀溶液时多用此法)计算公式为:
> $C_1 \times V_1 = C_2 \times V_2$
>
> C_1 是消毒剂原液的浓度,C_2 是配制后消毒液的使用浓度,V_1 为消毒剂原液体积(ml);V_2 为配制后消毒液体积(ml)。
>
> $$V_1 = \frac{V_2 \times C_2}{C_1}$$
>
> 【例1】配制 0.5% 过氧乙酸 1 000 ml,需要 15% 过氧乙酸多少毫升,加水多少毫升?
> 由题意知,$C_1 = 15\%$,$C_2 = 0.5\%$,$V_2 = 1 000$ ml
>
> $$15\% \times V_1 = 0.5\% \times 1 000 \text{ ml}$$
> $$V_1 = \frac{0.5\% \times 1 000}{15\%} = 33.33 \text{ ml}$$
>
> 即需 15% 原液 33 ml,加水 1 000 ml − 33 ml = 967 ml
> 【例2】2% 二氧化氯配成 500 mg/L 的消毒液 5 000 ml,需原液多少毫升?
>
> $$消毒液原体体积 = \frac{500 \text{ mg/L} \times 5 000 \text{ ml}}{20 000 \text{ mg/L}(2\%)} = 125 \text{ ml}$$
>
> 即需 2% 原液 125 ml,加水 5 000 − 125 = 4 875 ml
> 【例3】计算消毒 1 m³ 水使加氯量达 2 mg/L,需加 2.5% 有效氯的上清液多少毫升?
>
> $$V_1 = \frac{1 000 000 \text{ ml}(m^3) \times 2 \text{ mg/L}}{25 000 \text{ mg/L}(2.5\%)} = 80 \text{ ml}$$
>
> 取 80 ml 含氯量 2.5% 的漂白粉上清液,加入 1 m³ 被消毒的饮用水中,搅匀,静置 30 min,即可饮用。

通过本项目的学习,能说出各类消毒灭菌的方法及注意事项,能根据实际的需要选择具体的消毒灭菌方法,以及选择不同的消毒剂。能根据实际物品或环境消毒灭菌要求配置消毒液。

项目课后复习思考题

1. 请阐述清洁、消毒、灭菌的概念。
2. 消毒灭菌方法有哪几类?物理消毒灭菌法又分哪几类?干热和湿热消毒方法有何区别?哪个方法消毒效果好?
3. 请阐述使用化学消毒剂的原则。化学消毒灭菌法有哪几种?
4. 下列物品分别选用哪些消毒剂消毒:皮肤(手)黏膜、手术刀剪、膀胱镜、餐具便器、体温表、病人的粪便尿液。
5. 使用碘酊、氯己定(洗必泰)、苯扎溴铵(新洁而灭)3 种消毒剂时应分别注意什么?

项目三 无菌技术操作

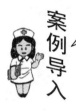

李先生因髌骨骨折入院,体温 38℃左右,白细胞增高,经过术前准备后,行髌骨切开内固定术,术后 6 d 出现发热,体温最高达 39.5℃,切口局部红、肿、关节疼痛,白细胞计数≥200×10⁹/L,行膝关节下切口引流,见黄色脓性分泌物和脓苔,分泌物培养找到病原体,使用头孢他定治疗,体温下降,白细胞计数恢复正常。病人手术切口为何会感染?采取哪些措施能避免病人手术切口被感染?

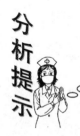

李先生手术后 6 d 出现切口感染,属于医院内感染范畴,可能是手术时感染。因此手术时使用的器械、手术的环境、切口的消毒等都必须严格按无菌操作规程进行。

无菌技术是预防医院内感染的一项重要措施,也是阻断疾病传播的重要手段。医护人员必须正确、熟练掌握无菌技术,不能违反任何一个环节的操作要求,严格遵守操作规程,以确保病人的安全,防止医源性感染的发生。

一、无菌技术的概念

1. **无菌技术** 是指在执行医疗、护理技术过程中,防止一切微生物侵入人体和防止无菌物品、无菌区域被污染的操作技术。
2. **无菌物品** 经过物理或化学方法灭菌后,未被污染的物品称无菌物品。

第四章 医院内感染的预防与控制

3. 无菌区域　经过灭菌处理后未被污染的区域。

二、无菌技术操作原则

1. 环境清洁　无菌操作环境应清洁、宽敞，操作前半小时须停止打扫及更换床单等，减少人员走动，避免尘埃飞扬。

2. 工作人员准备　无菌操作前衣帽穿戴整洁，口罩遮住口鼻，修剪指甲，洗手。

3. 无菌物品和非无菌物品的放置(图4-3-0-1)　应分别放置，无菌物品必须存放于无菌包或无菌容器内，无菌包外注明物品名称，有效起止日期，物品按失效期先后顺序摆放；无菌物品在未受污染的情况下有效期为7 d；过期或受潮应重新灭菌。

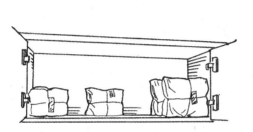 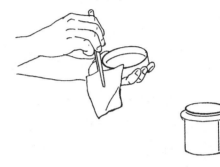

图4-3-0-1　无菌物品的排列　　　　图4-3-0-2　正确取用无菌物品

4. 无菌物品的取用方法　操作者身体应距无菌区20 cm，取无菌物品时需用无菌持物钳(镊子)(图4-3-0-2)，非无菌物品不可触及无菌物品或跨越无菌区域，手臂应保持在腰部以上。无菌物品取出后尽快使用，若未使用，也不可放回无菌包或无菌容器内。怀疑无菌物品被污染，不可使用。不可面对无菌区谈笑、咳嗽、打喷嚏。

5. 预防交叉感染　一套无菌物品只能供一个病人使用，以防交叉感染。

活动一　口罩、帽子的使用

一、基本知识点

目的：医院环境中存在许多细菌，护理人员在工作中要保护病人和工作人员不被相互感染，要正确戴好口罩和帽子。

二、操作过程

(1) 戴口罩前应洗手，口罩应罩住口鼻(图4-3-1-1)。

(2) 口罩使用后先洗手再取下，将清洁面向内折叠(在传染病房使用后，将污染面向内折叠)，放入胸前小袋或塑料袋内。

(3) 选择大小适宜的工作帽(燕帽、圆帽)。戴圆顶帽时帽子应遮住全部头发，戴燕帽时应保持头发整洁。

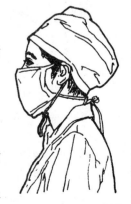

图4-3-1-1　口罩的戴法

三、注意事项

戴脱口罩前应洗手,戴上口罩后,不可用已污染的手触摸口罩,不用时不宜挂在胸前,应取下放妥,口罩应4~8 h更换1次,一次性口罩使用后即处理,使用中如有污染或潮湿应立即更换。帽子要勤换洗,保持清洁。

活动二 无菌持物钳的使用法

 ### 一、基本知识点

定义:无菌持物钳是用于取用和传递无菌物品的器械。

 ### 二、种类及用途

长、短镊子适于夹取棉球、棉签、针头、注射器、缝针等小物品;三叉钳用于取盆、盒、瓶、罐等较重物品;卵圆钳用于夹取刀、剪、钳、镊子、治疗碗、弯盘等(图4-3-2-1)。

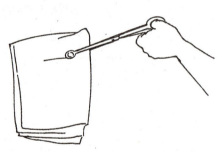
A 卵圆钳夹取物品

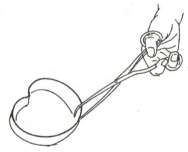
B 三叉钳夹取物品

图4-3-2-1 持物钳夹取物品

 ### 三、保管方法

1. 湿置 无菌持物钳(镊子)罐加盖,罐和镊子配套,消毒液高于镊子1/2 cm或轴节以上2/3 cm(图4-3-2-2)。

2. 干置 有效时间≤4 h。

 ### 四、操作过程

(1) 检查灭菌有效标志和日期。
(2) 打开放置无菌持物钳的容器盖。
(3) 手持无菌持物钳,使钳端闭合取出。用后钳端闭合垂直放入容器,松开轴节,盖上容器盖。

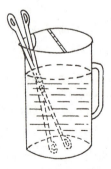
图4-3-2-2 无菌持物钳保管

第四章 医院内感染的预防与控制

（4）消毒灭菌要求：无菌持物钳及容器每周高压蒸汽灭菌1次。同时更换消毒液。使用频率较高的部门（如门诊换药室、注射室等），应每天灭菌1次。

五、注意事项

（1）取放湿置的无菌持物钳时，不可触及容器口缘及液面以上容器内面以免污染。手指不可触及浸泡部位。使用时保持钳端向下。不可倒转向上（图4-3-2-3），以免消毒液倒流污染钳端。

（2）无菌持物钳不能用于夹取油纱布，防止油污粘于钳端而影响消毒效果。

（3）如需取远处物品，应连同容器一起移至无菌物品旁使用。

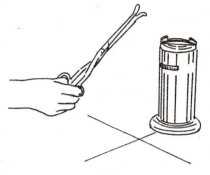
图4-3-2-3 不可倒转钳端

活动三 无菌容器使用法

一、基本知识点

1. 定义 盛放无菌物品并保持其无菌状态的容器。

2. 种类及用途

（1）有盖无菌容器（图4-3-3-1）：盛放无菌物品。

（2）无盖无菌容器：盛放即时使用的无菌物品。

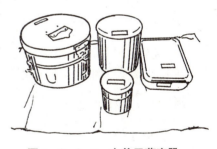
图4-3-3-1 有盖无菌容器

二、操作过程

（1）检查无菌标志和日期。

（2）取物时，打开无菌容器盖，将盖内面翻转向上置于稳妥处或拿在手上（图4-3-3-2）。

图4-3-3-2 打开无菌罐方法

(3) 取物后,及时将盖移至容器上由近侧向远侧盖严,避免容器内无菌物品在空气中暴露过久。

(4) 持无盖无菌容器时,手应托住底部,手指不可触及容器的边缘及内面(图4-3-3-3)。

(5) 消毒灭菌要求:有盖无菌容器每周消毒一次。

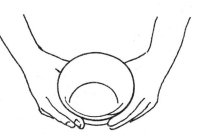

图4-3-3-3 手持无菌容器

 三、注意事项

(1) 使用无菌容器时,不可污染盖内面,容器边缘及内面。

(2) 无菌容器内物品一经取出,即使未用,也不可放回。

活动四 无菌包的使用

 一、基本知识点

无菌包布是用质厚、致密、未脱脂的棉布制成的双层包布。用于存放器械、敷料以及各种技术操作用物,经灭菌处理后备用。

 二、操作过程

1. 无菌包的包扎法(图4-3-4-1) 将物品置于包布中间,内角盖过物品,而后折盖左右两角(角尖端向外翻折)。盖上外角,系好带子,成"十"字,在包外注明物品名称和灭菌日期。

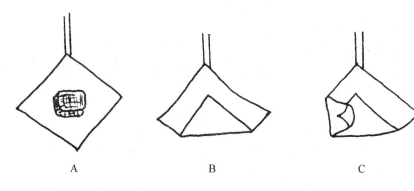

A   B   C

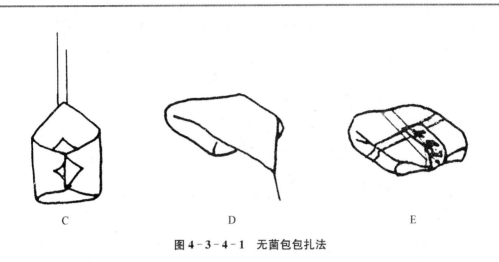

图 4-3-4-1 无菌包包扎法

2. 无菌包的打开法(图 4-3-4-2)

(1) 取出无菌包时,先查看名称、灭菌日期及灭菌标志,检查有无开启,无菌包干燥与否。

(2) 将无菌包置于清洁、干燥处,解开系带卷放于包布角下,依次揭开左右两角,最后揭开内角。

(3) 用无菌持物钳取出所需物品,放置于已备好的无菌区域内。

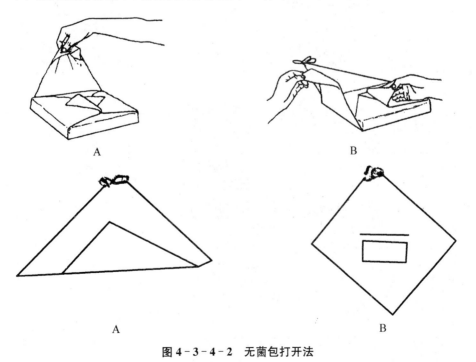

图 4-3-4-2 无菌包打开法

(4) 如包内物品未用完,按原折痕包好。系带呈横向扎好,成"一"字扎法,注明开包时间。有效期为 24 h(图 4-3-4-3)。

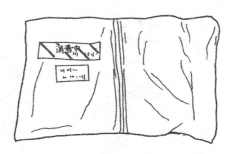

图 4-3-4-3　已打开过的无菌包包扎法

3. 取出物品方法　取小包内全部物品时,可将包托在手上打开。解开系带挽结,一手托住无菌包,另一手依次打开包布四角并抓在掌心,然后稳妥地将包内物品放入无菌容器或无菌区域内(图 4-3-4-1)。

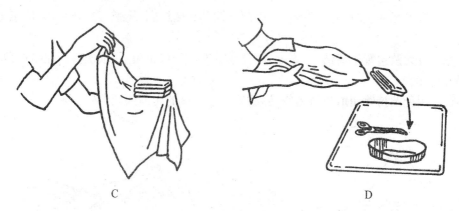

图 4-3-4-4　取出无菌包内全部物品

 三、注意事项

(1) 打开包布时,手不可触及包布内面,手臂不可跨越无菌区。
(2) 无菌包内物品不慎被污染或包布受潮,应重新灭菌。

活动五　铺无菌盘法

 一、基本知识点

定义:铺无菌盘是将无菌治疗巾铺在洁净、干燥的治疗盘内,形成一个无菌区,放置无菌物品,以提供治疗和护理操作使用。有效期不超过 4 h。

二、操作过程

1. 无菌治疗巾折叠法

(1) 纵折法(图4-3-5-1):将治疗巾纵折两次成4折,在横折两次,开口边向外。

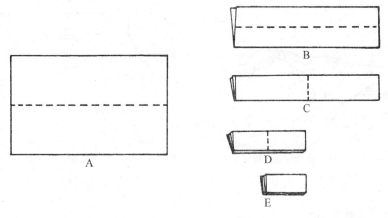

图4-3-5-1 纵折法

(2) 横折法(图4-3-5-2):将治疗巾横折后再纵折,成为4折,再重复1次。

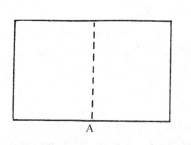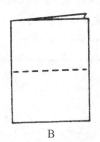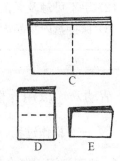

图4-3-5-2 横折法

2. 铺无菌盘法

(1) 检查灭菌有效标志和日期。打开无菌包,用无菌持物钳取一块治疗巾放于治疗盘内。

(2) 单层底铺盘法(图4-3-5-3):

1) 双手捏住无菌巾一边两角外面,轻轻展开,双折铺于治疗盘上。将上层3折成扇形,边缘向外,治疗巾内面构成无菌区。

2) 取所需无菌物品放入无菌区内,覆盖上层无菌巾,使上下层边缘对齐,开口处向上翻折两次,两侧边缘向下翻折1次。

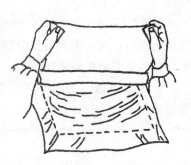

图4-3-5-3 铺无菌盘(单层底)

（3）双层底铺盘法（图4-3-5-4）：双手捏住无菌巾上层两角的外面，从远处到近处折成双底层，上层三折成扇形，边缘向外，放入无菌物品后，同单层底铺盘法折叠多余部分。

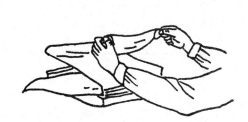
图4-3-5-4 铺无菌盘（双层底）

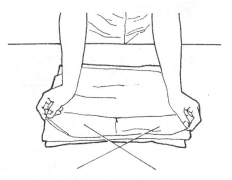
图4-3-5-5 铺盘不可跨越无菌区域

三、注意事项

（1）治疗盘必须清洁干燥，无菌治疗巾避免潮湿。
（2）手不可触及无菌巾的内面或跨越无菌区域（图4-3-5-5）。
（3）保持盘内物品无菌，无菌盘4h内有效。

活动六 取用无菌溶液法

一、操作过程

1. **检查溶液** 先检查无菌溶液瓶签上药名、剂量、浓度、有效期；再检查瓶盖有无松动，瓶壁有无裂缝；最后检查溶液有无沉淀、混浊、变色、絮状物。无上述问题方可使用。

2. **打开瓶盖** 打开密封铝盖，常规消毒瓶塞，用拇指与示指或双手拇指将瓶塞边缘向上翻起。用一手示指和中指撑入翻起的橡胶塞盖内（瓶盖外面）拉出，另一手将标签面朝向掌心拿住溶液瓶（图4-3-6-1A～C）。

3. **倾倒溶液** 先倒出少量溶液于弯盘内，以冲洗瓶口，再由原处倒出溶液于无菌容器内（图4-3-6-1D～F）。

第四章 医院内感染的预防与控制

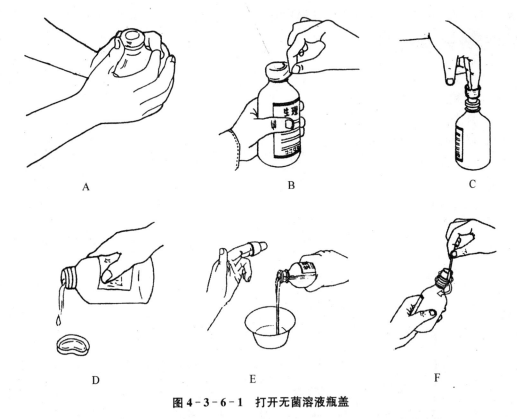

图 4-3-6-1 打开无菌溶液瓶盖

4. 盖瓶盖 无菌溶液一次未用完时,按常规消毒瓶塞,盖好。注明开瓶时间,有效时间不超过 24 h。

5. 取烧瓶内无菌溶液 解开系带,手拿瓶口盖布外面,取出瓶塞,按上述方法倾倒溶液。

二、注意事项

(1) 手不可触及瓶口及瓶塞内面,防止污染。

(2) 不可将物品伸入无菌溶液瓶内蘸取溶液,已倒出溶液不能再倒回瓶内(图 4-3-6-2)。

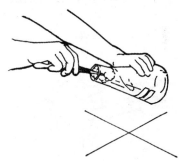

图 4-3-6-2 不可伸入瓶内蘸取溶液

活动七 戴、脱无菌手套法

一、基本知识点

目的:在进行无菌医疗护理操作时,需要戴无菌手套,以确保达到无菌要求。另外,在进行一些接触病人血液或体液的操作时需戴手套,以保护护士自身不被感染。

 二、操作过程

(1) 修剪指甲,洗手。
(2) 核对手套号码及有效期。
(3) 打开手套袋,取出滑石粉涂抹双手,注意避开无菌区。
(4) 手套可分别或同时取出。

1) 分别取出戴手套法(图4-3-7-1):双手分别捏住袋口外层,打开,一手持手套翻折部分(手套内面)取出;另一手对准5指戴上。将戴好手套的手指插入另一只手套的翻折面(手套外面)取出。同时将手套戴好。

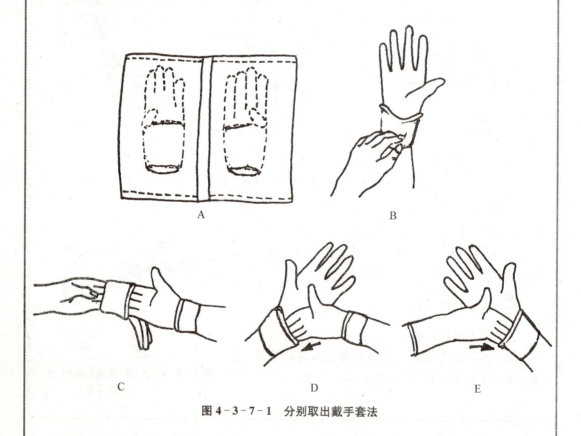

图4-3-7-1 分别取出戴手套法

2) 同时取出戴手套法(图4-3-7-2):双手分别捏住袋口外层,打开,两手同时持手套翻折部分(手套内面)取出;将手套5指相对一手持两手套翻折部分,将另一手对准五指戴上。将戴好手套的手指插入另一只手套的翻折面（手套外面）同时将手套戴好。

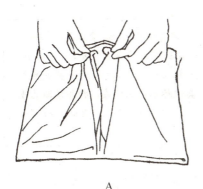
A

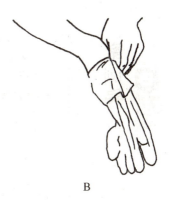
B

图 4-3-7-2　同时取出戴手套法

（5）脱手套时，一手捏住另一手套的套口外面，翻转脱下，再以脱下手套的手插入另一手套内，将其翻转脱下。将手套浸没在消毒液内，洗手。

 三、注意事项

（1）手套的外面为无菌区，未戴手套的手不可触及手套外面，而已戴手套的手不可触及未戴手套的手或另一手套的内面。

（2）戴或脱手套时不可强拉手套边缘或手指部分。

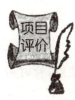
通过本项目的学习，能说出无菌技术、无菌区域、无菌物品的概念；说出无菌操作的原则；学会无菌技术的各项操作。

 项目课后复习思考题

1. 名词解释：无菌技术、无菌物品、无菌区域。
2. 阐述无菌操作原则。

项目四　隔离原则与技术

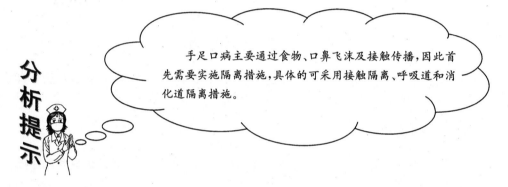

案例导入：乐乐,4岁,发热,体温39℃,伴有咳嗽、流涕、食欲不振、恶心、呕吐等症状。体格检查发现:口腔黏膜出现散在疱疹,米粒大小,疼痛明显;手掌和脚掌部出现米粒大小疱疹,疱疹周围有炎性红晕,疱内液体较少,取咽拭子和粪便标本检测病毒。初步诊断为手足口病,对该病儿是否需要采取传染病隔离措施?具体实行哪一类的隔离?

分析提示：手足口病主要通过食物、口鼻飞沫及接触传播,因此首先需要实施隔离措施,具体的可采用接触隔离、呼吸道和消化道隔离措施。

传染性疾病的流行是由于感染链的形成引起的,即存在传染源、传播途径和易感宿主3个环节。控制感染发生的主要措施是阻断感染链的形成。隔离技术即是有效的措施之一。

一、隔离的概念

隔离分为传染病隔离和保护性隔离两种。

1. **传染病隔离**　指将处于传染病期的传染病病人、可疑病人安置在指定的地点,暂时避免与周围人群接触,减少传染病传播的机会。

2. **保护性隔离**　指将免疫功能极度低下的易感者安置于基本无菌的环境中,使其免受感染。

二、隔离区域的标志及划分

1. **隔离区域的标志**　在隔离病室门外或病床床尾设隔离标志,门口地面放置消毒液浸湿的擦鞋垫,悬挂隔离衣的衣柜。

2. **隔离区域的划分**(图4-4-0-1)

(1) 清洁区:凡未被病原微生物污染的区域,如医护办公室、治疗室、更衣室、值班室、配膳室、库房等工作人员使用的场所。

(2) 半污染区:有可能被病原微生物污染的区域,如化验室、病区内走廊等。

(3) 污染区:凡被病原微生物污染或被病人直接和间接接触的区域,如病房、病人漱洗间等。

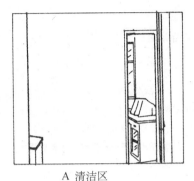
A 清洁区

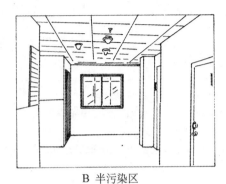
B 半污染区

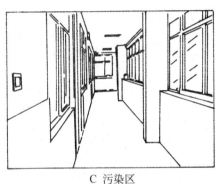
C 污染区

图 4-4-0-1 隔离区域的划分

三、隔离消毒原则

1. 一般消毒隔离

（1）工作人员进入隔离区域按规定戴口罩、帽子及穿隔离衣。穿隔离衣前，备齐所有物品，不易消毒的物品应放入塑料袋内避免污染。穿隔离衣后，只能在规定范围内活动。

（2）病室空气每日用紫外线消毒一次，或用消毒液喷洒消毒。病床及床旁桌椅每日晨起后用消毒液（1‰消毒灵或其他）擦拭消毒。

（3）凡和病人接触过的物品或落地物品应视为污染，必须经过消毒后再用。一次性物品需消毒处理后才能弃去。

（4）病人的排泄物、呕吐物、分泌物、各种引流液应按规定消毒后处理。

（5）对传染病人给予心理上的安慰、支持，对家属做好健康教育工作，以取得理解和合作。

（6）经医生开出医嘱方可解除隔离。

2. 终末消毒处理　适用对象：转科、出院、死亡病人及其病室、用物的消毒。

（1）病人的终末处理：

1）解除隔离后病人经过沐浴更衣方可离开，物品需经消毒处理方可带出医院。

2）死亡病人，用消毒液擦拭尸体，必要时用消毒液棉球填塞口、鼻、耳、肛门等孔道，伤口处更换敷料，尸体用包尸单包裹后，送传染科停尸房。

（2）病室单位分类处理：布类包好注明隔离用物，送洗衣房消毒清洗；被褥、枕芯、床垫用臭氧消毒;病室空气、病室家具按前述方法消毒。

传染病污染物品消毒方法如表4-4-0-1所示。

表4-4-0-1 传染病污染物品消毒方法

类别	物品	消毒方法
病室物品	地面、墙、家具	消毒剂熏蒸、消毒剂喷雾、擦拭消毒
医疗用具	玻璃、搪瓷、橡胶类	消毒剂浸泡消毒、高压蒸汽或煮沸消毒
	金属类	消毒剂浸泡、环氧乙烷气体消毒
	血压计、听诊器、手电筒	环氧乙烷气体消毒、消毒剂擦拭
	体温计	消毒剂浸泡
日常用品	餐具、茶壶、药杯	煮沸消毒、消毒剂浸泡
	信件、书报、证件、各种印刷品	环氧乙烷气体消毒、消毒剂熏蒸
被服类	布类、衣物	高压蒸汽或煮沸消毒
	枕芯、被褥、毛纺织品	臭氧消毒、环氧乙烷气体消毒
其他	排泄物、分泌物	漂白粉消毒,痰盛于蜡纸盒内焚烧
	便器、痰盂	消毒剂浸泡
	剩余食物	煮沸30 min后倒掉
	垃圾	焚烧

小贴士

隔离的种类

一、严密隔离

凡经飞沫、分泌物、排泄物直接或间接传染的烈性传染病,如霍乱、鼠疫等都需要严密隔离。其隔离措施有:

(1)病人应住单人病室,通向走廊的门窗必须关闭。室内用品宜采用简单耐消毒物品,病室外挂有明显隔离标志。禁止病人走出病室、禁止家属探视。

(2)接触此类病人必须戴好口罩、帽子、穿好隔离衣和隔离鞋,必要时戴橡胶手套。消毒措施必须严格。

(3)病人的分泌物、呕吐物和排泄物必须严格消毒处理。

(4)污染敷料采用燃烧法焚毁处理。

二、呼吸道隔离

凡由病人的飞沫和鼻咽分泌物通过呼吸道传播的感染性疾病,如肺结核、流行性脑炎、百日咳、流感(甲型H1N1)、严重急性呼吸道综合征(SARS)等需要呼吸道隔离。其隔离措施有:

(1)病区应远离其他病区,患同种疾病的病人可以同住一室。

(2)通向走廊的门窗必须关闭,接触病人须戴口罩、帽子和穿隔离衣。

(3)病人的口鼻分泌物须经过消毒处理后方可倒掉。

(4) 病室内空气每天用紫外线或用消毒剂喷雾消毒。

三、消化道隔离

凡由病人的排泄物直接或间接污染了食物或水源而引起传播的疾病,如伤寒、细菌性痢疾、甲型肝炎等需要消化道隔离。其隔离措施有:

(1) 不同病种病人分病室居住,如同居一室,须采用床边隔离,每一病床应加隔离标记,病人间不准互相接触(如交换物品、书报或互赠食物),以防止交叉感染。

(2) 护士接触不同病种病人时须按病种分别穿隔离衣,并消毒双手。

(3) 病人的食具、便器各自专用,严格消毒,剩余的食物、呕吐物和排泄物均须消毒。

(4) 病室应有防蝇设备,并做到无鼠、无蟑螂。

四、接触隔离

凡病原微生物经体表或伤口直接或间接接触而感染的疾病,如破伤风、气性坏疽、手足口病等需要接触隔离。其隔离措施有:

(1) 病人应单独居住一病室,不允许接触其他病人。

(2) 护士接触病人时必须戴口罩、帽子、手套、穿隔离衣;工作人员的手或皮肤有破损者应避免接触病人。

(3) 凡病人接触过的一切物品,如床单、衣物、器械等均应先灭菌,再进行清洁、消毒、灭菌。

(4) 被病人污染的敷料采用燃烧法焚毁处理。

五、血液、体液隔离

凡由病人的血液或体液直接或间接传播的传染性疾病,如乙型肝炎、疟疾、获得性免疫缺陷综合征(艾滋病)、梅毒等需要血液、体液隔离。其隔离措施有:

(1) 同种病原体感染者可同室居住,必要时单人隔离。

(2) 护士接触病人的血液或体液时应戴手套,必要时穿隔离衣、戴口罩及护目镜。

(3) 护理不同病人应消毒双手或更换手套。

(4) 被血液或体液污染的物品,应装袋标记后统一消毒或焚毁。

(5) 病人使用过的注射器和针头应放入防水防刺破而且有标记的容器内,统一消毒或焚毁。

六、昆虫隔离

凡以昆虫(蚊、虱、螨等)为媒介而传播的疾病,如乙型脑炎、流行性出血热、疟疾、斑疹伤寒等需要昆虫隔离。其隔离措施有:

(1) 病室有防蚊设施,有效灭蚊。

(2) 流行性出血热病人做好灭螨工作。

(3) 斑疹伤寒病人做好灭虱工作。

七、保护性隔离

对某些抵抗力特别低下或易感染的病人,如严重烧伤、白血病、器官移植及免疫缺陷病人及早产儿等,须采取保护性隔离。其隔离措施有:

(1) 设专用隔离室(层流病室),病人单独居住病室隔离。

(2) 护士接触此类病人应穿戴灭菌后的隔离衣、帽子、口罩、手套及隔离鞋。

(3) 接触病人前、后及护理另一位病人前均应消毒手。

(4) 凡患呼吸道疾病或咽部带菌者,包括工作人员均应避免接触病人。
(5) 探视者不能直接接触病人。
(6) 未经消毒处理的物件不可带入隔离区。
(7) 病室内空气、地面、家具等每天定时严格消毒。

活动一 手的消毒

一、基本知识点

手的消毒操作目的是除去手上的污垢及沾染的致病菌,避免病原微生物传播,避免感染和交叉感染。

二、操作过程

(一) 手的消毒

1. 设备要求 应设有流动水洗手设备。

2. 操作

(1) 洗手:用肥皂或液体肥皂认真揉搓掌心、指缝、手背、手指关节,指腹、指尖、拇指、腕部,时间不少于10～15 s,流动水冲洗。

小 贴 士

6步洗手法

第1步:双手并拢相互搓擦,再交叉沿指缝相互搓擦。

第2步:手心对手背沿指缝相互搓擦,交换进行。

第3步:一手握另一手大拇指旋转搓擦,交换进行。

第4步:弯曲各手指关节在另一手掌心旋转搓擦,交换进行。

第5步:5个手指尖并拢在另一手掌心旋转搓擦,交换进行。

第6步:双手手指并拢,手指面垂直相互搓擦(图4-4-1-1)。

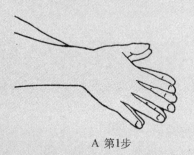
A 第1步

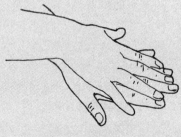
B 第2步

第四章　医院内感染的预防与控制

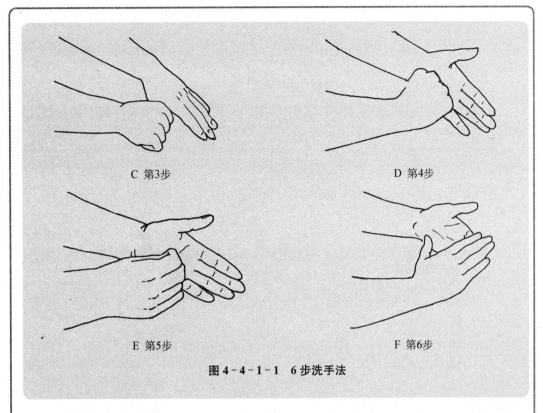

图 4-4-1-1　6步洗手法

（2）刷手：用清洁软刷蘸肥皂液，按前臂→腕部→手背→手掌→手指→指缝→指甲顺序彻底刷洗，每只手各刷半分钟，刷两遍。用流动水冲净（图4-4-1-2），然后用毛巾擦干双手或吹干双手（图4-4-1-3）。

（3）浸泡消毒手：将双手浸泡于消毒液中，用小毛巾或手刷反复擦洗2 min，再用清水冲洗。

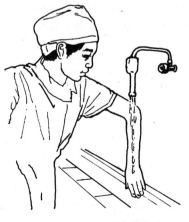

图 4-4-1-2　冲洗手方法

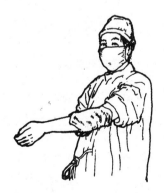

图 4-4-1-3　毛巾擦手方法

3. 注意事项

(1) 洗手时,身体不靠近水池,以免隔离衣污染水池边缘或被水溅湿工作服。

(2) 冲洗手时,水应从肘部流向指尖。

(二) 避污纸的使用

1. 目的 使用避污纸拿取物品或作简单操作,可以保持双手或用物不被污染,以省略手的消毒。

2. 操作过程(图4-4-1-4)

(1) 从页面抓取避污纸,不可掀开页撕取。

(2) 使用避污纸收取污染的药杯,拾取掉在地面上的物件,拿病人用过的物品。

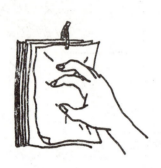 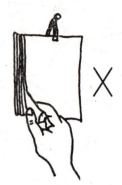

A 避污纸的抓取　　　　　B 不可掀页撕取避污纸

图4-4-1-4 避污纸的抓取和使用

(3) 以污染的手接触清洁物品时,也可垫着避污纸,避免污染用物。如开自来水龙头、电源、门窗等。

(4) 避污纸使用后应集中焚毁。

活动二　穿脱隔离衣

 一、基本知识点

目的:保护工作人员和病人,防止交叉感染。

 二、操作过程

1. 穿隔离衣(图4-4-2-1)

(1) 洗手,准备好进入病房操作的用物。戴好口罩和帽子,取下手表,卷袖过肘。

(2) 手持衣领取下隔离衣,清洁面朝向自己,将衣领两端向外翻折,露出袖子内口。

(3) 右手持衣领,左手伸入袖内,右手将衣领向上拉至左手露出袖口。

(4) 换手,同法将右手套入衣袖拉出,举双手将衣袖滑向肘部,注意不触及面部。

(5) 两手由衣领中央顺着边缘向后至颈后将领扣系好,系袖扣再系肩胛扣(肩扣可根据需要系扣)。

(6) 将隔离衣一边(约在腰下5 cm处)渐渐向前拉至边缘,捏住;同法捏住另一侧边缘,注意手不可触及衣内面。然后双手在背后将边缘对齐,向一侧折叠,一手按住折叠处,另一手将腰带解松并拉至背后压住折叠处,将腰带在背后交叉,回到前面系好。

(7) 系上隔离衣后侧下部边缘的扣子。

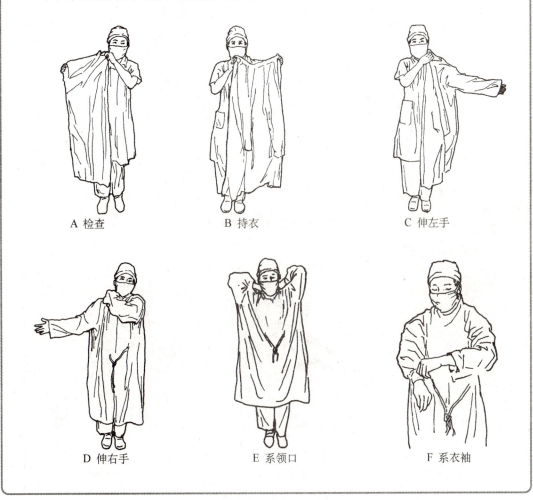

A 检查　　B 持衣　　C 伸左手

D 伸右手　　E 系领口　　F 系衣袖

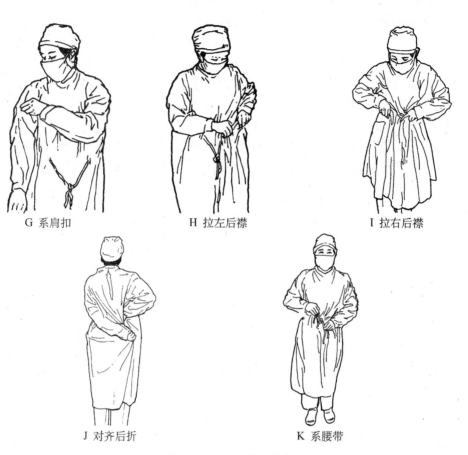

图 4-4-2-1 穿隔离衣

2. 脱隔离衣(图 4-4-2-2)

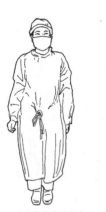
A 腰带接松系法

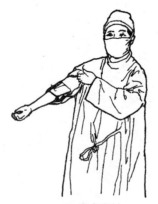
B 塞右衣袖

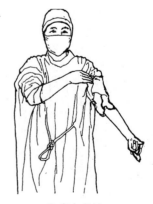
C 塞左衣袖

图 4-4-2-2 脱隔离衣

(1)松开隔离衣后侧下部边缘的扣子,解开腰带,在前面打一个活结。

(2)解开肩扣和袖扣,在肘部将部分衣袖塞入工作衣袖内,便于消毒双手。

(3)消毒清洗双手后,解开领扣,右手伸入左手袖口内,拉下衣袖过手;用遮盖着的左手握住右手隔离衣袖的外面,将右手衣袖拉下,双手在袖管内将衣袖对齐逐渐退出。

(4)用左手自衣内握住隔离衣双肩肩胛缝撤出右手,用右手握住衣领外面反折,脱出左手。

(5)左手握住领子,右手将隔离衣两边对齐,挂在衣钩上(挂在清洁区、半污染区,隔离衣清洁面向外;挂在污染区,污染面朝外)。

(6)不再穿的隔离衣脱下清洁面向外卷好,投入污衣袋中统一消毒清洗。

三、注意事项

(1)隔离衣的长短要合适,须全部遮盖工作服,有破洞或潮湿则不可使用,应立即更换。

(2)保持衣领清洁,穿脱时要避免污染衣领及清洁面。

(3)穿脱隔离衣时避免接触清洁物;穿隔离衣后不得进入清洁区。

(4)隔离衣应该每天更换;接触不同病种病人时应更换隔离衣。

 小 贴 士

一次性隔离衣

一次性隔离衣如图4-4-2-3所示。

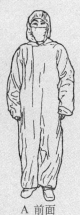 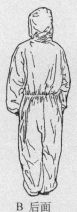

A 前面　　　　　　B 后面

图4-4-2-3　一次性隔离衣

通过本项目的学习,能说出隔离的概念、隔离区域的划分;说出隔离的原则;学会隔离技术的各项操作。

1. 名词解释:隔离、清洁区、半污染区、污染区。
2. 病室及病人接触过的物品应怎样进行消毒?
3. 哪些病人需进行终末消毒处理?如何处理?
4. 避污纸在哪些情况下可以使用?取用避污纸时应注意什么?
5. 手的消毒顺序是怎样的?

(颜廷燕)

第五章　清洁与舒适的护理技术

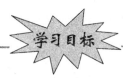

1. 能正确描述头发护理、口腔护理、皮肤护理、晨晚间护理的目的及操作中的注意点。
2. 能正确描述压疮发生的原因、部位、分期和临床表现,以及压疮的预防与护理要点。
3. 能准确说出冷、热疗法的应用目的及禁忌证。
4. 能根据护理病例,正确选择漱口液。
5. 能根据病情,正确实施头发护理、口腔护理、更衣、床上擦浴、晨晚间护理。
6. 能根据病情,正确实施冷、热疗护理。
7. 熟练掌握各种卧位的目的和适用范围。
8. 能正确实施各种更换卧位的方法。
9. 能正确选择和使用各种保护具。

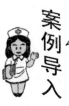

李女士,86岁,身高158 cm,体重75 kg。因咳嗽咳痰,连续高热2 d,初步诊断为"大叶性肺炎"入院治疗。入院后医嘱:一级护理,吸氧,给予抗生素治疗。护理体格检查:病人神志清醒,T39.8℃,P108次/分,R26次/分,BP160/88 mmHg,头发有异味,面色潮红,口唇干裂,有口臭,纳差,翻身乏力,有糖尿病史。

分析提示

病人因为连续发高热、乏力，对头发、口腔、皮肤等的自我清洁能力严重下降。护士需根据病人的病情和年龄，对其清洁情况、安全情况及活动能力进行评估，合理选择清洁内容与时间，在充分保护病人的自理能力的基础上，给予适度的护理支持，制定和实施有效、安全、有针对性的清洁计划和降温措施，即需要应用头发护理、口腔护理、皮肤护理等护理技术来满足病人的清洁需要，同时应关注病人的年龄、体重过重、血压偏高及糖尿病史等压疮的危险因素，积极采取预防性皮肤保护措施和安全防护，应用冷热疗法、保护具应用技术、移动病人技术等来确保其患病期间的安全和基本舒适。

项目一　个人清洁护理

案例导入

严女士，48岁。胃大部切除术后1周，胃管已拔除，但体质较虚弱。现能自行坐起和缓步行走，能在护士协助下完成洗脸、刷牙等自理活动。病人头发浓密、留长辫，主诉头部发痒、不适，身体有异味，希望进行洗头和沐浴等清洁活动。护士了解情况后准备为其洗头和进行床上擦浴更衣，以满足病人的清洁需要。

分析提示

病人目前处于术后体弱的状态，但仍需满足其头发护理和皮肤清洁等方面的需要。在应用头发护理和皮肤护理等技术时，应思考以下问题：头发护理和皮肤清洁的技术分别有哪几种？该病人可选用哪一种技术？应为该病人准备哪些用物？根据该病人的头发情况，为其进行长发的头发护理时，应注意哪些问题？在实施头发护理和床上更衣的护理技术时，应注意观察哪些项目？如何保证病人的安全？

清洁是人的基本生理需要之一，对维持和促进健康具有重要的意义。健康人具有保持身体清洁的能力和习惯，而在患病状态下，虽然其自理能力会出现不同程度的下降，但对清洁的需求却与健康人一样，甚至更为强烈。因此，护士应根据病人的病情，对其清洁状况及清洁能力进行评估，与病人共同探讨，制定和实施合理、有效、安全的清洁计划，应用清洁护理技术，消除因清洁需要未能满足所引发的对病人生理、心理和社会等方面的负面影响，使病人感觉舒适、安全。

活动一　头发护理

一、基本知识点

定义：头发护理是指护士指导、协助病情较重或自我完成头发护理受限的病人经常梳理、清洁头发，保持头发的健康，以防止细菌感染或寄生虫寄生的活动。

目的：维护头发整齐清洁，增进美观，促进舒适及维护自尊；去除头皮屑及污物，防止头发损伤，减少头发异味，减少感染的机会；刺激局部的血液循环，促进头发的代谢和健康。

二、操作过程

（一）床上梳发（以长发女病人为例）

1. **操作者准备**　衣帽整洁，技术娴熟，洗手、戴口罩。
2. **病人准备**　确认病人，向病人解释说明项目的要求，了解病人的病情及其身心状态。
3. **用物准备**　治疗盘内置治疗巾、30%乙醇和纸袋、梳子（病人自备），必要时备发卡和橡皮圈。
4. **环境准备**　安静、整洁。
5. **实施操作**

核对、解释　核对床号、姓名，向病人及家属解释，取得合作。

安置体位，准备梳发

（1）对于卧床病人，铺治疗巾于枕头上，协助病人把头转向一侧。

（2）对于可坐起的病人，协助病人坐起，铺治疗巾于肩上。

梳发

（1）将头发从中间梳向两边，左手握住一股头发，由发梢逐渐梳到发根。

（2）长发或遇有打结，可将头发绕在示指上慢慢梳理（图5-1-1-1），如头发已纠集成团，可用30%乙醇湿润后，再小心梳顺。

（3）同法梳理另一边。

（4）根据病人需要编辫或扎成束。

（5）将脱落头发置于纸袋中，撤下治疗巾。

6. **操作后处理**

（1）整理：协助病人采取舒适卧位，整理床单位，清理用物。

（2）洗手后，记录执行时间、评估情况及护理后效果。

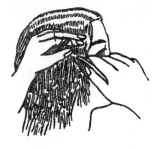

图5-1-1-1　长发梳发法

（二）床上洗发

1. **操作者准备**　衣帽整洁，技术娴熟，洗手、戴口罩。

2. **病人准备** 确认病人,向病人解释说明项目的要求,了解病人的病情及其身心状态,按需给予便盆。

3. **用物准备** 治疗车上备洗发槽(图5-1-1-2),治疗盘内置小橡胶单及大、中毛巾各1条,眼罩或纱布,别针,不吸水棉球2只;纸袋、洗发液(膏)、梳子、小镜子、护肤霜(病人自备);水壶内盛40～45℃热水;污水桶。必要时备电吹风。

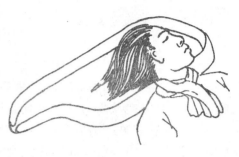

图5-1-1-2 洗发槽

4. **环境准备** 根据季节关窗或开窗,室温以24±2℃为宜。必要时用屏风遮挡。

5. **实施操作**

核对、解释 核对床号、姓名,向病人及家属解释,取得合作。

安置体位,准备洗发

(1) 摇平床头,垫小橡胶单及大毛巾于枕上,松开病人衣领向内反折,将中毛巾围于颈部,以别针固定(图5-1-1-3)。

(2) 协助病人斜角仰卧,移枕于肩下,嘱病人屈膝,垫膝枕于双膝下,使病人体位安全舒适。

(3) 置洗发槽于病人后颈部,使病人颈部枕于突起处,头部在槽中,槽开口出水处下接污水桶。

(4) 用棉球塞双耳,用眼罩或纱布遮盖病人双眼或嘱其闭上眼睛。

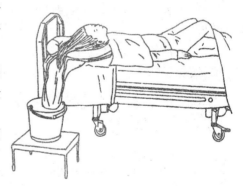

图5-1-1-3 床上洗发

洗发

(1) 试水温后,用少许热水沾湿病人头发,询问病人感觉,确定水温合适后,用水壶**倒热水充分湿润头发**。

(2) **倒洗发液于手掌**,涂遍头发。用指尖指腹部揉搓头皮和头发,揉搓力量适中,**揉搓方向由发际向头顶部**。

(3) 使用梳子,除去落发,置于纸袋中。

(4) 用热水冲洗头发,直至洗净为止。

擦干、梳理头发

(1) 洗发毕,解下颈部毛巾,包住头发并擦干。

(2) 移去洗发槽,除去眼上的纱布或眼罩及耳道内的棉球;协助病人平卧。

第五章　清洁与舒适的护理技术

(3) 用吹风机吹干头发,梳理成病人习惯的式样。

6. 操作后处理

(1) 整理:移去小橡胶单,置回枕头,协助病人躺卧舒适;整理床铺,清理用物。

(2) 洗手后,记录执行时间及护理效果。

小 贴 士

其他形式的床上洗发用具

床上洗发用具除了洗发槽外,可有多种用具,如洗头车(图5-1-1-4)、可充气式橡胶马蹄形垫(图5-1-1-5),或可就地取材,自制马蹄形垫(图5-1-1-6)或采用扣杯法洗发(图5-1-1-7)。

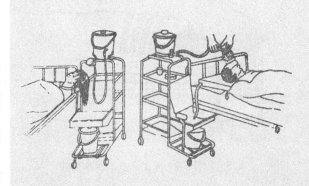
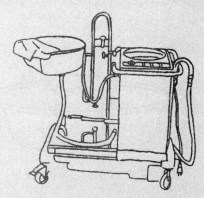

A 传统洗头车　　　　　　　　B 自动洗头车

图5-1-1-4　洗头车

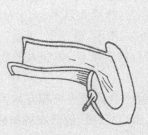
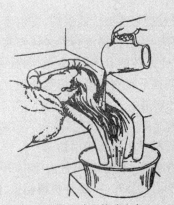

A 马蹄形垫　　　　　　B 用马蹄形垫洗头发

图5-1-1-5　充气式橡胶马蹄形垫

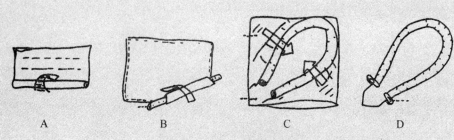

图 5-1-1-6 自制马蹄形垫

扣杯法洗发可适用于家庭病床,方法为取面盆一只,盆底放一块毛巾,倒扣一只搪瓷杯,杯上垫一块四折的小毛巾,外裹一保鲜膜或塑料袋,使病人头部枕于其上,在面盆内置一橡胶管,利用虹吸原理,将污水引入下面的污水桶内(图5-1-1-8)。

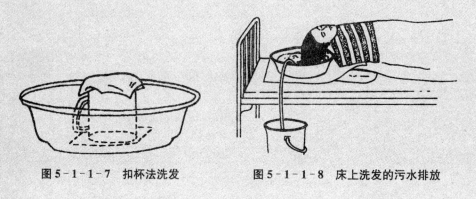

图 5-1-1-7 扣杯法洗发　　图 5-1-1-8 床上洗发的污水排放

（三）虱的灭除法

虱可通过接触感染传播疾病,寄生于人体后,不仅使局部皮肤发痒,使病人抓破皮肤而引起感染,还可传播流行性斑疹伤寒、回归热等疾病。发现病人有虱应立即进行灭虱。虱寄生于人体的有体虱、头虱、阴虱等。对有体虱、阴虱者,应剃去腋毛、阴毛,用纸包裹焚烧,并换下其衣服进行消毒处理。对有头虱者,行灭头虱术。

1. **操作者准备**　戴圆顶帽,着隔离衣,技术娴熟,洗手、戴口罩、手套。
2. **病人准备**　确认病人,向病人解释说明项目的要求,了解病人的病情及其身心状态,确定灭虱方法及所需用物。
3. **用物准备**　治疗盘内置治疗巾2~3条,篦子(齿间嵌少许棉花),治疗碗内盛灭虱药液(百部酊)、纱布、一次性塑料帽子、隔离衣、布口袋、纸、清洁衣裤和被服。
4. **环境准备**　用屏风遮挡或在治疗室进行。
5. **实施操作**

核对、解释

(1) 核对床号、姓名,向病人及家属解释,取得合作。

(2) 必要时先动员病人剪短头发,剪下的头发用纸包裹焚烧。

灭虱

(1) 护士戴圆顶帽,穿隔离衣、戴手套,以免受虱传染。

(2) 按洗头法做好准备,将头发分为若干小股,用纱布蘸百部酊,按顺序擦遍头发。同时用手揉搓,使之湿透全部头发,反复揉搓 10 min 后用帽子包住头发。

(3) 24 h 后,取下帽子,用篦子篦去死虱和虮,并洗发。

(4) 如发现仍有活虱,须重复用百部酊杀灭。

6. 操作后处理

(1) 灭虱完毕,为病人更换衣裤被服,将污衣裤和被服放入布口袋内。整理床单位、清理用物。

(2) 凡病人用过的布类和接触过的隔离衣等均应装入袋内,扎好袋口送高压蒸汽灭菌;篦子上除下的棉花,用纸包好焚烧。

(3) 梳子和篦子消毒后用刷子洗净。

 三、注意事项

1. 洗发时

(1) 要随时观察病人的一般情况,如病人出现面色、脉搏、呼吸异常,应立即停止操作。衰弱病人不宜洗发。操作中随时与病人交流,了解其感受及需要,并及时给予适当处理。

(2) 洗发过程应防止水流入眼及耳内,避免颈部皮肤与洗发槽缘直接接触,保护衣领,避免沾湿衣服和床单;揉搓力量适中,避免用指甲抓,以防抓伤头皮。

(3) 注意室温和水温的调节,及时擦干头发,防止病人受凉。

2. 灭头虱时

(1) 如病情允许,灭虱应在治疗室进行,以保护病人的自尊。

(2) 操作中避免虱、虮传播。

(3) 使用百部酊时,防止药液沾污病人的面部及眼部。用药后注意观察病人局部及全身反应。

 小 贴 士

灭虱药液配置法

取百部 30 g 放于瓶中,加 50% 乙醇或 65° 白酒 100 ml,再加 100% 乙酸 1 ml,盖严瓶盖,48 h 后制得药液,可供使用。另有市售灭虱香波(内为 1‰ 二氯苯醚菊酯)也可用于灭虱。

活动二 口腔护理

 一、基本知识点

护士在口腔护理方面的职责包括:评估病人的口腔情况;协助病人做自我口腔护理及卫生指导;为无法自己完成口腔清洁的病人做好口腔护理。

目的:保持口腔的清洁、湿润,使病人舒适,预防口腔感染等并发症;防止口臭、口垢,促进食欲,保持口腔正常功能;注意观察口腔黏膜和舌苔的变化、特殊的口腔气味及病情的动态变化。

 二、操作过程

(一)协助口腔清洁法

1. 操作者准备　衣帽整洁,技术娴熟,洗手、戴口罩。
2. 病人准备　确认病人,向病人解释说明项目的要求,了解病人的病情及其身心状态。
3. 用物准备　治疗盘内置牙刷、牙膏、牙线、漱口杯、毛巾或纸巾(可取自病人处)、吸管、小棉签、润唇膏、弯盘和治疗巾。
4. 环境准备　根据季节关窗或开窗,室温以 24±2℃ 为宜。必要时用屏风遮挡。
5. 实施操作

核对、解释　核对床号、姓名,向病人及家属解释,取得合作。

协助清洁口腔

(1)携用物至床旁,指导病人坐起或侧卧,头侧向护士。
(2)铺毛巾或纸巾于病人颌下及胸前。
(3)置弯盘于口角旁(图5-1-2-1)。
(4)以小棉签蘸润唇膏,涂于病人嘴唇。
(5)协助病人用清水漱口并将漱口水吐入弯盘。
(6)将牙刷沾湿,涂上牙膏,给病人自行刷牙或协助。
(7)指导病人将牙刷柄与牙齿咬合面平行放置,刷毛与牙齿的长轴成45°放在齿龈线上,由牙龈往牙冠方向,以旋转动作刷洗(图5-1-2-2),每部分的内外面、咀嚼面至

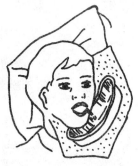

图 5-1-2-1　口角置弯盘

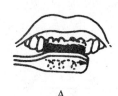 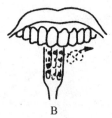

图 5-1-2-2　刷牙方法

少刷 10 次;咬合面用旋转和反复推动的方法刷洗。

(8) 最后以清水彻底漱净口腔,拭去病人口角处水渍,再涂润唇膏于病人唇上。

 小贴士

牙线使用法及软刷法

指导病人使用牙线时,先截取一段牙线为 30～40 cm 长,预留 14～17 cm,将其余的长度绕在左手中指上,将牙线的另一段绕在右手中指上,以双手的拇指和示指夹住牙线将牙线以轻锯的动作,穿过每一牙缝接触面,上下移动(图 5-1-2-3)。也可用软刷在牙缝中轻轻旋转(图 5-1-2-4)。

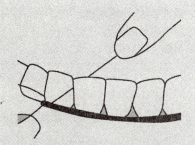

图 5-1-2-3 牙线清洁法

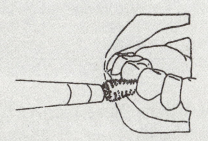

图 5-1-2-4 软刷清洁法

(二) 口腔护理法

定义:是指护理人员准备特殊的溶液与用物,为禁食、高热、昏迷、鼻饲、术后及口腔疾患等病人进行口腔的清洁活动。

1. **操作者准备** 衣帽整洁,技术娴熟,洗手、戴口罩。

2. **病人准备** 确认病人,向病人解释说明项目的要求,了解病人的病情及其身心状态。

3. **用物准备** 治疗盘内放置换药碗(内盛含有漱口溶液的棉球 16 只左右,弯血管钳、镊子各 1 把)、压舌板、弯盘、吸水管、杯子、治疗巾和手电筒,需要时备张口器;根据病情酌情准备口腔外用药。

 小贴士

常用口腔外用药和漱口液

常用外用药有:液状石蜡、冰硼散、锡类散、西瓜霜、金霉素甘油、制霉菌素甘油、口腔薄膜等。

常用口腔漱口液如表 5-1-2-1 所示。

表 5-1-2-1 常用口腔漱口溶液及作用

名称	作用
生理盐水	清洁口腔,预防感染
朵贝尔溶液	轻微抑菌,除臭
1%～3%过氧化氢溶液	遇有机物时,放出新生氧,抗菌除臭
2%～3%硼酸溶液	为酸性防腐剂,抑菌
1%～4%碳酸氢钠溶液	为碱性药剂,用于真菌感染
0.02%呋喃西林溶液	清洁口腔,广谱抗菌
0.1%醋酸溶液	用于铜绿假单胞菌感染等
0.01%氯已定(洗必泰)	清洁口腔,广谱抗菌
0.08%甲硝唑溶液	用于厌氧菌感染
中药漱口液	清热、解毒、消肿、止血、抗菌

4. **环境准备** 根据季节关窗或开窗,室温以 24±2℃ 为宜。必要时用屏风遮挡。
5. **实施操作**

核对、解释 核对床号、姓名,向病人及家属解释,取得合作。

安置体位

(1) 协助病人侧卧,头侧向护士。

(2) 铺治疗巾于病人颌下及胸前,置弯盘于口角旁。

观察口腔

(1) 湿润口唇、口角,嘱病人张口。

(2) 左手持压舌板,右手持手电筒,用压舌板由病人口腔侧面轻轻置入,撑开口腔颊部。昏迷、牙关紧闭者用张口器协助张口,观察口腔黏膜有无出血、溃疡等现象。对长期应用激素、抗生素者,应注意观察有无真菌感染。

取义齿 有活动义齿者,协助取下并进行妥善清洁与保存(方法详见超级连接)。

漱口 协助病人用温开水漱口,漱口水吐入弯盘内。

擦洗口腔

(1) 嘱病人咬合上、下齿,用压舌板轻轻撑开一侧颊部,以弯止血钳夹紧含有漱口液的棉球由内向门齿纵向擦洗。同法擦洗对侧。

(2) 嘱病人张口,依次擦洗一侧牙齿上内侧面、上咬合面、下内侧面、下咬合面,再弧形擦洗一侧颊部;同法擦洗另一侧。

(3) 擦洗舌面及硬腭部。

漱口涂药

(1) 对于意识清醒者,再漱口后用治疗巾拭去病人口角处水渍。

(2) 再次检查口腔,根据不同的情况进行处理(口腔黏膜如有溃疡、真菌感染,酌情涂药于患处;口唇干裂者涂液状石蜡)。

6. 操作后处理

(1) 整理:协助病人取舒适体位,整理床单位,清理用物。

(2) 洗手后,记录执行时间及护理效果。

 三、注意事项

(1) 擦洗动作应轻柔,特别是凝血功能差的病人,要防止碰伤黏膜及牙龈。

(2) 昏迷病人禁忌漱口,无法自行开口的病人,可使用张口器,张口器应从臼齿处放入,牙关紧闭者不可用暴力助其张口。

(3) 擦洗时,需用血管钳夹紧棉球,每次1个,每个部位用1个棉球,防止棉球遗留在口腔内。一般病人做口腔护理时,至少用16只棉球,如遇全口牙脱落或齿垢多、口腔有溃疡的病人应根据具体情况增减棉球。

(4) 棉球蘸漱口水不可过湿,棉球拧至不滴水为度,以防病人将漱口溶液吸入呼吸道。

(5) 传染病病人的用物按隔离消毒原则处理。

 小 贴 士

取义齿法及义齿的清洁与保存

在口腔护理时,遇到有活动义齿者,应协助其取下义齿和进行妥善清洁与保存。取义齿时,应先取上面义齿,后取下面义齿,并放置容器内。用冷开水冲洗刷净,待口腔护理后戴上或浸入清水中备用,昏迷病人的义齿应浸入清水中保存。浸义齿的清水应每日更换。义齿不可浸在乙醇或热水中,以免变色、变形和老化。

活动三 皮肤护理

 一、基本知识点

皮肤护理包括沐浴法和压疮的预防与护理。有效的皮肤护理有助于维持身体的完整性,可促进皮肤的血液循环,增强皮肤排泄功能,预防皮肤感染和压疮等并发症的发生,可满足病人身体舒适和清洁的需要,同时还可维护病人的自我形象,促进康复。

目的:去除皮肤污垢,保持皮肤清洁,使病人身心舒适;促进血液循环,增强皮肤排泄功能,预防皮肤感染和其他并发症;放松肌肉,增强皮肤对外界刺激的敏感性;观察和了解病人的一般情况,建立良好的护患关系,满足其身心需要。

 二、操作过程

(一)沐浴法(淋浴或盆浴)

1. **操作者准备** 衣帽整洁,技术娴熟,洗手、戴口罩。
2. **病人准备** 确认病人,向病人解释说明项目的要求,了解病人的病情及其身心状态。
3. **用物准备** 浴皂或沐浴液、毛巾、浴巾、清洁衣裤、防滑拖鞋。
4. **环境准备** 调节浴室温度在24±2℃,水温以40～45℃为宜,浴室内有信号铃、扶手,必要时备椅子供病人休息,浴盆内或地面应防滑。
5. **实施操作**

核对、解释 核对床号、姓名,向病人及家属解释,取得合作。

介绍与说明病室的浴室使用方法 在病人使用浴室前,向病人交代如信号铃的使用方法、不用湿手接触电源开关、贵重物品的保管等有关事项。

实施淋浴或盆浴

(1) 淋浴:

1) 携带用物,送病人入浴室。

2) 浴室不闩门,在门外挂排示意。

3) 需帮助沐浴的病人,护士进入浴室,协助病人脱衣、沐浴和穿衣。

(2) 盆浴:

1) 携带用物,送病人入浴室。

2) 盆内放置防滑垫,盆外放脚垫。

3) 调节浴盆中的水位(不可超过心脏水平)和水温。

4) 协助病人入浴盆,嘱病人浸泡时间不可超过20 min,以免疲倦。

5) 必要时协助病人擦洗、穿衣等。

观察与处理

(1) 记录病人入浴时间,对时间过久者给予询问,以防发生意外。

(2) 淋浴或盆浴中,若病人发生晕厥,应迅速救治和护理。

(3) 病人沐浴后,再次观察病人的一般情况,必要时做记录。

(二) 床上擦浴

适用于使用石膏、牵引和必须卧床、衰竭及无法自行沐浴的病人。

1. **操作者准备** 衣帽整洁,技术娴熟,洗手、戴口罩。
2. **病人准备** 确认病人,向病人解释说明项目的要求,了解病人的病情及其身心状态,按需要给予便盆。

3. **用物准备** 治疗车上备脸盆、水桶,治疗盘内置毛巾、大毛巾、浴皂或沐浴液、梳子、小剪刀、50%乙醇、爽身粉、清洁衣裤和被服等;另备便盆、便盆巾等。

4. **环境准备** 关好门窗,调节室温在24±2℃,用屏风或床帘遮挡病人。

5. **实施操作**

核对、解释 核对床号、姓名,向病人及家属解释,取得合作。

擦浴准备、调试水温

(1) 调整病床高度,根据病情放平床头及床尾支架,放下或移去近侧床档,松开床尾盖被。

(2) 将脸盆放于床边桌上,倒入热水,调试水温,使盆内盛适宜温水约2/3盆。

擦洗面部、颈部

(1) 将小毛巾按图5-1-3-1包在右手上,左手扶托病人头颈部,为病人洗脸及颈部。

(2) 洗眼部:由内眦向外眦擦拭。

(3) 洗脸、鼻、颈部:像写"3"字一样,依次擦洗一侧额部、颊部、鼻翼、人中、耳后下颌,直至颈部,同法擦洗另一侧。

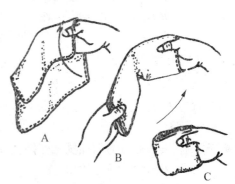

图5-1-3-1 包小毛巾法

擦洗上肢

(1) 为病人脱下衣服(先脱近侧,后脱对侧;如有外伤,先脱健侧后脱患侧),盖好浴毯。

(2) 将浴巾铺于一侧手臂下,擦浴巾包裹于手上,蘸湿并稍拧干。

(3) 擦洗程序为先用涂肥皂的小毛巾擦洗,再用湿毛巾擦去皂液,最后用浴巾边按摩边擦干。

(4) 一手支撑病人肘部,另一包裹擦浴巾的手由远心端往近心端以长而有力的擦拭动作擦洗。

(5) 将病人手臂高举过头部,以擦洗腋下。

(6) 再以同法清洗另一侧上肢。

泡手

(1) 将脸盆移于病人手掌下的大毛巾处,让病人的手掌及手指浸泡于盆中。

(2) 以同法清洗另一侧手。

擦洗胸腹部

(1) 换干净的水,并测水温。

(2) 将大毛巾铺于胸腹部并将浴毯往下折至脐下。

(3) 将擦浴巾包裹于手上,沾湿并稍拧干。

(4) 一手略掀起大毛巾,一手擦拭前胸。如为女病人,则将其乳房向上托起,以环形自中心往外擦拭,注意彻底清洁乳房下皮肤皱褶处。

(5) 以同法略掀起大毛巾,清洁腹部,并注意脐部的清洁。

(6) 以大毛巾擦干胸腹部。

擦洗背部

(1) 协助病人翻身成侧卧位依次擦洗后颈部、背部和臀部。

(2) 换清洁衣服,先穿患肢,后穿健肢。

擦洗会阴部

(1) 换盆、换水,试温后,协助病人平卧。

(2) 脱裤,铺大毛巾于病人臀下。

(3) 以浴毯包裹、覆盖病人。

(4) 协助、指导病人自行清洗(指导女病人由耻骨联合处往肛门方向清洗,避免将肛门处的污物、细菌带入阴道及尿道;指导男性病人将阴茎包皮往后推,轻轻擦洗,在清洗冠状沟等皮肤皱褶处,注意尿道口的清洁及避免感染与擦伤)。

擦洗下肢

(1) 将大毛巾铺于一侧腿部下,露出下肢,并以部分的大毛巾覆盖下肢,擦浴巾包裹于手上,以长而有力的擦拭动作擦洗髋部、大腿及小腿,并以大毛巾轻拍及拭干。

(2) 以同法擦洗另一侧下肢。

清洗足部

(1) 脚下垫浴巾、放足盆,协助病人屈膝将一侧足部移入盆内,清洗足部及趾间。

(2) 以同法清洗另一侧足部及趾间。

(3) 取下足盆,两腿放于大毛巾上,立即擦干,协助病人换上干净裤子。

(4) 必要时在足跟、内外踝部用50%乙醇按摩,再扑爽身粉。

6. 操作后处理

(1) 整理床单位,视病情围上床档,清理用物。

(2) 进一步评估病人一般情况并记录。

三、注意事项

1. 淋浴或盆浴

(1) 进餐1h后才能进行沐浴,以免影响消化。

(2) 随时观察和询问病人的情况,防止病人晕厥或烫伤、滑跌等意外情况发生。

2. 床上擦浴

(1) 护士在操作时应注意节力,与病人进行有效沟通,获得配合,使病人尽量靠近护理人员,端水盆时,盆应靠近身体,减少体力消耗。

(2) 操作时体贴病人,注意保护病人的自尊,动作应敏捷、轻柔,减少病人的翻身次数和暴露,防止受凉。

(3) 注意擦净腋窝、腹股沟等皮肤皱褶处。

(4) 在擦洗过程中,应密切观察病人的情况,如病人出现寒战、面色苍白等病情变化时,应立即停止擦洗,给予适当处理。

(5) 擦洗时同时观察皮肤情况,擦洗毕,可在骨突处用50%乙醇按摩。再扑爽身粉。

活动四 压疮的预防与护理

一、基本知识点

压疮(亦称褥疮)是指局部组织长时间受压,血液循环障碍,局部持续缺血、缺氧、营养不良所致的组织溃烂和坏死。

(一) 压疮发生的原因

1. 局部组织受压过久 卧床病人长时间不改变体位,或使用石膏绷带、夹板时,衬垫不当,局部过紧,可使受压部位出现血液循环障碍而发生组织营养不良,常见于瘫痪、昏迷、年老体弱、消瘦的病人。

2. 局部潮湿或排泄物刺激 出汗,大、小便失禁等都会污湿床单,影响皮肤的防御功能,使皮肤变得潮湿、易破,加上尿液和粪便的刺激作用,很容易发生压疮。

3. 全身营养不良或水肿 全身营养不良和水肿的病人皮肤都较薄,抵抗力弱,受力后很容易破损,受压后缺血、缺氧情况也较正常皮肤严重,发生压疮的危险性更大。

小 贴 士

造成压疮的力学机制

造成压疮的物理力主要是压力、摩擦力和剪力,通常是2~3种力联合作用所致。

1. 垂直性压力 垂直方向的压力作用于皮肤,是导致压疮的最重要因素。局部长时间承受超过正常毛细血管压的压迫,单位面积承受的压力越大,产生组织坏死所需的时间越短。持续受压在2h以上,就能引起组织不可逆的损害。

2. 摩擦力 摩擦力作用于皮肤,会直接损伤皮肤的角质层。病人在床上活动或坐轮椅时,皮肤随时都可能受到床单和轮椅坐垫表面的逆行阻力摩擦。如皮肤被擦伤后受到汗、尿、大便等浸渍时,易发生压疮。

3. 剪切力 剪切力是因两层组织相邻表面间的滑行,产生进行性的相对移位所引起的,由摩擦力和压力相加而成,与体位关系密切。当病人取半坐卧位时,可使身体下滑,皮肤与床铺出现平行的摩擦力,加上皮肤垂直方向的重力,从而导致剪切力的发生。剪切力使这些组织拉开,因而造成皮肤组织损伤(图5-1-4-1)。

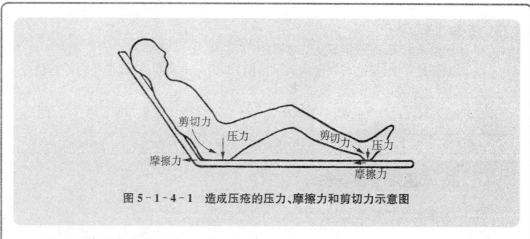

图 5-1-4-1 造成压疮的压力、摩擦力和剪切力示意图

（二）压疮的易发部位

压疮好发于受压和缺乏脂肪组织保护、无肌肉包裹或肌层较薄的骨骼隆突处，最好发于尾骶部，而且与卧位密切相关。

1. 仰卧位时　枕骨粗隆、肩胛骨、肘部、尾骶部及足跟处好发。
2. 侧卧位时　耳郭、肩峰、肋骨、股骨粗隆、膝关节的内外侧及内外踝处好发。
3. 俯卧位时　面颊和耳郭部、肩峰、女性的乳房、男性的生殖器，以及髂前上棘、膝部和足尖等部位好发（图 5-1-4-2）。

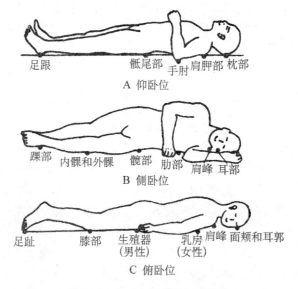

图 5-1-4-2　压疮的好发部位

（三）压疮的分期

压疮的发生一个渐进的过程，根据压疮的发展过程和轻重程度不同，可分为 3 期。

1. **瘀血红润期** 又称Ⅰ度压疮。为压疮初期,损伤仅限于表皮。局部皮肤受压或受到潮湿刺激后,出现暂时性血液循环障碍,受压皮肤呈暗红色,并有肿、热、麻木或有触痛。

2. **炎性浸润期** 又称Ⅱ度压疮。红肿部位如果继续受压,血液循环仍得不到改善,组织缺血缺氧,损伤延伸到皮下脂肪层。受损皮肤呈紫红色,皮下有硬结,有疼痛感。表皮因水肿变薄,并有炎性渗出,形成大小不一的水泡。水泡破溃后,表皮易脱落而形成潮湿红润的溃疡面。

3. **溃疡期** 又称Ⅲ度压疮。静脉血液回流受到严重障碍,局部瘀血致血栓形成,组织缺血缺氧。此期损伤已侵犯到肌层。轻者,表皮水泡逐渐扩大破溃,真皮创面有黄色渗出物,感染后脓液流出、溃疡形成;重者,坏死组织累及真皮下层和肌层,脓性分泌物增多,坏死组织呈黑色,有臭味,感染向周围及深部扩展,可达骨骼。若细菌及毒素侵入血液循环,还可造成败血症。

(四)压疮的预防与护理

根据病人的活动能力、营养状况、循环状况及排泄状况等评估其发生压疮的危险性。易发生压疮的高危人群包括长期卧床、年老体弱、瘫痪、营养不良、意识不清、大小便失禁及因医疗护理措施限制不能活动者等等。对于确认为易发生压疮的病人,应该定时观察其受压部位的皮肤情况,并注意记录,同时采取预防措施。

压疮的预防的关键措施在于消除其发生的诱因。因此,护士在工作中应做到勤观察、勤翻身、勤按摩、勤擦洗、勤更换、勤整理、勤交班。交接班是要严格细致地交接局部皮肤情况及护理措施。

1. **避免局部长期受压**

(1)鼓励和协助卧床病人经常更换卧位:

1)一般每 2 h 翻身 1 次,并视病人病情及局部受压情况及时予以调整,建立床头翻身记录卡(图 5-1-4-3)。翻身时切忌推、拉、拖等动作,以防擦破皮肤。有条件可使用帮助病人翻身的电动转床。

翻身记录卡

姓名＿＿＿＿＿＿　床号＿＿＿＿＿＿

日期 / 时间	卧位	皮肤情况及备注	执行者

图 5-1-4-3　翻身记录卡

2) 病人采取半坐卧位时,床头抬高勿超过45°,避免病人滑向床尾,避免剪切力产生。

（2）保护骨隆突出处和支持身体空隙处：

1) 将病人体位安置妥当后,可在身体空隙处垫软枕、海绵垫或一些经特殊设计的垫褥。

小贴士

预防压疮的各式垫褥

为了使作用于病人身体上的正压及作用力分布在一个较大面积上,羊皮垫、充气式床垫、水褥和明胶床垫等经过特殊设计的垫褥能使支持身体的面积宽而均匀,从而降低在隆突部位皮肤上所受到的压强。羊皮垫具有抵抗剪切力及高度吸收水蒸汽的性能,并能提供很好的接触面,适宜长期卧床病人使用。此外,环形电动翻身床、压力轮替床垫、蛋形床垫、漂浮垫、集成电路控制的压疮防治装置(图5-1-4-4)等均可用来分散病人的体重,避免局部持续受压。

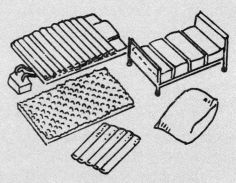

图 5-1-4-4 预防压疮各种垫褥

2) 对易受压的部位,可采用使受压处悬于空隙中的"架格法",如用床上支被架撑起盖被,减轻被褥对足部的压迫；用棉褥或软枕铺在床垫上留出空隙,有利于减轻对骨隆突出处的压力。

3) 对使用石膏、夹板或牵引的病人,衬垫应平整、松软适度。应注意观察骨骼突出部位的衬垫,仔细观察局部皮肤和肢端皮肤颜色改变的情况,认真听取病人的反映,适当予以调节。

2. **避免潮湿、摩擦及排泄物的刺激**

（1）保持皮肤清洁干燥：大小便失禁、出汗及分泌物多的病人应及时擦洗干净,保护皮肤免受刺激,局部可涂凡士林软膏,小儿要勤换尿布。不可让病人直接卧于橡胶单或塑料布上,病人使用的床单应保持清洁、平整、无碎屑,以减少或避免摩擦力产生。

（2）不可使用破损的便盆,以防擦伤皮肤。使用便盆时避免拖、拉动作,可以在便器边缘垫柔软的布垫,避免皮肤直接接触瓷面。

第五章 清洁与舒适的护理技术

小 贴 士

给便盆法

1. **准备** 将便盆盖上便盆巾,携至病人处。天冷时可用热水将便盆温热。向病人解释,以取得合作,用屏风遮挡或拉起床帘。帮助病人脱裤、屈膝。

2. **放置便盆** 一手托病人的腰臀部,同时嘱病人抬高骶部,另一手将便盆放于臀下,便盆阔边的一边向着病人的头部(图5-1-4-5)。病人若不习惯平卧姿势排便,如病情允许可抬高床头。不能自主抬高臀部的病人,先帮助其侧卧,放置便盆后,一手辅助便盆,另一手帮助病人恢复平卧位(图5-1-4-6)。或两人协力抬起病人臀部,放置便盆。不可硬塞或硬拉便盆。必要时在便盆边缘以软纸或布垫,以防损伤骶尾部皮肤。

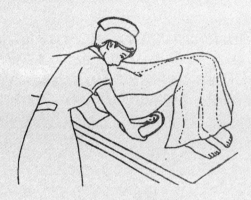

图5-1-4-5 便盆放置方向

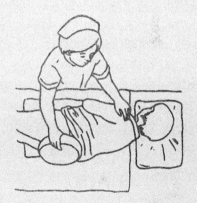

图5-1-4-6 协助放置便盆

3. **协助排便** 尊重病人的意愿,守候在病人床旁指导或把手纸或呼叫器放于病人手边,暂离床旁,等候呼唤。排便完毕,必要时帮助擦净肛门(从尿道到肛门),盖上便巾,及时取走便盆。

4. **洗手、通风** 协助病人洗手,撤去屏风,开窗换气。

3. **促进局部血液循环** 对易发生压疮的病人,要常检查,用温水擦澡、擦背或用湿热毛巾行局部按摩。根据病人情况和设施,有选择地实施手法按摩、电动按摩或红外线灯照射等方法促进局部血液循环。

4. **改善机体营养状况** 营养不良是导致压疮发生的内因之一,又可影响压疮的愈合。因此,在病情许可的条件下,应为病人提供高蛋白、高维生素的饮食,增强机体抵抗力和组织修补能力,补充矿物质,如适量口服硫酸锌,以促进慢性溃疡的愈合。

5. **增加病人的活动量** 尽可能避免给病人使用约束带和镇静剂,在病情许可时,协助病人进行关节活动范围练习,鼓励病人及早离床活动。

6. **帮助病人及其家属多了解相关健康知识** 通过健康教育使病人及其家属了解

活动及各项压疮预防措施的重要意义,学会自行检查易发压疮部位的皮肤状况并能做出判断;教会病人及家属利用简便可行的方法减轻皮肤受压程度和有计划地进行身体的活动。

(五)压疮的治疗和护理

若局部已发生压疮,则应在全身预防护理的基础上,根据具体情况给予相应的治疗和护理。

1. 瘀血红润期　此期的护理重点是及时除去引发压疮的因素,避免压疮继续发展。主要的护理措施为增加翻身次数,避免局部继续受压;避免摩擦、潮湿和排泄物的刺激;改善局部血液循环可采用湿热敷、红外线或紫外线照射等方法,但不提倡局部按摩,以防摩擦造成进一步的损害。

2. 炎性浸润期　此期护理的关键是保护皮肤,预防感染。对未破小水泡要减少摩擦,可用无菌敷料保护,防止破裂,促进水泡自行吸收;大水泡用无菌注射器抽出泡内液体,消毒局部皮肤,再用无菌敷料包扎。

3. 溃疡期　此期的护理原则是解除压迫,清洁创面,除腐生新,促进愈合。治疗的基本方法是清创后用无菌敷料包扎。用生理盐水、0.02%呋喃西林、1∶5 000高锰酸钾等溶液清洗创面。对溃疡较深、引流不畅者,可用3%过氧化氢溶液冲洗、去除坏死组织,抑制细菌生长;局部可涂擦3%～5%碘酊,促进疮面干燥收敛。此外一些中药膏剂、散剂,有促进局部疮面血液循环,促进组织生长的作用;氧疗、小功能氦-氖激光分点照射和红光加紫外线照射等方法也可作为治疗压疮的手段。

二、操作过程

1. 操作者准备　衣帽整洁,技术娴熟,洗手、戴口罩。
2. 病人准备　确认病人,向病人解释说明项目的要求,了解病人的病情及其身心状态,按需协助排便。
3. 用物准备　清洁衣物(按需准备)、脸盆(内盛温水)、擦洗毛巾、大毛巾、治疗盘内置50%乙醇、润滑剂或爽身粉,按需准备便盆、便盆巾。
4. 环境准备　关好门窗,调节室温在24±2℃,必要时用屏风或床帘遮挡病人。
5. 实施操作

核对、解释　核对床号、姓名,向病人及家属解释目的及过程,取得合作。

翻身及观察
(1) 调整病床高度以适应工作人员。放下或移去近侧床档。
(2) 协助病人俯卧或侧卧,使其背向工作人员,在背部盖上大毛巾。
(3) 露出背部,观察易受压部位。

清洁背部
(1) 调节水温(50～52℃),将擦澡巾包裹于手上,掀开大毛巾。

(2) 同"擦浴法"擦净病人背部各部位(包括颈部、肩部、背部和臀部)。

按摩背部

(1) 涂 50% 乙醇以各种按摩手法(详见链接——按摩方法)促进背部的血液循环。
(2) 同一部位,每个动作约执行 3～5 次,每分钟约 15 次,执行时间为 4～6 min。

擦干穿衣

(1) 用大毛巾将皮肤上过多的湿气或润滑剂拭去,扑上爽身粉或润滑剂。
(2) 移去大毛巾并协助其穿衣,按需同"安置卧位法"垫软枕。

6. 操作后处理

(1) 整理:协助病人取舒适卧位,盖上盖被,整理床单位,拉起床档,清理用物。
(2) 记录:记录翻身、按摩时间、效果及病人背部皮肤情况及病人的反应。

小 贴 士

按摩方法

1. **手法按摩** 根据部位不同可分为全背按摩和受压处局部按摩。

全背按摩的方法是协助病人俯卧或侧卧,露出背部,先以热水进行擦洗,再以两手或一手蘸少许 50% 乙醇或润滑剂作按摩。根据病人需要采取不同的手法。

(1) 摩擦法和重擦法:按摩者斜站在病人右侧,左腿弯曲在前,右腿伸直在后,从病人骶尾部开始,沿脊柱两侧边缘向上按摩(力量以可刺激肌肉组织为度)。至肩部时用环状动作。按摩后,将手轻轻滑至臀部及尾骨处,按摩者改为左腿伸直,右腿弯曲,按同样的方法有节奏地按摩数次,再用拇指指腹由骶尾部开始沿脊柱按摩至第 7 颈椎处(图 5-1-4-8)。

(2) 揉捏法:以大拇指及其连串抓起或拧起大块肌肉,采取有节律地扭或压缩动作。先揉捏病人一侧背部及上臂,由臀部往上至肩部。以一手的大拇指及 4 指抓起此处的大肌肉,当一手将放松肌肉时,另一手开始揉捏另一部位的肌肉,有节律地交换揉捏数次。

(3) 叩击法:以两手掌小指侧,轻轻叩敲臀部、背部及肩部;利用敲击刺激皮肤来促进血液循环。

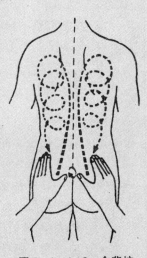

图 5-1-4-8 全背按摩法

(4) 按抚法:手法为利用按压与抚摸的动作,执行长、慢且有节奏的手掌与皮肤完全接触性移动,以达到促进肌肉松弛的作用。将蘸有 50% 乙醇的双手掌平按于尾骨处,以长、慢、有节奏的按摩动作沿脊椎骨推向病人颈部,转至肩部,再转向两侧的上臂,回至肩部,再往下经背部回到尾骨处。再倒乙醇于手掌心,以相同的步骤按摩数次。

活动五 有人床整理法和更换床单法

 一、基本知识点

由于疾病限制,长期卧床病人常只能在床上活动,易出现床单皱褶或因出汗、床上排便使床单潮湿、污染等情况,这些不仅会影响病人的舒适,而且容易损伤病人皮肤,引发压疮。因此,对于长期卧床病人应根据需要及时整理或更换床单,以保障病人的舒适和安全。

目的:使病人舒适、安全,观察病人的病情变化,促进护患沟通;保持病人床单位和病室整洁。

 二、操作过程

(一) 有人床整理法

1. 操作者准备　衣帽整洁,技术娴熟,洗手、戴口罩。
2. 病人准备　确认病人,向病人解释说明项目的要求,了解病人的病情及其身心状态。
3. 用物准备　扫床巾(略潮),按需备便盆及便盆巾。
4. 环境准备　关好门窗,调节室温在 24±2℃,用屏风或床帘遮挡病人。
5. 实施操作

核对、解释　核对床号、姓名,向病人及家属解释目的及过程,取得合作。

清扫各单

(1) 根据病情许可情况,放平床头及床尾支架,移开床旁桌椅,拉起对侧床档。
(2) 松开床尾盖被,协助病人翻身至对侧,松开近侧各层被单,取扫床巾扫净中单、橡皮中单或一次性垫单上的碎屑,分别搭在病人身上。
(3) 自床头向床尾方向扫净大单上的渣屑。
(4) 将大单、橡胶中单、中单或一次性垫单逐层拉平铺好。
(5) 协助病人翻身侧卧于扫净侧,拉起床档。
(6) 转至对侧,以上法逐层清扫和拉平铺好。

6. 操作后处理

(1) 整理:协助病人取舒适卧位,拉平棉被及被套,叠成被筒,为病人盖好;取下枕头,拍松后放于病人头下。
(2) 按需支起床上支架及床档,还原床旁桌椅。

(3) 扫床巾集中消毒清洗。

(二) 有人床更单法

1. 操作者准备　衣帽整洁,技术娴熟,洗手、戴口罩。
2. 病人准备　确认病人,向病人解释说明项目的要求,了解病人的病情及其身心状态。
3. 用物准备　清洁大单、中单或一次性垫单、被套、枕套,按需备清洁衣裤、扫床巾(略潮)、污物袋;按需备便盆及便盆巾。
4. 环境准备　关好门窗,调节室温在 24±2℃,用屏风或床帘遮挡病人。
5. 实施操作

核对、解释　核对床号、姓名,向病人及家属解释目的及过程,取得合作。

更换床单

【方法一】(适用于卧床不起,病情允许翻身侧卧的病人)

(1) 根据病情许可情况,放平床头及床尾支架,移开床旁桌椅,拉起对侧床档。
(2) 放置用物:将清洁被服按更换顺序放于床尾椅上。
1) 松开床尾盖被,协助病人翻身侧卧,背向护士,枕头和病人一起移向对侧。
2) 松开近侧各层被单,将中单卷入病人身下,扫净橡胶中单,搭于病人身上;将大单卷入身下,扫净褥垫上的渣屑。
3) 铺一侧各单:将清洁大单的中线和床的中线对齐,一半塞于病人身下,靠近侧的半幅大单,自床头、床尾、中间顺序铺好,放平橡胶中单,铺上中单或一次性垫单,一半塞于病人身下,半幅中单连同橡胶中单或将近侧半幅一次性垫单铺好。
4) 协助病人翻身侧卧于铺好的一侧,拉起近侧床档。
5) 护士转向对侧,放下床档,按上法铺另一侧各单。
(3) 协助病人取仰卧位。
(4) 更换被套。
1) 松开被筒,解开被尾,将清洁被套正面向外铺于床上,并将被尾打开 1/3。
2) 将棉胎在污被套内竖叠 3 折后按"S"形折叠出拉出,套入清洁被套内,卷出污被套放于床尾架上(也可折出棉胎,平铺于床上,再铺上正面向内的清洁被套,翻转拉出被套及棉胎的被角,套上清洁被套,同时卷出污被套,直至床尾)。
3) 叠成被筒,被尾向内折叠与床尾齐。
(5) 套枕套:取出枕头,换枕套,拍松枕头后放于病人头下。

【方法二】(适用于病情不允许翻身侧卧的病人)

(1) 一手托起病人头颈部,另一手将枕头取出,放于床尾椅上。
(2) 松开床尾盖被、大单、中单及橡胶中单,横卷成筒式。
(3) 将清洁大单横卷成筒状铺在床头,大单中线与床中线对齐,铺好床头大单。
(4) 抬起病人的上半身(骨科病人可利用牵引架拉手抬起上身),将污大单、中单及橡皮中单一起卷至病人臀下,同时将清洁大单随着污单从床头拉至臀部。

（5）放下病人上半身，抬起病人臀部，撤去污大单、中单及橡胶中单，同时将清洁大单拉至床尾，将污大单放入污衣袋内，橡胶中单放于床尾椅背上，展平铺好清洁大单。

（6）先铺好一侧橡胶中单及中单，将余下半幅塞于病人身下，转至床对侧，将橡胶中单和中单拉出展开铺好。

套枕套　取出枕头，换枕套，拍松枕头后放于病人头下。

6. 操作后处理　协助病人取舒适卧位，按需支起床上支架，拉起床档，将桌椅放回原处。

三、注意事项

（1）保证病人安全舒适，合理使用床档，防止病人翻身时坠床。

（2）注意保护病人隐私和保暖，避免病人受凉。

（3）操作时动作应轻稳，注意节力，必要时可由两人协作实施，注意动作协调配合。

（4）病人的衣服、床单、被套每周更换1~2次，若被血液、体液污染时，及时更换。

（5）遵守消毒隔离原则。病床应采用湿式清扫法，病床间消毒、清洁用扫床巾等不可混用，做到一床一巾一抹布，用后均需消毒；更换下来的衣物应放入污衣袋中送集中处理，不可在病房、走廊地上堆放。

活动六　晨间护理

 一、基本知识点

定义：晨间护理是指一般在清晨诊疗工作前对病人，特别是重症病人进行的促进其清洁、舒适等的护理操作。

目的：

（1）使病人清洁、舒适，预防压疮及肺炎等并发症。

（2）观察、了解病情，满足病人的身心需要，促进护患沟通。

（3）保持病床和病室整洁。

 二、操作过程

（1）协助病人排便、漱口或口腔护理，洗脸、洗手、梳发、翻身，检查病人皮肤受压情况，进行背部护理等。

（2）观察病情，按需进行心理护理和卫生宣教。

（3）整理床单位，需要时更衣、被、大单等，酌情开窗通风。

活动七　晚间护理

一、基本知识点

定义：晚间护理是指进入夜晚，为了创造有利于病人夜间休息和睡眠的条件，护士所进行的护理。

目的：

(1) 保持病室安静、空气流通，创造就寝氛围。

(2) 协助病人完成就寝前的个人清洁，使其舒适、易于入睡。

(3) 了解病情，预防压疮及其他并发症，促进护患沟通。

二、操作过程

(1) 协助病人梳发、漱口或口腔护理、洗脸、洗手、热水泡脚；为女病人清洗会阴等。

(2) 病人翻身，检查皮肤受压情况，用热水擦背，进行预防压疮的护理。

(3) 指导病人养成良好的睡眠习惯，如睡前避免饱食、不要饮水过多、不喝浓茶或咖啡、不进行剧烈运动、避免过度兴奋等。寝前协助病人排尿，整理床铺，必要时为病人增加毛毯或盖被。

(4) 采取措施尽量减少因疾病带给病人的痛苦与不适。如疼痛时酌情给予镇痛剂，解除咳嗽、腹胀、尿潴留等不适。

(5) 为病人创造安静、舒适的环境。酌情关闭门窗，保持病室安静，关大灯，开地灯，使光线柔和，协助病人处于舒适卧位，使其易于入睡。

(6) 经常巡视病房，了解病人睡眠情况，观察病情，并酌情处理。

通过本项目的学习，能够正确描述头发护理、口腔护理、皮肤护理和晨、晚间护理的目的及操作中的注意点；能够正确描述压疮发生的原因、部位、分期及临床表现，和压疮的预防与护理要点。根据护理病例，能正确选择漱口液，能够正确实施头发护理、口腔护理、更衣、床上擦浴和晨、晚间护理等操作。

1. 简述床上洗发时的注意事项。
2. 口腔护理常用的漱口液有哪些？分别有哪些作用？
3. 护士该如何解释皮肤清洁的重要性？
4. 什么是压疮？压疮的表现有哪些？发生压疮的原因有哪些？如何预防和护理压疮？
5. 如何正确实施卧床病人更换床单法？
6. 晨、晚间护理工作的目的是什么？有哪些内容？最佳顺序如何？

项目二 冷热疗法

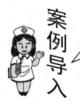

王先生,35岁,是一位业余的登山运动员,在登山过程中不慎摔伤,造成急性踝关节和膝关节扭伤来院就诊,现为伤后36 h,检查发现:踝关节肿胀,活动受限,X线检查无骨折。

在熟悉冷热疗法的适应证和禁忌证的基础上,认真分析该病人应用冷疗还是热疗,并思考正确实施冷、热疗法的方法。

冷热疗法是临床上常用的物理治疗方法。冷、热等温度刺激可反射性地引起皮肤和内脏器官的血管收缩和扩张,通过皮肤的感受和体温调节活动,引起局部与全身血液分布的变化及局部与全身温度的变化,从而可产生一定的治疗作用。

活动一 热疗法

一、基本知识点

(一)作用及适用范围

(1)使体温上升。温热可促进血液循环,使病人感到温暖舒适。一般用于早产儿、身体虚弱的病人。

(2)促进炎症的消散或局限。热使局部血管扩张改善血液循环,增强新陈代谢和白细胞的吞噬功能。在炎症早期可促进炎性渗出物吸收消散;炎症后期,可促进白细胞释放蛋白溶解酶,溶解坏死组织,使炎症局限。

(3)减轻深部组织的充血与肿胀。热使皮肤血管扩张,皮肤血流量增多,全身的循环血量重新分布,从而减轻深部组织的充血。

(4)缓解疼痛。温热刺激降低了痛觉神经的兴奋性,改善血液循环,减轻炎性水肿,解除局部神经末梢的刺激和压迫,缓解疼痛。

(二)禁忌证

(1)急腹症未明确诊断前。用热可减轻疼痛,从而掩盖病情真相而贻误诊断和治疗。

第五章 清洁与舒适的护理技术

（2）面部危险三角区感染。该处血管丰富，且与颅内海绵窦相通，用热可使该处血流量增多，导致细菌及毒素进入血液循环，促进炎症扩散，造成颅内感染和败血症。

（3）软组织损伤或扭伤48 h内。用热可使血管扩张，通透性增高，加重皮下出血和肿胀，使疼痛加重。

（4）各种脏器内出血和出血性疾病。热疗可加重出血倾向，增加脏器的血流量和血管的通透性从而加重内脏出血。

（5）细菌性结膜炎。用热使局部温度升高，有利于细菌繁殖和分泌物增多而加重眼病。

 小 贴 士

热疗方法

常见热疗种类及作用如表5-2-1-1所示。

表5-2-1-1 常用热疗种类及作用

种类	作用
热水袋热敷法	局部保暖、解痉和镇痛
红外线灯照射法	消炎、解痉、镇痛，促进创面干燥结痂和肉芽组织生长
鹅颈灯照射法	消炎、解痉、镇痛，促进创面干燥结痂和肉芽组织生长
一般湿热敷法	消炎、消肿、解痉和镇痛
会阴部湿热敷法	消除会阴水肿、镇痛
热水坐浴法	减轻或消除局部组织充血、炎症、水肿和疼痛，使局部清洁、舒适
局部浸泡法	消炎、镇痛、清洁和消毒伤口

 二、操作过程

（一）热水袋热敷法

1. **操作者准备** 衣帽整洁，技术娴熟，洗手、戴口罩。

2. **病人准备** 确认病人，向病人解释说明项目的要求，了解病人的病情及其身心状态。

3. **用物准备** 热水袋及套、治疗盘内置盛热水的水罐、水温计。

4. **实施操作**

检查 检查热水袋有无破损，热水袋及塞子是否匹配。

测量水温 一般水温调节至60～70℃，对意识不清、老年人、婴幼儿、麻醉未清醒、末梢循环不良等病人，水温调至50℃。

灌热水袋

(1) 先放平热水袋,去塞,一手持袋口边缘,另一手持水罐,边灌边提高热水袋口高度(图5-2-1-1)。

(2) 灌至热水袋容积的 1/2～2/3 满时,逐渐放平热水袋口高度,驱尽袋内空气,旋紧塞子。

(3) 擦干水渍后倒提抖动并轻轻挤压,检查无漏水后,装入布套,系紧带口。

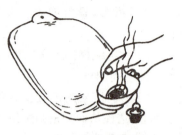

图 5-2-1-1　热水袋灌水法

置热水袋

(1) 携热水袋至病人处,核对床号、姓名,向病人及家属解释目的及过程。

(2) 置热水袋于病人所需部位。

(3) 告知注意事项。

5. 操作后处理

(1) 整理床单位。

(2) 记录使用时间和效果。

(3) 经常巡视并进行交接班。

(4) 热水袋用毕处理:热水袋使用结束,将水倒净,倒挂晾干后,吹气旋紧塞子存放于阴凉处;布套放污衣袋内送洗。

(二) 红外线灯照射法

1. **操作者准备**　衣帽整洁,技术娴熟,洗手、戴口罩。

2. **病人准备**　确认病人,向病人解释说明项目的要求,了解病人的病情及其身心状态。

3. **用物准备**　红外线灯或鹅颈灯,根据需要选用不同功率的灯泡(手、足等小部位以 250 W 为宜;胸、腹、腰背等部位可用 500～1 000 W),必要时备治疗盘,内置凡士林、护眼用的湿纱布或有色眼镜。

4. **环境准备**　必要时用屏风或床帘遮挡病人。

5. **实施操作**

核对、解释　核对床号、姓名,向病人及家属说明治疗目的及有关注意事项,取得合作。

照射前准备

(1) 用屏风或床帘遮挡病人,协助病人取舒适卧位,暴露治疗部位。

(2) 将灯头移至治疗部位的斜上方或侧方,灯距一般为 30～50 cm。

照射　每次照射时间为 20～30 min,使被照射局部感觉温热为宜。

6. 操作后处理

(1) 照射后,移去灯具,协助病人穿戴整齐,整理用物。

(2) 嘱病人休息 15 min 后再离开治疗室,以防感冒。

(3) 记录照射时间及效果。

(三) 一般湿热敷法

1. **操作者准备** 衣帽整洁,技术娴熟,洗手、戴口罩。
2. **病人准备** 确认病人,向病人解释说明项目的要求,了解病人的病情及其身心状态。
3. **用物准备** 治疗盘内盛小盆热水、敷布2块、敷钳2把、凡士林、棉签、纱布、棉垫或大毛巾、橡胶单及治疗巾、水温计,必要时备加热源。
4. **环境准备** 调节室温,必要时用屏风或床帘遮挡病人。
5. **实施操作**

核对、解释 核对床号、姓名,向病人及家属说明治疗目的及有关注意事项,取得合作。

热敷前准备
(1) 协助病人取舒适卧位,暴露治疗部位,下垫治疗巾与橡胶单。
(2) 局部涂凡士林,盖上单层纱布。

热敷局部
(1) 敷布放入热水盆中,水温调至50~60℃。
(2) 用敷钳拧干敷布(以不滴水为度),抖开敷布以手腕掌侧试温。
(3) 将敷布敷于局部,盖上棉垫或大毛巾。
(4) 更换敷布:每隔3~5 min更换1次。
(5) 热敷时间一般为15~20 min(或按医嘱)。
(6) 酌情根据需要用热源维持水温或及时更换盆内热水,或在敷布上放热水袋以保温。

6. **操作后处理**
(1) 热敷后解开纱布,擦去热敷部位的凡士林。
(2) 整理床单位,清理用物。
(3) 记录热敷时间及效果。

(四) 会阴部湿热敷法

1. **操作者准备** 衣帽整洁,技术娴熟,洗手、戴口罩。
2. **病人准备** 确认病人,向病人解释说明项目的要求,了解病人的病情及其身心状态。
3. **用物准备** 治疗盘内置敷垫2块、棉垫1块、治疗巾及橡胶单各1块、凡士林、丁字带、治疗碗(内盛50%硫酸镁溶液)、敷钳2把、加热用具等。
4. **环境准备** 必要时用屏风或床帘遮挡病人。
5. **实施操作**

核对、解释 核对床号、姓名,向病人及家属说明治疗目的及有关注意事项,取得合作。

热敷前准备
(1) 嘱病人先排尿,洗净局部,揩干,涂凡士林,上盖一层纱布。
(2) 将治疗碗置于加热用具上加热。

热敷局部
(1) 将敷垫放入治疗碗中浸湿,用敷钳拧干,抖开试温后敷于患处。
(2) 盖上棉垫,用"丁"字带固定。
(3) 保持温度,每2～3 min更换敷垫1次。
(4) 热敷时间一般为15～20 min,每日2～3次。

6. 操作后处理
(1) 热敷后解开纱布,擦去热敷部位的凡士林。
(2) 整理床单位,清理用物。
(3) 记录热敷时间及效果。

(五) 热水坐浴法

1. 操作者准备　衣帽整洁,技术娴熟,洗手、戴口罩。
2. 病人准备　确认病人,向病人解释说明项目的要求,了解病人的病情及其身心状态。
3. 用物准备　坐浴椅或坐椅上置消毒坐浴盆(图5-2-1-2),坐浴溶液(常用1:5 000高锰酸钾溶液或遵医嘱)、水温计、无菌纱布、屏风等,必要时备换药用物。

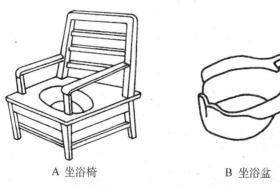

A 坐浴椅　　　　B 坐浴盆

图5-2-1-2　坐浴椅和坐浴盆

4. 环境准备　必要时用屏风或床帘遮挡病人。
5. 实施操作

核对、解释　核对床号、姓名,向病人及家属说明治疗目的及有关注意事项,取得合作。

坐浴前准备
(1) 协助病人排便,洗净双手。

(2) 调节水温:将坐浴溶液倒入盆内至 1/2 处,水温调至 40~45℃。

协助坐浴

(1) 协助病人褪裤至膝部,先用纱布蘸拭,使臀部皮肤适应水温后再坐入盆中。
(2) 随时调节水温,保持所需水温。
(3) 热敷时间一般为 15~20 min。

6. 操作后处理

(1) 坐浴结束后,用纱布擦干臀部。
(2) 整理床单位,清理用物。
(3) 记录坐浴时间及效果。

(六) 局部浸泡法

1. **操作者准备** 衣帽整洁,技术娴熟,洗手、戴口罩。
2. **病人准备** 确认病人,向病人解释说明项目的要求,了解病人的病情及其身心状态。
3. **用物准备** 浸泡盆(大小根据浸泡部位选择)、浸泡溶液(遵医嘱)、水温计、毛巾。
4. **环境准备** 调节合适室温。
5. **实施操作**

核对、解释 核对床号、姓名,向病人及家属说明治疗目的及有关注意事项,取得合作。

协助浸泡

(1) 将浸泡溶液倒入盆内至 1/2 处,水温调至 40~45℃。
(2) 试温后,嘱病人将肢体浸入盆中。
(3) 浸泡时间一般为 15~20 min。

6. 操作后处理

(1) 浸泡完毕,擦干肢体,清理用物,协助病人取舒适体位。
(2) 记录浸泡时间及效果。

三、注意事项

(一) 热水袋

(1) 经常巡视并严格交接班。使用中若需保持一定温度,应及时更换热水。
(2) 热水袋套外可再包大毛巾,勿直接接触病人皮肤,以防烫伤。
(3) 密切观察使用部位皮肤情况,严防烫伤。若出现局部潮红,应立即停止使用,并在局部涂凡士林,以保护皮肤。

(二) 红外线灯或鹅颈灯

(1) 照射过程中应使病人保持舒适、稳定、安全的体位。

(2) 照射面颈及前胸部时,应注意保护眼睛,可用湿纱布遮盖眼部或戴有色眼镜。

(3) 照射过程应密切观察局部皮肤反应,以皮肤出现桃红色的均匀红斑为合适剂量。若局部皮肤出现紫红色,应立即停止照射,局部涂凡士林保护皮肤。

(三) 一般湿热敷和局部湿热敷

(1) 密切观察局部皮肤的颜色,防止烫伤。及时了解病人的感受,根据需要给予及时处理,如感觉过热,可揭开敷布一角,促进局部散热。

(2) 伤口部位作湿热敷应按无菌操作进行,热敷结束后,按换药法处理伤口。

(3) 面部湿热敷者,应嘱其 15 min 后方能外出,以防感冒。

(四) 热水坐浴

(1) 坐浴过程中,应注意病人安全,随时观察病人面色和脉搏,如诉乏力、头晕等,应立即停止坐浴。

(2) 添加热水时应嘱病人偏离浴盆,以防烫伤。

(3) 如会阴和肛门部位有伤口,应备无菌浴盆和溶液,坐浴后按换药法处理伤口。

(4) 女病人在月经期、妊娠后期、产后 2 周内、阴道出血和盆腔急性炎症均不宜坐浴,以防感染。

(5) 冬天时注意调节室温和保暖,以免病人受凉。

(五) 局部浸泡

(1) 浸泡过程中如需添加热水,应嘱病人将肢体移出盆外,以免烫伤。

(2) 浸泡的肢体有伤口时,需备无菌浸泡盆和浸泡液。按换药法处理伤口。

活动二 冷疗法

一、基本知识点

(一) 作用及使用范围

1. 制止炎症扩散 在炎症早期,使用冷疗可使局部毛细血管收缩,血流减慢,降低细胞的活力和代谢,从而抑制炎症扩散。

2. 减轻疼痛 可用于牙痛、烫伤等。冷可抑制细胞的活动,降低神经末梢的敏感性,从而减轻疼痛;同时,冷可使毛细血管的通透性降低,减轻由于局部组织充血、肿胀、压迫神经末梢而引起的疼痛。

3. 减轻局部组织充血和出血 常用于鼻出血和局部软组织损伤的早期。冷疗使毛细血管收缩,可减轻局部充血和出血。

第五章 清洁与舒适的护理技术

4. **降温** 常用于高热、中暑病人的降温。冷疗直接与皮肤接触,通过物理作用,使体内的热通过传导散发。通过局部或全身降温,减少脑细胞的需氧量,从而有利于脑细胞功能的恢复。因此,冷疗还可用于脑外伤、脑缺氧的病人。

(二)禁忌证

1. **组织破损及慢性炎症** 冷疗可使局部毛细血管收缩,血流量减少,组织营养不良,影响伤口愈合及炎症吸收。
2. **局部血液循环明显不良** 冷疗可因血管收缩加重血液循环障碍,导致局部组织缺血、缺氧而变性坏死。
3. **对冷过敏者** 冷疗可使对冷过敏者出现皮疹、关节疼痛、肌肉痉挛等现象。禁止冷疗的部位有:

(1)枕后、耳郭、阴囊处:用冷易引起冻伤。
(2)心前区:用冷易引发反射性心率减慢或发生心律失常。
(3)腹部:用冷易引起腹泻。
(4)足底:用冷可使末梢血管收缩而影响散热或反射性引起一过性的冠状动脉收缩。

(三)冷疗方法

冷疗法有局部用冷(冰袋、冰帽与冰槽)和全身用冷(乙醇或温水拭浴)等,机体对全身用冷反应强,对局部用冷反应弱,临床上应根据病人病情和治疗要求选用适宜的冷疗方法(表5-2-2-1)。

表5-2-2-1 常用冷疗方法及作用

种类	作用
冰袋或化学冰袋	降温,缓解局部疼痛和减少出血
冰帽与冰槽	头部降温,预防脑水肿,降低脑细胞的代谢,提高脑细胞对缺氧的耐受性
乙醇和温水拭浴法	高热病人降温

二、操作过程

(一)冰袋冷敷法

1. **操作者准备** 衣帽整洁,技术娴熟,洗手、戴口罩。
2. **病人准备** 确认病人,向病人解释说明项目的要求,了解病人的病情及其身心状态。
3. **用物准备** 治疗盘内置冰袋或冰囊(图5-2-2-1)、布套、冰块。

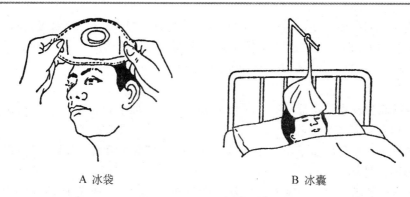

A 冰袋　　　　　　　　B 冰囊

图 5-2-2-1　冰袋及冰囊

4. **环境准备**　酌情调节室温,如需暴露病人可用屏风或床帘遮挡。
5. **实施操作**

准备冰袋

(1) 将小冰块装入冰袋内约 1/2~2/3 满,排尽空气,夹紧袋口。
(2) 擦干倒提,检查无漏水后套上布套。

核对、解释　备齐用物携至病人床边,核对床号、姓名,向病人及家属说明治疗目的及有关注意事项,取得合作。

冷敷局部

(1) 将冰袋置于冷敷部位。
(2) 随时观察效果与反应,防止冻伤。

6. **操作后处理**
(1) 用毕将冰袋内冰水排空,倒挂,晾干,存放阴凉处备用,布袋洗净备用。
(2) 洗手,记录使用部位、时间、效果、反应;降温后体温应记录在体温单上。

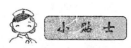

化学冰袋

化学冰袋内装有凝胶或其他化学的冰冻介质,在使用时将化学冰袋放入冰箱吸冷,由凝胶状态变为固态,取出后可置于所需部位,在常温下吸热,再由固态变为凝胶状态,可反复使用。

(二) 冰帽与冰槽使用法

1. **操作者准备**　衣帽整洁,技术娴熟,洗手、戴口罩。
2. **病人准备**　确认病人,向病人解释说明项目的要求,了解病人的病情及其身心状态。

第五章 清洁与舒适的护理技术

3. **用物准备** 治疗盘内置冰帽、冰块、橡胶单及中单各1条、小枕头、水桶、治疗巾、海绵、肛表。

4. **实施操作**

准备冰袋 将小冰块装入冰帽内约1/2~2/3满,排尽空气,旋紧帽口,引流管开口朝上,防止溢水。

核对、解释 备齐用物携至病人床边,核对床号、姓名,向病人及家属说明治疗目的及有关注意事项,取得合作。

冷敷头部

(1) 去枕,铺橡胶单及中单与病人头下,铺治疗巾于冰帽内。

(2) 将病人头部置于冰帽内,用海绵衬垫于病人的两侧耳郭处及枕颈部。

(3) 将小枕头垫于病人肩下。

(4) 引流管放于水桶内(图5-2-2-2)。

(5) 每30 min测量肛温1次,保持体温在33℃左右。

(6) 按需及时添加冰块。

5. **操作后处理**

(1) 持续应用时间,依病人病情而定,将每次测量的体温记录在特别护理记录单上。

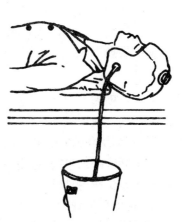

图5-2-2-2 冰帽

(2) 用毕将冰帽内冰水排空,倒挂,晾干,存放阴凉处备用。

(三) 乙醇和温水拭浴法

1. **操作者准备** 衣帽整洁,技术娴熟,洗手、戴口罩。

2. **病人准备** 确认病人,向病人解释说明项目的要求,了解病人的病情及其身心状态。

3. **用物准备** 治疗盘内放治疗碗(内盛25%~35%乙醇或温水100~200 ml,温度27~37℃)小毛巾2块、大毛巾、冰袋及套、热水袋及套、清洁衣裤,按需准备便器及遮挡物。

4. **环境准备** 酌情调节室温,按需使用屏风或床帘遮挡。

5. **实施操作**

核对解释

(1) 备齐用物携至病人床边,核对床号、姓名,向病人及家属说明治疗目的及有关注意事项,取得合作。

(2) 使用乙醇拭浴者,了解有无乙醇过敏史。

(3) 松开盖被,头部放冰袋,足部置热水袋。

拍拭上肢

(1) 协助病人脱去上衣,露出一侧上肢,下垫大毛巾,将浸有乙醇的小毛巾拧至半干,按手套式缠在手上,以离心方向拍拭。

(2) 2 块小毛巾交替使用。

(3) 拍拭顺序:颈部侧面→上臂外侧→手背;侧胸→腋窝→上臂内侧→手掌。

(4) 同法拍拭对侧,每侧各拍拭 3 min。

(5) 拍拭后用大毛巾拭干上肢。

拍拭背部

(1) 协助病人侧卧,露出背部,下垫大毛巾。

(2) 用同样手法拍拭全背,再用大毛巾拭干。

(3) 更换上衣。

拍拭下肢

(1) 协助病人脱裤,露出一侧下肢,下垫大毛巾。

(2) 同上肢拍拭法,拍拭顺序:髂骨→大腿外侧→足背;腹股沟→大腿内侧→内踝;腰部→大腿后侧→腘窝→足跟。

(3) 同法拍拭对侧,每侧各拍拭 3 min。

(4) 拍拭毕,更换裤子。

6. 操作后处理

(1) 取下热水袋,协助病人取舒适卧位。

(2) 整理床单位及用物。

(3) 拭浴 30 min 后测量体温并记录,体温降至 39℃。可取下头部冰袋。

三、注意事项

(一)冰袋、冰帽冷敷法

(1) 随时观察冰袋有无漏水,冰块是否融化,及时更换。

(2) 密切观察用冷部位血液循环状况,如出现皮肤苍白、发绀、有麻木感等,应立即**停止用冷敷**。使用时间不超过 30 min,以防继发性效应影响治疗效果。

(3) 高热降温时,冰袋置于前额、头顶部,或颈部、腋下、腹股沟等有体表大血管处,30 min 后测量体温,当体温降至 39℃以下,可取下冰袋。扁桃体摘除术后可将冰袋置于颈前颌下,用于预防出血。

(二)乙醇或温水拭浴

(1) 拭浴过程中,应随时观察病人的情况,如出现寒战、面色苍白、脉搏及呼吸异常时,立即停止,并及时与医生取得联系。

(2) 拭浴时,所用乙醇或温水温度接近体温,避免冷刺激使大脑皮质兴奋,引发横纹肌收缩,致使体温升高。

(3) 拭浴时,应以拍拭手法进行,在腋窝、腹股沟、腘窝等血管丰富处,可适当延长拍拭时间,以促进散热。

(4) 后颈、胸前区、腹部和足底等处禁止拭浴,以免引起不良反应。

通过本项目的学习,能准确说出冷、热疗法的应用目的及禁忌证。并能根据病情,正确实施冷、热疗护理技术。

1. 简述冷疗和热疗的作用及禁忌证。
2. 乙醇拭浴的禁忌部位有哪些?为什么?

项目三 卧位及保护具应用

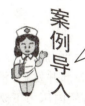

小沈,男性,15岁。因哮喘急性发作住院治疗,病人呼吸极度困难,不能平卧,表现出烦躁不安。病区护士在接收该病人入院时应如何安置病人的卧位,以减轻病人的症状?

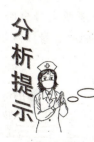

应思考该病人适合安置什么卧位?在安置时有哪些注意事项以确保病人的安全?

卧位是指病人卧床的姿势。为了便于检查、治疗和护理,临床上常根据病人的病情与治疗的需要将病人安置于不同的卧位。正确的卧位对增进病人舒适感、治疗疾病、预防并发症等均能起到良好的作用。

对容易发生意外的病人,如烦躁不安、意识不清、谵妄、昏迷、精神异常、年老体弱的病人,或婴幼儿,在其卧床及转运过程中,为了防止机械性损伤,则要结合应用一些保护具限制病人的肢体活动,以确保病人的安全及治疗和护理工作的顺利进行。

一、卧位

(一)卧位的分类

按卧位的平衡性,可分为稳定性卧位和不稳定性卧位(图 5-3-0-1),按卧位的自主性可分为:主动卧位、被动卧位和被迫卧位 3 种。

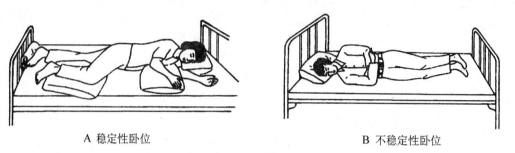

A 稳定性卧位　　　　　B 不稳定性卧位

图 5-3-0-1　稳定性卧位和不稳定性卧位

1. **主动卧位**　病人身体活动自如,体位可随意改变。

2. **被动卧位**　病人自身无变换卧位的能力,躺在被安置的卧位。如极度虚弱或意识丧失的病人。

3. **被迫卧位**　病人意识存在,也有变换卧位的能力,由于疾病的影响或治疗的需要被迫采取的卧位。如支气管哮喘急性发作时,因呼吸极度困难而被迫采取端坐位。

(二)常用卧位

1. **仰卧位**

(1) 去枕仰卧位(图 5-3-0-2):

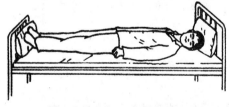

图 5-3-0-2　去枕仰卧位

1) 适用范围:昏迷或全麻未清醒病人。可防止呕吐物流入气管而引起窒息或肺部并发症;椎管内麻醉或脊髓腔穿刺后病人,预防颅内压力下降而引起的头痛。

2) 实施:病人去枕仰卧,昏迷或全身全麻未清醒的病人头需偏向一侧,两臂自然放于身体两侧,枕头横置床头。

(2) 中凹卧位(休克卧位)(图 5-3-0-3):

1) 适用范围:休克病人(心源性休克除外)。抬高头胸部有利于呼吸,改善缺氧;抬高下肢有利于静脉回流,增加回心血量,同时减轻水肿。

2) 实施:病人仰卧,抬高头胸部约 20°,抬高下肢约 30°。

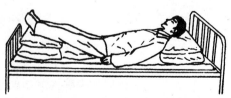

图 5-3-0-3　中凹卧位

(3) 屈膝仰卧位(图 5-3-0-4):

1) 适用范围:用于腹部检查及接受导尿和会阴冲洗的病人。
2) 实施:病人仰卧,头下放枕,两臂放于身体两侧,两膝屈起并稍向外分开。

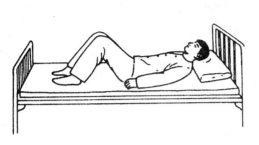
图 5-3-0-4 屈膝仰卧位

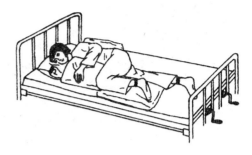
图 5-3-0-5 侧卧位

2. 侧卧位(图 5-3-0-5)
(1) 适用范围:接受灌肠、肛门检查及臀部肌内注射的病人;侧卧与平卧位交替,预防压疮;配合胃镜检查。
(2) 实施:病人侧卧,两臂屈肘放于胸前与枕旁,下腿伸直或稍弯,上腿弯曲并前后分开,以增加稳定度。酌情在两膝之间、背部、胸腹部放置软枕衬垫,促进病人舒适。

3. 俯卧位
(1) 适用范围:腰背部检查或配合胰、胆管造影检查时;脊椎术后和腰、背、臀部有伤口,不能平卧及侧卧时;俯卧位时腹腔容积相对增多,可缓解胃肠胀气所致的腹痛。
(2) 实施:病人俯卧,两臂屈曲放于头部两侧,两腿伸直,酌情在胸下、髋部和踝部各放一软枕,头转向一侧,使病人姿势舒适又不影响呼吸(图 5-3-0-6)。

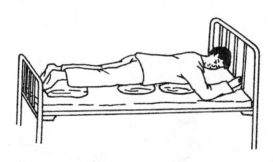
图 5-3-0-6 俯卧位

4. 半坐卧位(又称斜坡卧位、半卧位)(图 5-3-0-7)
(1) 适用范围:心肺疾患引起的呼吸困难者;腹腔、盆腔术后或有炎症者;面、颈部手术后;恢复期病人向站立过渡。
(2) 实施:病人仰卧,先摇高床头支架或抬高靠背架 30°～50°,再摇起床尾支架(使下肢屈曲,以防病人下滑)。没有床尾支架者可用中单裹垫子垫于膝下,再将中单固定于床缘下。臀下应适当放置软垫或用气垫床,以防尾骶部受压而发生压疮。必要时床尾可置一软枕,以免病人足底直接触及床档。放平时,先摇平膝下支架,再摇平床头支架。

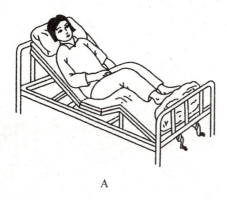 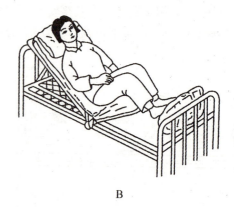

图5-3-0-7 半坐卧位

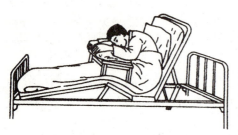

图5-3-0-8 端坐位

5. 坐位(又称端坐位)(图5-3-0-8)

(1)适用范围:急性肺水肿、心包积液、支气管哮喘、心力衰竭等引起的极度呼吸困难病人,被迫端坐。

(2)实施:床头抬起大于60°,病人坐在床上,身体稍向前倾斜,床上可放一小桌,上置一软枕,病人可伏桌休息。膝部支架稍抬高15°~30°,以防身体下滑。

6. 头低足高位(又称头低脚高位)(图5-3-0-9)

(1)适用范围:肺部分泌物引流,使痰易于咳出;十二指肠引流术,有利于胆汁引流;下肢骨折如跟骨或胫骨结节牵引时,利用人体重力作反牵引力,防下滑;胎膜早破,防脐带脱出可降低腹压,减少羊水冲力,避免并发症。颅内高压者禁忌采取此卧位,且该卧位易使病人感不适,不可长期使用。

(2)实施:病人仰卧,头偏向一侧,枕头横立床头,以防碰伤头部,床尾用支托物垫高15~30 cm。

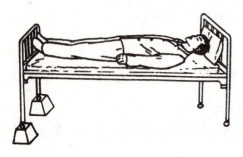 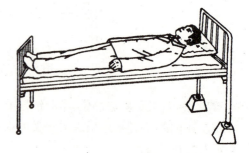

图5-3-0-9 头低足高位　　　　　图5-3-0-10 头高足低位

7. 头高足低位(又称头高脚低位)(图5-3-0-10)

(1)适用范围:骨科牵引如颈椎骨折行颅骨牵引;脑部创伤或术后,可减少充血,降低颅内压,预防脑水肿。

(2) 实施:病人仰卧,床头用支托物垫高15~30 cm,或视病情而定,枕头横立于床尾,以防足部触及床栏。

8. 膝胸卧位(图5-3-0-11)

(1) 适用范围:用于肛门、直肠及乙状结肠镜的检查及治疗;用于纠正胎位和子宫后倾。

(2) 实施:嘱病人跪卧,两小腿平放于床上,稍分开,大腿和床面垂直,胸及膝部贴于床面,腹部悬空,臀部抬起,头转向一侧,两臂屈肘于头的两侧。注意保暖和遮挡。

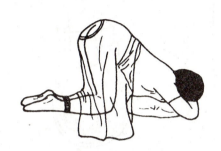

图5-3-0-11 膝胸卧位

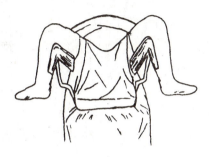

图5-3-0-12 截石位

9. 截石位(图5-3-0-12)

(1) 适用范围:会阴、肛门部位的检查、治疗或手术,如膀胱镜、妇产科检查及产妇分娩等。

(2) 实施:嘱病人仰卧于检查台,两腿分开于支腿架上,内衬软垫(防止损伤腓总神经,引起足下垂、无力),臀部齐检查床,两手放于胸部或身体两侧。注意保暖和保护病人隐私。

二、保护具的应用

应用保护具是为了防止高热、谵妄、昏迷、躁动及危重病人因虚弱、意识不清而发生坠床、撞伤、抓伤等意外,限制病人身体全部或局部的活动或为保护受压部位而采取的必要措施,以达到维护病人安全、舒适及疾病治疗效果的目的。

(一) 使用范围

1. 儿科病人、坠床概率高者 如麻醉后未清醒、精神病、意识不清、躁动不安、失明、痉挛或年老病人。

2. 施行了某些手术的病人 如白内障摘除术后、虹膜牵张术后的病人,皮肤瘙痒病人,包括全身或局部发痒的病人。

3. 精神病病人 如狂躁症、自我伤害者。

4. 其他 长期卧床、极度消瘦、虚弱及压疮易发者等。

(二) 常见保护具的使用方法

1. 床档 医院常用的床档有多种(图5-3-0-13)。使用时,应根据所使用的床档类型,向病人和

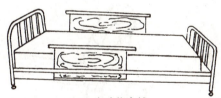

A 多功能床档

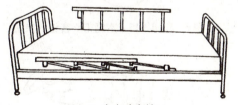

B 半自动床档

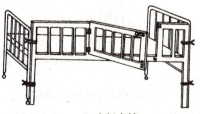

C 木杆床档

图5-3-0-13 各种床档

家属说明使用床档的目的和方法,取得合作,防止病人发生坠床意外。

2. 约束带　根据使用的部位和材质的不同,临床上使用约束带有多种。如使用绷带或长布和棉垫组合,可制成简便易行的具有约束功能的约束带;或有专门制作的约束器具,如尼龙褡扣约束带(固定手腕、上臂和踝部)、手肘约束带、约束手套、肘部保护器等(图5-3-0-14)。

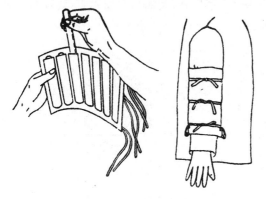
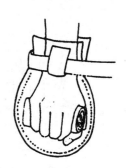

A　手肘约束带　　　　　　　　B　约束手套

图5-3-0-14　约束手套和肘部保护器

(1) 宽绷带约束:常用于固定手腕和踝部,可防止病人手脚躁动出现拔管、抓伤等意外。使用时,先在手腕或踝部垫软垫,再用宽绷带打成双套结,套在软垫外(图5-3-0-15),稍拉紧,以不脱出又不影响血液循环为宜,再系于床架上(图5-3-0-16)。

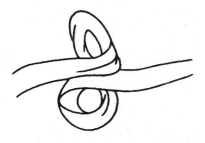

图5-3-0-15　宽绷带双套结约束法

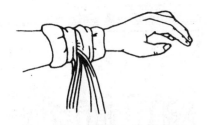

图5-3-0-16　宽绷带约束固定法

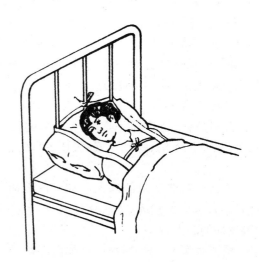

图5-3-0-17　约束带肩部约束法

(2) 肩部约束带:常用于固定肩部,限制病人坐起,但不影响病人翻身。使用时,在病人腋窝处衬棉垫后,套上袖筒,前面的细带子在胸前打结固定,下面两条宽带子于枕下系于床头(图5-3-0-17)。

(3) 膝部约束带:常用于固定膝部,限制下肢活动。使用时,在两膝处衬棉垫,约束带横放于膝上,宽带下两头各缚住一侧膝关节,再将宽带系于床缘。

3. 支被架 常用于保护瘫痪肢体,防盖被压迫肢体,导致足下垂或影响血液循环;或对烧伤病人实施暴露疗法而又需保暖时(图5-3-0-18)。

(三)注意事项

(1) 应向病人和家属说明使用保护具的目的,取得理解和合作;同时应注意保护病人的自尊,严格掌握使用指征。

(2) 保护性制动措施只能短期使用,制动时应使肢体处于功能位,保证病人的安全和舒适。

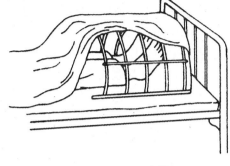

图5-3-0-18 支被架

(3) 使用约束性保护具时,应在约束带下放衬垫,松紧适宜,防止发生血液循环障碍和皮肤破损。使用期间应密切观察约束部位的皮肤颜色、温度、活动及感觉等(至少每15 min观察末梢循环1次),若发现病人出现肢体苍白、麻木、冰冷等情况,应立即放松约束带(一般每2 h解开、放松约束带及协助病人翻身1次),必要时应进行局部按摩,促进血液循环。

(4) 记录使用保护具的原因、目的、时间、每次观察结果、执行的护理措施及最后解除时间等,交接班时应对以上情况进行床边交接。

活动一 协助病人移向床头

 一、基本知识点

目的:协助已滑向床尾而不能自己移动的病人移向床头,使病人舒适。

 二、操作过程

1. 操作者准备 衣帽整洁,技术娴熟,洗手、戴口罩。

2. 病人准备 确认病人,向病人解释说明项目的要求,了解病人的病情及其身心状态。

3. 实施操作

核对、解释 核对床号、姓名,与病人或家属讨论及解释执行这项护理措施的过程、目的,取得病人合作。

移动前准备

(1) 确定移动方法和所需用物。

(2) 固定床及与操作中有关的其他装置,如输液架、导管等。

(3) 放平床头,取出枕头横立床头(避免撞伤病人)。

移动病人

(1) 一人帮助病人移向床头法(图5-3-1-1)：适用于意识清醒,能配合的病人。

1) 嘱病人仰卧屈膝,护士一手伸入(找空隙)病人肩下,另一手托住病人臀部,同时嘱病人双手握住床头栏杆,双脚用力蹬床面,与护士一起用力挺身上移。

2) 放回枕头,协助病人取舒适卧位。

(2) 两人帮助病人移向床头法：适用于病情较重或体重较重的病人。

1) 协助病人仰卧屈膝,两护士分别站于床两侧,对称交错托起病人肩和臀部,或一人托肩及腰,另一人托背和臀,同时用力,协调一致(不可过猛)将病人移向床头。

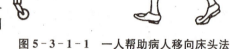
图5-3-1-1　一人帮助病人移向床头法

2) 放回枕头,协助病人取舒适卧位。

4. 操作后处理

(1) 整理床单位。

(2) 记录执行情况。

活动二　协助病人翻身侧卧

 一、基本知识点

目的：

(1) 协助虚弱或术后等不能起床的病人更换卧位,增进舒适。

(2) 便于更换或整理床单位。

(3) 减少局部组织受压,促进活动,预防并发症,如压疮、坠积性肺炎等。

(4) 适应治疗和护理需要,如肌内注射、背部护理等。

 二、操作过程

1. 操作者准备　衣帽整洁,技术娴熟,洗手、戴口罩。

2. 病人准备　确认病人,向病人解释说明项目的要求,了解病人的病情及其身心状态。

3. 实施操作。

核对、解释　核对床号、姓名,与病人或家属讨论及解释执行这项护理措施的过程、目的,取得病人合作。

[翻身前准备]
(1) 确定翻身方法和所需用物。
(2) 固定床及与操作中有关的其他装置,如输液架、导管等,必要时协助病人床上排便后将盖被折叠至床尾或一侧。
(3) 嘱病人仰卧,两手放于腹部,两腿屈曲。

[翻身]
(1) 一人帮助病人翻身法(图5-3-2-1):适用于体重较轻或稍能活动身躯的病人。

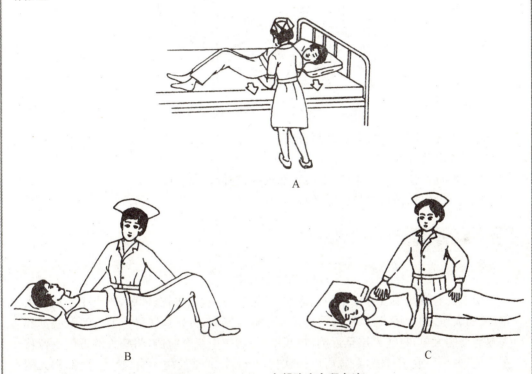

图5-3-2-1 一人帮助病人翻身法

1) 护士将右手放于病人膝下,协助病人双膝屈曲,并移向近侧床缘;护士两脚分开,一脚在前,一脚在后,将一臂放在病人颈肩下,另一臂放在病人的臀下。

2) 将病人的上半身移向自己站立的一侧;然后一手臂放于病人的臀下,另一手放在病人的双脚踝下,再依上法将病人下半身移向近侧床边。

3) 将病人的近侧腿放于远侧腿上,护士双脚前后分开,一手扶肩,一手扶膝,轻轻推动病人转向对侧,使病人背向护士侧。

4) 按侧卧位法将背部和肢体垫好。

(2) 二人帮助病人翻身法(图5-3-2-2):适用于体重较重或病情危重病人。

1) 拉起对侧床档,放下近侧床档。

2) 两位护士站于床同一侧,一人托住病人的颈肩部和腰部,另一人托住臀部和腘窝部,两人同时将病人抬起移近近侧,然后扶住肩、背、腰、膝轻推病人,使病人转向对侧后。

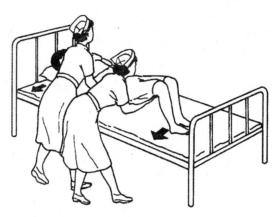

图 5-3-2-2 二人帮助病人翻身法

3) 其他操作同一人帮助病人翻身法。

4. 操作后处理

(1) 翻身后,拉起近侧床档,观察背部皮肤,进行背部护理。

(2) 记录翻身时间、皮肤状况,做好交班。

 小 贴 士

轴式翻身术

用于为脊椎受损或脊椎术后病人改变卧位时。病人去枕、仰卧,护士小心地将大单(另铺大单)铺于病人身体下;两护士站于病床同侧,分别抓紧病人肩、腰背、髋部和大腿等处的大单,将病人拉至近侧,拉起床栏;两护士绕至对侧,将病人的近侧手臂移至头侧,另一手放于胸前,两膝肩放一软枕;护士分别抓紧病人肩、腰背、髋部和大腿等处的远侧大单,动作一致地将病人整个身体以圆滚轴式翻转至侧卧,使病人面向护士。其他同翻身侧卧术。

 三、注意事项

(1) 协助病人翻身时,不可拖拉,应稍抬起后再翻转,以防擦破皮肤。两人协助翻身时,注意动作协调轻稳和节力。

(2) 根据病情及病人皮肤受压情况,确定翻身间隔时间。发现皮肤发红或破损时,应及时处理,做好交班。

（3）若病人身上有多种导管，翻身时应先将导管安置妥善；翻身后，检查各导管是否扭曲、受压，注意保持导管通畅。

（4）病人体位移动后，需用软枕垫好背部及膝下，以维持其舒适体位。为术后病人翻身时，应先检查敷料是否脱落，若分泌物浸湿敷料，应先换要再翻身；颅脑手术后，一般只能卧于健侧或平卧，翻身时不可使头部翻转过剧，以免引发脑疝；颈椎和颅骨牵引的病人，翻身时不可放松牵引；石膏固定和伤口较大的病人，在翻身后应将患处放于适当位置，防止受压。

（5）翻身时应固定床轮及拉起对侧床档，确保病人的安全。

通过本项目的学习，明确各种卧位的性质和安置方法及注意事项，并能根据各种卧位的使用范围为病人安置正确的卧位。

1. 以下几种病情可安置何种体位？
失血性休克、左侧气胸、甲状腺次全切除术后、支气管哮喘急性发作、胎膜早破、颈椎骨折、产妇分娩。

2. 病人张某，男，69岁，因肺源性心脏病收住院，现出现肺性脑病症状，为确保病人安全，应采取哪些护理措施？

3. 半坐卧位有哪些适用范围？为什么？

（陈荣凤）

第六章 生命体征的评估及异常时的护理

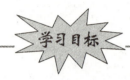

1. 能说出体温、脉搏、呼吸、血压的正常值和生理性变化。
2. 能正确陈述生命体征、发热、稽留热、弛张热、间歇热、不规则热、体温过高、体温过低;脉搏、速脉、缓脉、间歇脉、脉搏短绌、二联律、三联律、洪脉、丝脉;呼吸增快、呼吸缓慢、潮式呼吸、间断呼吸、深度呼吸、呼吸困难、鼾声呼吸、蝉鸣样呼吸;血压、收缩压、舒张压、高血压、低血压、脉压异常等的定义。
3. 能正确陈述发热程度的划分、发热过程的3个阶段、临床常见的热型。试述体温、脉搏、呼吸、血压异常病人的护理。
4. 能归纳测量体温、脉搏、呼吸、血压的方法及测量的注意事项。
5. 能表明体温计的清洁、消毒和检查方法。能正确陈述血压计的种类及汞柱式血压计的构造。
6. 能说出体温单的填写内容。能正确测量和绘制体温、脉搏、呼吸、血压,做到认真负责,实事求是。

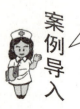

刘女士,72岁。12年前患有高血压病史,近3天因受凉,体温39.2℃以上,伴有咳嗽、咳痰。入院时,护理体格检查:体温39.9℃,脉搏118次/分,呼吸28次/分,血压170/110 mmHg(22.7/14.7 kPa)。入院诊断:发热待查、高血压。医嘱:给予内科护理常规、一级护理、血尿便常规检查、抗感染、降血压等。

请问:对于像刘女士这样高热并有高血压的病人,护士应如何观察生命体征的变化?如何做好高热病人及高血压病人的观察和护理?

第六章 生命体征的评估及异常时的护理

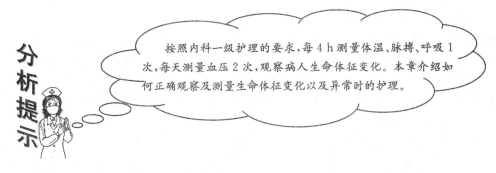

按照内科一级护理的要求,每4 h测量体温、脉搏、呼吸1次,每天测量血压2次,观察病人生命体征变化。本章介绍如何正确观察及测量生命体征变化以及异常时的护理。

生命体征是指体温、脉搏、呼吸、血压,是机体内在活动的客观反映,是衡量机体身心健康的主要指标,也是护士评估患者身心状态的基本资料。正常人的生命体征在一定范围内相对稳定,相互之间保持着内在联系。当机体患病时,生命体征可发生不同程度改变。护士通过观察病人的生命体征,收集相关资料,能够协助临床诊断和治疗。同时还可发现病人现存的或潜在的健康问题,为制定护理计划提供依据。因此,生命体征的观察、测量和记录是临床护理工作的重要内容之一,也是护士应掌握的主要技能。

项目一 体温的评估及异常时的护理

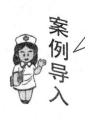

王女士,24岁。入院时,护理体格检查:体温39.8℃,脉搏108次/分,呼吸24次/分,血压120/80 mmHg(16.0/10.7 kPa),入院诊断:发热待查。医嘱:每4 h测量1次TPR,头部及体表大血管处冰袋冷敷等治疗。请问护士为病人用冰袋降温,其散热方式属于哪种:辐射、对流、蒸发、传导?

冰袋降温属于传导散热。传导散热是指将机体的热量直接传给与他接触的温度较低的物体的一种散热方式。其临床意义在于,对高热病人使用冰袋、冰帽等降温,是使机体的热量传导散热。

活动一 体温的评估

一、正常体温值及生理性变化

体温是指机体内部的温度,是机体进行新陈代谢和骨骼肌运动等过程中不断产生热能的结果。体温的产生与机体内的糖、脂肪、蛋白质的代谢有关,与内分泌有关。机体产热的最大器官是肝脏和骨骼肌(80%)。正常人体温通过大脑和下丘脑体温调节中枢的调节和神经体液的作用而维持恒定。正常人体温保持在相对恒定的状态,通过大脑和下丘脑体温调节中枢的调节和神经体液作用使产热和散热保持动态平衡。

(一)体温正常值

正常体温并不是指某一个具体的点,而是指一定的温度范围。正常成人安静状态下:口腔舌下温度 37℃(36.3~37.2℃);直肠温度为 36.5~37.7℃;(比口腔温度高 0.3~0.5℃);腋下温度为 36.0~37.0℃(比口腔温度低 0.3~0.5℃)。

(二)生理性变化

体温可随年龄、性别、时间和情绪等因素变化而出现生理性波动,波动幅度一般不超过 0.5~1℃,仍在正常范围内。

1. 年龄　儿童由于新陈代谢旺盛,体温略高于成人;老年人由于新陈代谢率较低,体温略低;新生儿体温调节中枢功能不完善,体温易受环境温度影响。

2. 性别　女性较男性高 0.3℃。女性基础体温随月经周期出现规律性的变化,即排卵后体温上升,因排卵后形成黄体,黄体分泌的黄体酮有升高体温的作用。妊娠早期体温轻度升高。

3. 时间　清晨 2~6 时最低,下午 2~8 时最高,但波动范围不超过平均数上下 0.5℃。这种昼夜的节律性波动,与人体的活动、代谢、血液循环等周期性变化有关。如长期夜班工作的人可出现夜间体温升高,日间体温下降的情况。

4. 其他　如进食、运动、沐浴、情绪激动、精神紧张等因素均可使体温出现一时性增高。安静、睡眠、饥饿、服镇静剂后可使体温偏低。在测温时应加以考虑。

(三)散热方式

1. 辐射散热　是指机体以热射线形式将热量传给外界温度较低的物体的一种散热方式。人在安静状态下及低温环境中辐射散热是主要的散热方式。由身体辐射所散射出的热量与辐射面积的大小成正比。

2. 对流散热　是指通过空气或液体的流动来交换热量的一种散热方式。散热量与气体或液体的流动速度成正比。其临床意义在于,可以通过使用棉毛制品来减少对流,抵御寒冷。

3. 蒸发散热　是指水分由身体表面和呼吸道蒸发时散失体热的一种散热方式。人在环境温度等于或高于皮肤温度时,蒸发是主要散热方式。其临床意义在于,病人高热时用乙醇擦浴,就是利用乙醇的蒸发带走热量,以起到降低体温的作用。

4. 传导散热　是指机体的热量直接传给与他接触的温度较低的物体的一种散热方式。其临床意义在于,病人高热时用冰袋、冰帽等降温,就是利用传导散热。

二、异常体温的观察

(一)发热

由于致热原作用于体温调节中枢或体温调节中枢功能障碍等原因导致体温超出正

常范围,称为发热。发热是临床的常见症状。发热的原因大致分为两类:感染性发热和非感染性发热。感染性发热占大多数,包括各种急、慢性传染病和局部或全身的感染;非感染性发热包括血液病、恶性肿瘤、物理性因素(如中暑)、化学性因素(如深度催眠药中毒)或机械性因素(如脑溢血、脑震荡、颅骨骨折)等。

1. 发热程度的判断(以口腔温度为标准)

(1) 低热:37.3～38.0℃,如结核病、风湿热。

(2) 中度热:38.1～39.0℃,如感染性疾病。

(3) 高热:39.1～41.0℃,如急性感染。

(4) 超高热:41.0℃以上,如中暑。

2. 发热的过程及症状

(1) 体温上升期:其特点为产热大于散热。临床表现:病人有畏寒、皮肤苍白、无汗,由于皮肤血管收缩,皮肤温度下降,有的病人可出现寒战,继之体温开始上升。体温上升方式有:骤升和渐升两种,如体温在数小时内升至高峰称为骤升,见于肺炎球菌性肺炎;如体温在数小时内逐渐上升称为渐升,见于伤寒等疾病。

(2) 高热持续期:其特点为产热和散热在较高水平上趋于平衡,体温维持在较高状态。临床表现:病人颜面潮红、皮肤灼热、口唇干燥、呼吸深快、脉搏加快、尿量减少。此期持续数小时、数天甚至数周,可因疾病和治疗效果而异。

(3) 退热期:其特点为散热大于产热,散热增加而产热趋于正常,体温恢复至正常的调节水平。临床表现:病人大量出汗,皮肤温度下降。退热方式有:骤退和渐退两种。体温急剧下降称为骤退,如大叶性肺炎;体温逐渐下降称为渐退,如伤寒。注意病人体温下降时,由于大量出汗,体液丧失较多,年老体弱和心血管病人易出现血压下降、脉搏细速、四肢厥冷等虚脱或休克现象,应严密观察和配合医生给予及时处理。

3. 热型 热型是根据病人体温波动的特点分类的。某些疾病的热型具有特征性,观察热型有助于临床诊断。常见的热型有稽留热、弛张热、间歇热和不规则热(图6-1-1-1)。

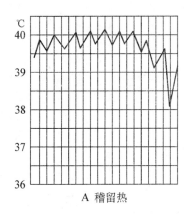

A 稽留热

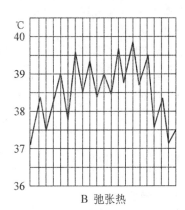

B 弛张热

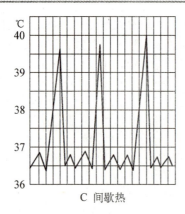
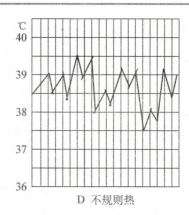

图 6-1-1-1 常见热型

(1) 稽留热:体温持续在 39.0~40.0℃左右,达数日或数周,24 h 波动范围不超过 1.0℃。常见于急性传染病,如伤寒、肺炎球菌肺炎等。

(2) 弛张热:体温在 39.0℃以上,但波动幅度大,24 h 体温差在 1.0℃以上,但最低体温仍高于正常水平。常见于败血症等。

(3) 间歇热:体温骤然升高至 39℃以上,持续数小时或更长时间,然后很快下降至正常或正常以下,再经过一个间歇时间后,又再次升高而反复发作。常见于疟疾等。

(4) 不规则热:体温在 24 h 中变化不规则,持续时间不定。常见于流行性感冒、肿瘤性发热等。

(二) 体温过低

1. 概念 是指体温低于 35.0℃以下。常见于早产儿与极度衰竭的危重病人。早产儿由于体温调节中枢尚未发育成熟,对外界温度的变化不能自行调节;危重病人因末梢循环不良,尤其外界温度较低时,机体散热大于产热,导致体温下降。

2. 临床表现 病人表现为皮肤苍白、四肢冰冷、轻度颤抖、心跳呼吸减慢、血压降低、躁动、嗜睡、意识障碍,甚至昏迷。

3. 临床分度

(1) 轻度:32.0~35.0℃。

(2) 中度:30.0~32.0℃。

(3) 重度:30.0℃。

(4) 致死温度:23.0~25.0℃。

活动二 异常体温的护理

一、概念

1. 体温过高 又称发热,是由于致热原作用于体温调节中枢或体温调节中枢功能障碍等原因导致体温超出正常范围。

2. **体温过低** 是指体温低于正常范围。当体温低于 35.0℃ 以下时,称体温不升。

 二、异常体温的护理

(一)体温过高病人的护理

1. **观察** 对高热病人应每隔 4 h 测量体温 1 次,待体温恢复正常 3 d 后,改为每日 2 次。同时密切观察病人的面色、脉搏、呼吸和血压,如有异常应及时与医生联系。

2. **卧床** 高热时由于新陈代谢增快(体温每升高 1℃,代谢率增加 7%),消耗多而进食少,病人体质虚弱,应减少活动。安置病人舒适的体位,同时调节室温,避免噪声,以保证病人能安静休息。

3. **保暖** 病人若出现寒战应通过调节室温、卧具和衣着等方式进行保暖。

4. **降温** 根据医嘱和病人情况采用药物或物理降温法。如体温超过 39℃ 可用冰袋冷敷头部;体温超过 39.5℃ 给予乙醇擦浴、温水擦浴或大动脉处冷敷。药物降温应按医嘱给予退热药物。降温 30 min 后应复测体温 1 次,并作好记录和交班。

5. **补充营养和水分** 高热病人消化吸收功能降低,而机体分解代谢增加,消耗量大,应及时给予营养丰富易消化的流质或半流质,嘱病人少食多餐。高热时病人呼吸加快,皮肤出汗增多,导致体内水分大量丧失,护士应鼓励病人多饮水,必要时协助喂水。不能进食者,按医嘱给予静脉输液或鼻饲,以补充营养物质、水分及电解质。

6. **口腔护理** 高热病人由于机体抵抗力下降,唾液腺分泌减少、口腔黏膜干燥,易引起口腔炎症和溃疡。护士应协助病人在清晨、餐后及睡前漱口,或用生理盐水棉球清洁口腔,如口唇干裂可涂润滑油保护。使病人舒适,防止口腔感染。

7. **皮肤护理** 高热病人在退热过程中,往往大量出汗,应及时擦干汗液,更换衣服和床单,保持皮肤清洁干燥,防止着凉。

8. **心理护理** 正确评估高热病人的心理状态,对体温变化及伴随症状给予合理的解释,以缓解其紧张和焦虑的情绪。

9. **健康教育** 教会病人正确测量体温和监测体温的方法,以及物理降温的方法。

(二)体温过低病人的护理

1. **观察** 密切观察病人的生命体征和病情变化,每小时测量体温 1 次,直至体温恢复正常并且稳定。

2. **保暖** 采取保暖措施,提高室温(24~26℃)以及局部保暖措施,如给病人加盖被,足部放置热水袋等方法,以提高机体温度。

3. **配合抢救** 对危重病人,随时做好抢救的准备。

4. **心理护理** 及时发现病人情绪变化,做好心理护理。

5. **健康教育** 教会病人、家属使用热水袋的方法。

活动三 体温的测量方法

一、基本知识点

（一）体温计种类

1. **玻璃汞柱式体温计** 为目前国内最常用的体温计,分口表、腋表和肛表3种（图6-1-3-1）。玻璃汞柱式体温计是一种外标刻度的真空毛细玻璃管。玻璃管末端为贮汞槽。当贮汞槽受热后,汞膨胀沿毛细管上行,其上行高度与受热程度成正比,毛细玻璃管和贮汞槽之间的凹陷处可使水银柱遇冷时不致下降,以便检视温度。摄氏体温计刻度为35.0～42.0℃,每一度之间分成10个小格;在0.5～1.0℃处用较粗长的线标记;在37.0℃处以红线标记。华氏体温计刻度为92～106℉,每2℉之间分成10小格。

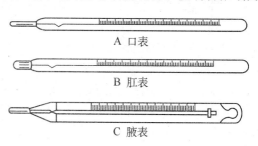

图6-1-3-1 玻璃汞柱式体温计

℃与℉的换算公式为：℃=（℉-32）×5/9

℉=℃×9/5+32

2. **电脑数字式体温计** 电脑数字式体温计（图6-1-3-2）采用电子感温探头测量体温,温度值由数字显示器显示。测温时,开启电源键,体温计自动校准,显示屏上出现"L℃"符号,将探头置于测温部位（可酌情选择口腔、腋下和肛门部位）。当电子蜂鸣器发出蜂鸣音后,再持续3 s,即可读取所显示的体温值。测温后,用消毒剂擦拭消毒体温计。此体温计用法简便,适合家庭或个人保健备用。

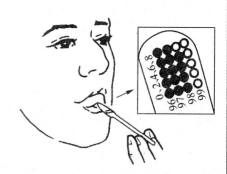

图6-1-3-2 电脑数字式体温计　　图6-1-3-3 可弃式化学体温计

3. **可弃式化学体温计** 体温计（图6-1-3-3）内有若干化学单位,在45 s内能按特定的温度改变体温表上点状颜色。当颜色点从白色变成墨绿色或蓝色时,即为所测得的体温。此体温计为一次性使用体温计,用后弃去,无交叉感染及污染的危险。

（二）体温计清洁消毒法

目的：保持体温计清洁，防止交叉感染。常用消毒溶液：含氯消毒剂（如1%消毒灵）、70%乙醇、1%过氧乙酸、0.5%～1%聚维酮碘（碘伏）等。浸泡容器：采用有盖的容器盛装消毒溶液浸泡体温计。消毒溶液每天更换1次，容器、离心机等每周消毒1次。

1. **口表及腋表消毒法** 采用三盒法：体温计使用后即浸泡于第1盒消毒液中，30 min后取出，用手或离心机甩表至35.0℃以下，再放入第2盒消毒液中浸泡30 min后取出，用冷开水冲净，消毒纱布擦干，存放于第3盒内备用。

2. **肛表消毒法** 先用消毒液纱布将肛表擦净，再按上法另行消毒。

（三）体温计检查法

定期检查体温计以保证其准确性。先将所有体温计的水银甩至35.0℃以下，再同时放入40.0℃以下的温水中，3 min后取出检视。如读数相差在0.2℃以上或水银柱出现裂隙的体温计，则不能再使用。

二、操作过程

（一）口腔测温法

1. **操作者准备** 操作者洗手、戴口罩。

2. **病人准备** 评估病人的病情、意识状态及合作程度。询问病人是否吃过冷热饮，做过冷热敷；是否做过剧烈运动；了解测温部位的皮肤黏膜状况（如口腔有无炎症及溃疡）。

3. **用物准备** 体温篮：内备4个杯子，第1杯为清洁杯（放置清洁体温计）；第2杯为消毒液纱布；第3杯为污物杯（放污体温计）；第4杯放使用过的污纱布。检查体温计数目及有无破损，将体温计水银甩至35.0℃以下。同时准备记录本、笔及有秒针的手表。

4. **环境准备** 环境安静整洁、光线充足，必要时拉床帘或用屏风遮挡。

5. **实施操作**

   核对解释 携用物至床旁，核对病人姓名，解释操作的目的和方法，取得病人合作。根据病情选择合适的测量部位。

   测量口温 将体温计汞端斜放于病人舌下，嘱其闭唇，用鼻呼吸，勿用牙咬口表，测量3 min。

   擦、看、记 取出口表用消毒液纱布擦净，检视度数，记录体温值。

   口温测量法如图6-1-3-4所示。

（二）腋下测温法

1. **操作者准备** 操作者洗手、戴口罩。

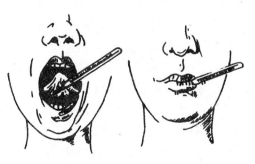

图6-1-3-4 口腔测温法

2. **病人准备** 评估病人病情、意识及合作程度。询问病人是否吃过冷热饮,做过冷热敷;是否做过剧烈运动;了解测温部位的皮肤黏膜状况(如腋下有无炎症、创伤或手术)。

3. **用物准备** 准备腋表,其他同口腔测温法。

4. **环境准备** 环境安静整洁、光线充足。

5. **实施操作**

   核对解释 核对病人姓名,解释操作的目的和方法,取得病人的合作。

   测量腋温 擦干病人腋下汗液,将体温计汞端放于腋窝深处紧贴皮肤,指导其屈臂过胸夹紧体温计,测量 10 min(图 6-1-3-5)。

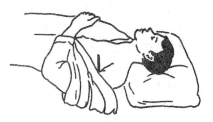

图 6-1-3-5 腋下测温法

   擦、看、记 取出腋表用消毒液纱布擦拭,检视度数,记录体温值。

(三)直肠测温法

1. **操作者准备** 操作者洗手、戴口罩。

2. **病人准备** 评估病人病情、意识及合作程度。了解测温部位的皮肤黏膜状况(如有无肛门或直肠手术,有无腹泻)。

3. **用物准备** 准备肛表,其余同口腔测温法。

4. **环境准备** 环境安静整洁、光线充足。

5. **实施操作**

   核对解释 核对病人姓名,解释操作的目的和方法,取得病人合作。

   测量肛温 病人取侧卧位,露出臀部,用润滑剂润滑肛表汞端,将体温计汞端轻轻插入肛门 3~4 cm,测量 3 min。

   擦、看、记 取出肛表用消毒液纱布擦净,检视度数。用卫生纸为病人擦净肛门,整理衣被,助病人取舒适卧位,记录体温值。

 三、注意事项

(1) 不宜采用口腔测温者:凡精神异常、昏迷、婴幼儿、口鼻腔手术或呼吸困难及不能合作者不宜采用。刚进食或面颊部做冷热敷者,应间隔 30 min 后测量。

(2) 不宜采用腋下测温者:腋下有炎症、创伤或做过手术的病人;腋下出汗较多、过度消瘦不能夹紧体温计的病人。

(3) 不宜采用直肠测温者:腹泻、直肠或肛门手术、心肌梗死的病人。坐浴或灌肠者,须待 30 min 后才可测直肠温度。

(4) 如体温和病情不相符时注意,应在病人床旁监督测量,必要时作肛温和口温对照复查。

第六章 生命体征的评估及异常时的护理

(5) 病人不慎咬碎体温计吞下水银时,应立即清除玻璃碎屑以免损伤唇、舌、口腔、食管和胃肠道的黏膜,然后口服蛋清液或牛奶以延缓汞的吸收。病情允许者可服用膳食纤维丰富的食物(如韭菜),使水银被包裹而减少吸收,以促进汞的排泄。

(6) 甩体温计时应用腕部力量,不能触及他物,以防撞碎;切忌把体温计放在热水中清洗或沸水中煮,以防爆裂。

通过本项目的学习,能说出体温的正常值和生理性变化;能正确陈述生命体征、发热、稽留热、弛张热、间歇热、不规则热、体温过高体温过低的定义;能正确陈述发热程度的划分、发热过程的3个阶段、临床常见的热型。学会对高热病人的护理,学会测量体温的几种方法及测量体温的注意事项,学会体温计的清洁、消毒和检查。能与病人沟通,关心病人,使病人主动配合。

1. 何谓生命体征、发热、稽留热、弛张热、间歇热、不规则热?
2. 简述高热病人的护理。
3. 试述测量体温的方法和注意事项。

项目二 脉搏的评估及异常时的护理

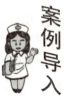

刘女士,25岁,因风湿性心脏病和心房纤颤入院,在护理体格检查时,听诊心率为120次/分,测脉率为90次/分。请问:该病人出现了什么情况?应如何为病人测量脉搏?应如何将所测的脉搏绘制在体温单上?

该病人出现了脉搏短绌。测量脉搏时应由两名护士同时测量,一人听心率,另一人测脉率。由听心率者发出"始"、"停"口令,计数1 min,以分数式记录:心率/脉率/分钟,应记录120次/90次/分钟。脉搏符号为红色"●",心率符号为红色"○",用红线相连。

活动一　脉搏的评估及异常时的护理

一、基本知识点

1. 脉搏　是指随着心脏节律性的收缩和舒张,使动脉管壁相应的出现扩张和回缩,在表浅动脉上可触到搏动,简称脉搏。
2. 速脉　成人脉率超过100次/分。
3. 缓脉　成人脉率低于60次/分。

二、正常脉搏及生理性变化

(一)正常脉搏

1. 脉率　是指每分钟脉搏搏动的次数(频率)。正常成人安静状态下脉率为60～100次/分。正常情况下脉率与心率一致,脉率是心率的指示,当脉率微弱时可测心率。
2. 脉律　是指脉搏的节律性。正常脉搏搏动均匀有规则,间隔的时间相等。
3. 脉搏强弱　取决于动脉管壁充盈的程度和周围血管的阻力以及脉压的大小有关。
4. 动脉壁弹性　正常动脉管壁光滑柔软,有一定的弹性。

(二)生理性变化

脉率可随年龄、性别、活动和情绪等因素而变动。一般婴幼儿比成人快,女性比男性稍快,老年人稍慢,运动和情绪激动时可出现暂时性的增快,休息和睡眠时较慢。

三、异常脉搏的观察

(一)频率异常

1. 速脉　成人脉率超过100次/分,又称心动过速。多见于发热、甲状腺功能亢进、心力衰竭、大出血、血容量不足等。
2. 缓脉　成人脉率低于60次/分,又称心动过缓。多见于颅内压增高、房室传导阻滞、甲状腺功能减退等。

(二)节律异常

表现为脉搏的搏动不规则,间隔时间不等。脉律异常时可出现不整脉。

1. 间歇脉　是指在一系列均匀的脉搏中出现1次提前而较弱的脉搏,其后有一较正常延长的间歇(即代偿性间歇),称间歇脉(亦称期前收缩)(图6-2-1-1)。可见于各种心脏病或洋地黄中毒等;正常人在过度疲劳、精神兴奋、体位改变时也偶尔出现间歇脉。

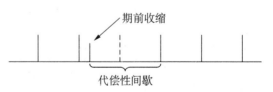

图6-2-1-1　间歇脉(期前收缩)

2. 二联律、三联律　即每隔1个或2个正常搏动后出现1次期前收缩,前者称二联律,后者称三联律。常见于各种器质性心脏病病人(图6-2-1-2、6-2-1-3)。

图6-2-1-2 二联律 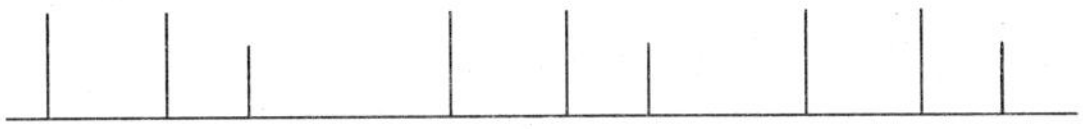　　　　　　　　图6-2-1-3 三联律

3. 绌脉(脉搏短绌)　是指在同一单位时间内脉率少于心率。其特点为脉搏细速、极不规则,听诊时心律完全不规则,心率快慢不一,心音强弱不等,称绌脉(图6-2-1-4)。常见于心房纤维颤动病人。

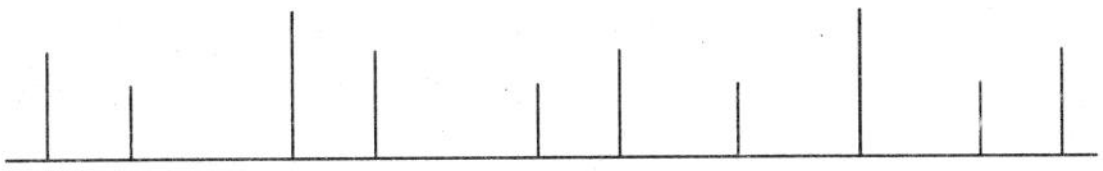

图6-2-1-4 绌脉

（三）脉搏强弱异常

1. 洪脉　当心输出量增加,周围动脉阻力较小,动脉充盈度和脉压较大时,脉搏搏动强大有力,称洪脉(图6-2-1-5)。常见于高热、甲状腺功能亢进、主动脉瓣关闭不全等。

2. 丝脉　当心输出量减少,周围动脉阻力较大,动脉充盈度降低时,脉搏搏动细弱无力,扪之如细丝,称丝脉(图6-2-1-6)。常见于大出血和休克等。

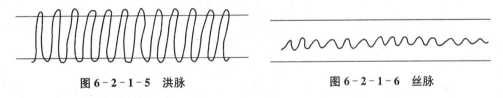

图6-2-1-5 洪脉　　　　　　　　图6-2-1-6 丝脉

（四）动脉管壁弹性异常

动脉硬化时血管壁可失去弹性而变硬,呈条索状或迂曲状,诊脉时如按在琴弦上,有紧张条索感。常见于动脉硬化。

四、异常脉搏的护理

1. 观察病情　定时监测脉搏,遵医嘱给药并给予服药的指导,同时观察药物疗效和不良反应。

2. 休息与活动　指导病人增加卧床休息的时间,减少活动,减少机体的耗氧量。

3. 协助诊断　协助病人进行有关的诊疗检查。

4. 心理护理　了解病人的心理,进行有针对性的心理护理,以缓解病人紧张恐惧的情绪。

5. 健康教育　告知病人保持情绪稳定,注意劳逸结合,戒烟限酒,饮食清淡易消化食物,勿用力排便,教其学会观察用药的不良反应,学会自我监测脉搏的方法。

活动二　测量脉搏的方法

一、基本知识点

测量脉搏多选择浅表、靠近骨骼的大动脉,如桡动脉、颞动脉、颈动脉、肱动脉、腘动脉、足背动脉、胫后动脉和股动脉等(图6-2-2-1)。

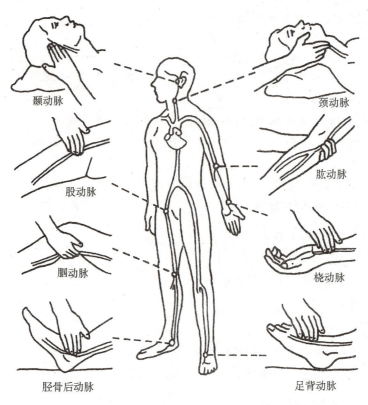

图6-2-2-1　常用测脉部位

二、操作过程

1. **操作者准备**　操作者洗手、戴口罩。
2. **病人准备**　评估病人病情、诊断及合作程度,有无影响测量脉搏的因素(如30 min内有无剧烈运动及情绪激动等)。了解测脉搏部位的肢体活动度及皮肤完整性。
3. **用物准备**　备有秒针的表、记录本和笔。
4. **环境准备**　安静整洁、光线充足。
5. **实施操作**

核对解释　携用物到床旁,选择合适的测量部位。

体位部位　以测量桡动脉为例,病人取卧位或坐位。病人仰卧位时,手臂自然置于躯体两侧舒适位置,腕部伸展,手掌朝下。如取坐位,肘部成90°角,下面用诊脉枕,手掌朝上。

测量脉搏　护士将示指、中指、无名指的指端放在桡动脉处。一般情况下测 30 s，将所测得的数值乘 2 即为脉率，如脉搏异常、危重病人应测量 1 min。

绌脉测量　应由两名护士同时测量，一人听心率，另一人测脉率。由听心率者发出"始"与"停"的口令，计数 1 min(图 6-2-2-2)。

记录方法　脉搏：____次/分；绌脉：____（心率）/____（脉率）/分钟（如心率为 100 次，脉搏为 78 次，应写成 100 次/78 次/分钟）。

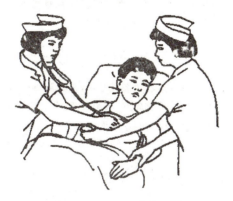

图 6-2-2-2　绌脉测量

三、注意事项

(1) 不可用拇指诊脉，因拇指小动脉较强，易与病人的脉搏相混淆。
(2) 偏瘫病人测脉，应选择健侧肢体。
(3) 脉搏细弱而触不清时，可用听诊器测心率 1 min。

通过本项目的学习，能说出脉搏的正常值和生理性变化；能正确陈述脉搏、速脉、缓脉、间歇脉、脉搏短绌、二联律、三联律、洪脉、丝脉的定义以及脉搏异常病人的护理方法；学会测量脉搏的方法及注意事项；能与病人沟通，关心病人，使病人主动配合。

项目课后复习思考题

1. 如何进行异常脉搏的观察？
2. 如发现病人脉搏短绌时，应怎样测量？
3. 测量脉搏时应注意哪些问题？

项目三　呼吸的评估及异常时的护理

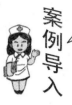

案例导入：病人女性,68岁,因服用过量巴比妥类药物入院。住院期间,病人呼吸呈周期性变化:呼吸由浅慢逐渐变为深快,然后转为浅慢,经过一段时间呼吸暂停,又重复上述变化,其形态如潮水起伏。请问该病人出现了什么呼吸:陈-施呼吸或毕奥呼吸、浮浅性呼吸或鼾声呼吸还是库斯莫呼吸?

分析提示：该病人出现了潮式呼吸,又称陈-施呼吸。陈-施呼吸是一种周期性的呼吸异常,其特点表现为开始呼吸浅慢,以后逐渐加深加快,达高潮后,又逐渐变浅变慢,然后暂停约5～30 s后,重复出现以上呼吸。呼吸形态如潮水涨落样。

机体在新陈代谢过程中,不断地从外界吸取氧气,排出二氧化碳,这种机体和环境之间的气体交换过程称为呼吸。呼吸是维持机体新陈代谢和功能活动的基本生理过程之一,一旦呼吸停止,生命也将终结。

活动一　呼吸评估及异常时护理

 一、基本知识点

1. **呼吸增快**　成人呼吸超过24次/分,称为呼吸增快。
2. **呼吸缓慢**　呼吸缓慢:成人呼吸少于10次/分,称为呼吸缓慢。
3. **潮式呼吸**　是一种周期性呼吸异常,周期约为30 s～2 min。特点是呼吸由浅慢逐渐加快加深,达高潮后,又逐渐变浅变慢,暂停数秒(5～30 s)后,又出现上述状态呼吸,周而复始,呈潮水涨落样。
4. **间断呼吸**　表现为呼吸与呼吸暂停现象交替出现。特点是有规律地呼吸几次后,突然停止呼吸,间隔一个短时间后,又开始呼吸,如此周而复始。
5. **深度呼吸**　是一种深长而规则的大呼吸。
6. **呼吸困难**　是指呼吸频率、节律和深浅度的异常。

二、正常呼吸值及生理变化

(一) 呼吸正常值

正常成人安静状态下呼吸频率为 16～20 次/分钟，节律均匀平稳，无异常声响，呼吸与脉搏之比为 1∶4(图 6-3-1-1)。男性及儿童以腹式呼吸为主，女性以胸式呼吸为主。

(二) 生理性变化

呼吸的频率和深浅度可随年龄、性别、活动、情绪等因素而改变。一般幼儿比成人快，女性比男性稍快，老年人稍慢，活动和情绪激动时呼吸增快，休息和睡眠时较慢。

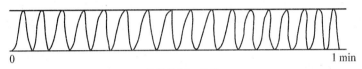

每分钟 16～20 次

图 6-3-1-1　正常呼吸

三、异常呼吸的观察

(一) 频率异常

1. **呼吸增快**　成人呼吸超过 24 次/分钟，称为呼吸增快(图 6-3-1-2)。多见于高热或缺氧等。

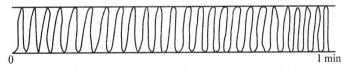

每分钟多于 24 次

图 6-3-1-2　呼吸增快

2. **呼吸减慢**　成人呼吸少于 10 次/分钟，称为呼吸缓慢(图 6-3-1-3)。多见于呼吸中枢抑制，如颅脑疾病及安眠药中毒等。

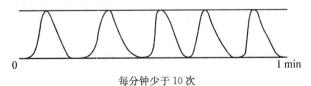

每分钟少于 10 次

图 6-3-1-3　呼吸减慢

(二)节律异常

1. **潮式呼吸(陈-施呼吸)** 是一种周期性呼吸异常,周期约30 s～2 min(图6-3-1-4)。其特点是呼吸由浅慢逐渐加快、加深,达高潮后,又逐渐变浅变慢,暂停数秒(5～30 s)后,又出现上述状态呼吸,周而复始,呈潮水涨落样。

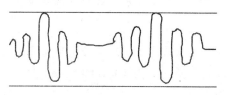

图6-3-1-4 潮式呼吸

发生机制:是由于呼吸中枢兴奋性减弱或高度缺氧时,血中正常浓度的二氧化碳不能通过化学感受器引起呼吸中枢兴奋,故呼吸逐渐减弱以致暂停。当呼吸暂停时,血中二氧化碳可暂时增高;增高至一定程度后,通过颈动脉窦和主动脉体的化学感受器反射性地刺激呼吸中枢再次引起呼吸。随着呼吸的进行,二氧化碳排出使二氧化碳分压降低,呼吸再次变慢以致暂停,从而形成周期性呼吸异常。常见于中枢神经系统疾病,如脑炎、脑膜炎、脑溢血、颅内压增高、酸中毒、巴比妥类药物中毒等。

2. **间断呼吸(毕奥呼吸)** 表现为呼吸与呼吸暂停现象交替出现。其特点是有规律地呼吸几次后,突然停止呼吸,间隔一个短时间后,又开始呼吸,如此周而复始(图6-3-1-5)。为呼吸中枢兴奋性显著降低的表现,常见于颅内病变或呼吸中枢衰竭等。

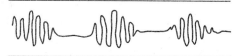

图6-3-1-5 间断呼吸

(三)深浅度异常

1. **深度呼吸(库斯莫呼吸)** 是一种深长而规则的大呼吸。常见于尿毒症、糖尿病引起的代谢性酸中毒等(图6-3-1-6)。

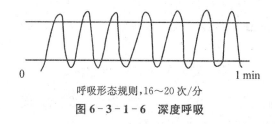

呼吸形态规则,16～20次/分

图6-3-1-6 深度呼吸

2. **浮浅性呼吸(叹息样呼吸)** 是一种浅表而不规则的呼吸。有时呈叹息样,常见于濒死的病人(图6-3-1-7)。

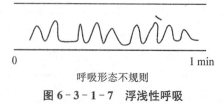

呼吸形态不规则

图6-3-1-7 浮浅性呼吸

（四）音响异常

1. **蝉鸣样呼吸**　特点是吸气时有一种高音调的音响,多因声带附近有异物,使空气进入发生困难所致。常见于喉头水肿、痉挛、喉头异物等。

2. **鼾声呼吸**　由于气管或支气管内有较多的分泌物蓄积,使呼气时发出粗糙的鼾声。常见于深昏迷的病人。

（五）呼吸困难

呼吸困难是指呼吸频率、节律和深浅度的异常,主要是气体交换不足,机体缺氧所致。病人自感空气不足,呼吸费力,胸闷烦躁,不能平卧,张口耸肩,口唇、指（趾）甲发绀,鼻翼扇动等。根据临床表现又可分为以下3种类型。

1. **吸气性呼吸困难**　病人吸气费力,吸气时间显著长于呼气,出现"三凹"征（胸骨上窝、锁骨上窝和肋间隙凹陷）。原因是由于上呼吸道部分梗阻时,气体进入肺部不畅,呼吸肌收缩,肺内负压极度增高所致。常见于喉头水肿或气管、喉头异物等病人。

2. **呼气性呼吸困难**　病人呼气费力,呼气时间显著长于吸气时间。原因是由于下呼吸道部分梗阻时,气体呼出不畅所致。常见于支气管哮喘、肺气肿等病人。

3. **混合性呼吸困难**　吸气和呼气均感费力,呼吸频率快而浅。常见于肺部感染的病人。

四、呼吸异常的护理

1. **心理护理**　消除病人紧张恐惧心理,使病人情绪稳定,有安全感,主动配合治疗和护理。

2. **保持呼吸道通畅**　及时清除呼吸道分泌物,必要时给予吸痰。

3. **吸氧**　改善呼吸困难,根据病情吸氧或使用人工呼吸机。按医嘱给药注意观察疗效和不良反应。

4. **卧床休息**　安置病人舒适体位,减少耗氧量,以保证病人休息。

5. **调节病室温度和湿度**　保持空气清新,严禁吸烟。

6. **健康教育**　指导病人有效咳嗽,取坐位或半坐位,放松双肩,上身前倾,护士用双手固定其胸腹部或手术切口,嘱病人深吸气后用力咳嗽1~2次,并能咳出痰液,咳嗽间歇让病人休息。

活动二　测量呼吸的方法

一、基本知识点

呼吸是指机体在新陈代谢过程中,不断地从外界吸取氧气,排出二氧化碳,是机体和环境之间气体交换的过程。

二、操作过程

1. **操作者准备** 操作者洗手、戴口罩。
2. **病人准备** 评估病人病情、诊断、治疗、合作程度及呼吸状况(如频率、节律、深浅度、音响、呼吸困难等)。
3. **用物准备** 有秒针的表、记录本和笔,必要时备棉花。
4. **环境准备** 安静整洁、光线充足。
5. **实施操作**

   体位 测量脉搏后,护士仍保持诊脉手势,避免引起病人紧张。

   测量呼吸 观察病人胸腹部起伏(一起一伏为 1 次呼吸),一般情况测 30 s 乘以 2,即为呼吸频率。

   异常呼吸 如病人呼吸不规则或婴儿应测量 1 min。如病人呼吸微弱不易观察时,可用少许棉花丝置于病人鼻孔前,观察棉花纤维被吹动的次数,计数 1 min。

   记录呼吸值 呼吸值:____次/分。

 ## 三、注意事项

由于呼吸受意识控制,所以测呼吸时应不使病人察觉,处于自然呼吸的状态,以保证测量的准确性。

通过本项目的学习,能说出呼吸的正常值和生理性变化;能正确陈述呼吸增快、呼吸缓慢、潮式呼吸、间断呼吸、深度呼吸、呼吸困难、鼾声呼吸、蝉鸣样呼吸的定义;学会正确测量呼吸值的方法及注意事项;能与病人沟通,关心病人,使病人主动配合。

1. 如何观察呼吸的异常变化?
2. 如何测量呼吸值?
3. 测量呼吸值时应注意什么?

第六章 生命体征的评估及异常时的护理

项目四 血压的评估及异常时的护理

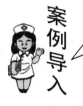

案例导入：张女士，64岁，长期患有高血压，目前出现高血压危象，需要密切观察血压变化，医嘱：测量血压4次/天，目前该病人左手臂正在输液。请问：应如何为该病人测血压？为什么？

分析提示：病人左手臂输液，应在右手臂测血压。因为该病人需要密切观察血压变化，所以应做到定时间、定部位、定体位、定血压计测量血压，以保证测量的准确性和可比性。

活动一 血压的评估及异常时的护理

 一、基本知识点

1. **血压** 是指血液在血管内流动时对血管壁的侧压力。一般指动脉血压，如无特别注明，均指肱动脉的血压。

2. **收缩压** 当心脏收缩时，血液射入主动脉，此时动脉管壁所受的压力，称为收缩压。

3. **舒张压** 当心脏舒张时，动脉管壁弹性回缩，此时动脉管壁所受的压力，称为舒张压。

4. **脉压差** 收缩压和舒张压之差称为脉压差。

5. **高血压** 收缩压≥140 mmHg（≥18.7 kPa）和（或）舒张压≥90 mmHg（≥12.0 kPa）。

6. **低血压** 收缩压≤90 mmHg（≤12.0 kPa）和（或）舒张压≤60 mmHg（≤8.0 kPa）。

7. **脉压异常** 脉压增大和脉压减小。

二、正常血压及生理性变化

(一) 血压正常值

1. 正常成人在安静状态下

收缩压为:90～140 mmHg(12.0～18.7 kPa);

舒张压为:60～90 mmHg(8.0～12.0 kPa);

脉压差为:30～40 mmHg(4.0～5.3 kPa)。

2. 血压的计量单位　有两种:mmHg(毫米汞柱)和 kPa(千帕)。

3. 两者的换算公式　kPa×7.5＝mmHg;mmHg×0.13＝kPa。

 小 贴 士

各年龄组的平均血压

各年龄组平均血压如表 6-4-1-1 所示。

表 6-4-1-1　各年龄组平均血压

年龄	血压[mmHg(kPa)]	年龄	血压[mmHg(kPa)]
1 个月	84/54(11.2/7.2)	14～17 岁	120/70(16/9.3)
3 岁	90/60(12/8)	成年人	120/80(16/10.7)
6 岁	105/65(14/8.7)	老年人	140～160/80～90
10～13 岁	110/65(14.7/8.7)		(18.7～21.3/10.7～12)

(二) 生理性变化

1. **年龄和性别**　血压随年龄的增长而增高,收缩压的升高比舒张压的升高明显。新生儿血压最低,小儿血压比成人低,40 岁以前女性血压略低于男性,40 岁以后差别较小。儿童血压的计算公式为:收缩压＝80＋年龄×2,舒张压＝收缩压×2/3。

2. **昼夜和睡眠**　一般清晨血压最低,白天血压高于夜间,过度劳累或睡眠不佳时,血压可稍增高。

3. **环境**　在寒冷环境中,末梢血管收缩,血压可上升;高温环境中,皮肤血管扩张,血压可略下降。所以血压冬天高于夏天,洗热水澡易使血压下降。

4. **部位**　下肢收缩压比上肢高 20～40 mmHg(2.67～5.33 kPa),因为股动脉管径大于肱动脉,血流量较多。

5. **情绪**　紧张、恐惧、兴奋、激动、焦虑、发怒等情形下,收缩压可升高,舒张压一般无变化。

此外,剧烈运动、疼痛、冷刺激、过度劳动、饮食钠盐过多、吸烟饮酒均可导致收缩压升高,舒张压一般无变化。

第六章 生命体征的评估及异常时的护理

 三、异常血压的观察

（一）高血压

收缩压≥140 mmHg(≥18.7 kPa)；舒张压≥90 mmHg(≥12.0 kPa)。

（二）低血压

收缩压≤90 mmHg(≤12.0 kPa)；舒张压≤60 mmHg(≤8.0 kPa)。常见于大量失血、休克、急性心力衰竭等。

（三）脉压异常

1. 脉压增大　主要见于主动脉硬化、主动脉瓣关闭不全、动静脉瘘、甲状腺功能亢进等。

2. 脉压减小　主要见于心包积液、缩窄性心包炎、主动脉瓣狭窄、末梢循环衰竭等。

 四、异常血压的护理

1. 心理护理　了解病人心理反应，消除紧张恐惧心理，使其主动配合治疗与护理。
2. 监测血压　定时间、定部位、定体位、定血压计测量血压。
3. 观察病情　如血压异常时，护士应镇静，与病人基础血压值对照后，给予合理的解释和劝慰。同时密切观察其他症状，及时与医生联系并协助处理。
4. 高血压时　应让病人卧床休息，按医嘱服用降压药物。
5. 低血压时　应迅速安置病人平卧位，并作应急处理。
6. 健康教育　告知戒烟限酒，养成健康的生活方式，保持大便通畅，饮食与治疗的要求，自我监控血压变化，教其学会观察有无高血压并发症发生。

活动二　测量血压的方法

 一、基本知识点

（一）血压计的种类

常用血压计有汞柱式血压计（台式和立式）、表式血压计（弹簧式）和电子血压计3种。另外还有自动血压监测器。

1. 汞柱式血压计（图6-4-2-1）　在盒内壁上固定有一根玻璃管，管面上标有双刻度：0～300 mmHg(0～40 kPa)，最小分度值分别为2 mmHg和0.5 kPa。玻璃管上端和大气相通，其下端和汞槽相通，汞槽内装有汞。

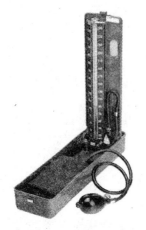

图 6-4-2-1 汞柱式血压计

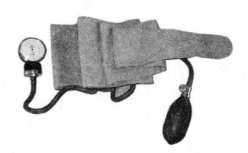

图 6-4-2-2 表式血压计

2. 表式血压计(图 6-4-2-2) 外形呈圆盘状，像表，正面盘上标有刻度及读数，盘中央有一指针，以指示血压数值。

3. 电子血压计(图 6-4-2-3) 袖带内有一换能器，具有自动采样、微电脑控制数学运算、自动放气程序。数秒钟内可得到收缩压、舒张压、脉搏数值。

4. 自动血压监测器 采用振动法原理，由计算机控制，自动测量收缩压、舒张压、平均动脉压及心率。平均动脉压测量范围为 30~230 mmHg（4.0~30.7 kPa），测量结果由 4 组 3 位高亮度数码管显示，并在下次测量结果到来之前一直保持，适用于各种场合的血压测量，尤其适合手术、危重病人的血压监测。

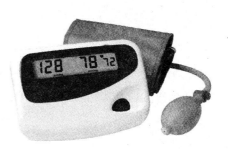

图 6-4-2-3 电子血压计

(二) 血压计的构造

血压计主要由 3 个部分组成：①输气球。②压力活门。③袖带：为长方形扁平的橡胶袋，长 24 cm，宽 12 cm，外层布套 48 cm（下肢袖带长约为 135 cm，比上肢袖带宽 2 cm；小儿袖带宽度是上臂长度的 1/2~2/3）。袋上有 2 根橡胶管，其中一根接输气球，另一根接压力表。

二、操作过程

(一) 上肢肱动脉血压测量法

1. 操作者准备 操作者洗手、戴口罩。

2. 病人准备 嘱病人安静休息 15~30 min。评估病人的病情、诊断、治疗及基础血压值。了解病人 30 min 内有无剧烈活动、情绪波动。了解病人被测肢体功能及测量部位皮肤状况。了解病人的心理反应及合作程度。

3. 用物准备 治疗盘内备血压计、听诊器、小枕、记录本、笔。检查血压计和听诊器:打开血压计水银槽开关,看水银是否充足,玻璃柱有无裂隙,关闭输气球气门充气至 240 mmHg,看袖带和输气球是否漏气。检查听诊器耳挂完整,用手指划一下胸件听传导是否良好。

4. 环境准备 整洁安静、光线充足。

5. 实施操作

核对解释 携用物至床旁,核对并解释。

体位部位 病人取坐位或仰卧位,被测肢体应和心脏处于同一水平,坐位时肱动脉平第 4 肋软骨,仰卧位时肱动脉平腋中线。

缠袖带 卷袖露臂手掌向上,肘部伸直,放妥血压计。开启水银槽开关,驱尽袖带内空气,平整地缠于上臂中部,袖带下缘距肘窝 2~3 cm(图 6-4-2-4),袖带松紧以能放入一指为宜。

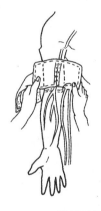
图 6-4-2-4 袖带放置位置

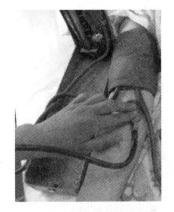
图 6-4-2-5 上肢血压测量法

测量 戴好听诊器,将胸件置于肱动脉搏动处(勿塞入袖带内),一手固定,另一手握输气球。关闭气门,充气至肱动脉搏动音消失,再升高 20~30 mmHg(2.67~4.0 kPa),打气不可过快过猛。以每秒 4 mmHg(0.53 kPa)速度放气,使汞柱缓慢下降,同时注意动脉搏动变化时汞柱所指刻度。当听到第一声搏动音时汞柱所指刻度为收缩压;随后搏动逐渐增强,直到声音突然减弱或消失,此时汞柱所指刻度为舒张压(WHO 规定以肱动脉消失音作为舒张压)(图 6-4-2-5)。

记录 收缩压/舒张压:____mmHg,如 130/80 mmHg。读血压值时,应先读收缩压,后读舒张压。变音和消失音之间有差异时,两个读数都应记录,如 100/70~50 mmHg。

6. 操作后处理 测量结束,排尽袖带内余气,整理袖带放入盒内,将血压计右倾45°关水银槽开关。协助病人穿衣,取舒适体位,整理床单位。

(二)下肢腘动脉血压测量法

1. 操作者准备 操作者洗手、戴口罩。

2. 病人准备 嘱病人安静休息15~30 min,其他同上肢肱动脉血压测量法。

3. 用物准备 治疗盘内备血压计、听诊器、小枕、记录本、笔。检查血压计和听诊器同上肢肱动脉血压测量法。

4. 环境准备 整洁安静、光线充足。

5. 实施操作(图6-4-2-6)

核对解释 携用物至床旁,核对并解释。

体位部位 病人取仰卧位、俯卧位或侧卧位,协助病人卷裤或脱去一侧裤子,露出大腿部。将袖带缠于大腿下部,袖带下缘距腘窝3~5 cm,将听诊器胸件置于腘动脉搏动处。

测量 同"上肢肱动脉血压测量法"。

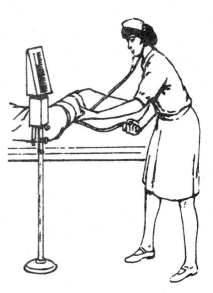

图6-4-2-6 下肢血压测量法

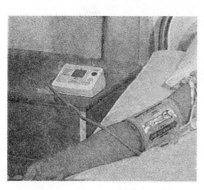

图6-4-2-7 电子血压计测量法

记录 应注明为下肢血压(因上下肢血压值之差及袖带相对过窄,可导致收缩压偏高,而舒张压无多大差异)。

6. 操作后处理 同上肢肱动脉血压测量法。

(三)电子血压计测量法

接通电源,接上充气插头,将袖带换能器"⊙"放于肱动脉搏动处,扣好袖带,按键充气片刻后,血压计发出蜂鸣声,显示屏显示收缩压和舒张压数值(图6-4-2-7)。

三、注意事项

(1)测量血压应做到"四定":定时间、定部位、定体位、定血压计,以保证测量血压的准确性和可比性。

(2)测量前,应检查血压计,如水银柱出现气泡,应及时检修,符合要求后方可使用。如水银不足,可使测的血压偏低。

(3) 测量时,血压计"0"点应与心脏、肱动脉在同一水平位上。坐位时肱动脉平第4肋软骨,仰卧位时肱动脉平腋中线。如被测肢体位置高于心脏,测得的血压值偏低;反之,测得的血压值偏高。

(4) 对偏瘫、肢体外伤或手术者,应选择健侧肢体测血压,因患侧血液循环障碍,不能真实地反映血压的动态变化。打气时不可过猛过高,以免水银溢出,影响测量结果及病人的舒适度。

(5) 注意排除袖带的干扰因素:

1) 袖带太宽使测得血压值偏低,因为大段血管受压,以致搏动音在到达袖带下缘之前已消失。

2) 袖带太紧使测得血压值偏低,因为血管在充气前已受压。

3) 袖带太窄及袖带太松使测得血压值偏高,因为使橡胶带呈球状,使有效的测量面积变窄。

(6) 重复测量时,如血压听不清或异常时,先将袖带内气体驱尽,使汞柱降至"0"点,稍等片刻再测量,一般连续2~3次,取其最低值。

(7) 舒张压的变音和消失音之间有差异时,可记录2个读数,即变音-消失音数值,如150/90~50 mmHg。

通过本项目的学习,能说出血压的正常值和生理性变化;能正确陈述血压、收缩压、舒张压、高血压、低血压、脉压异常的定义;能正确陈述血压异常病人的护理;能说出血压计的种类及汞柱式血压计的构造;学会正确测量血压的几种方法及测量血压的注意事项;学会与病人沟通,关心病人,使病人主动配合。

1. 简述血压的正常值及生理变化。
2. 异常血压有哪些变化?
3. 如何正确地测量血压?
4. 简述影响血压测量值的外界因素有哪些?
5. 试述测量血压时注意什么?

项目五　体温表的使用

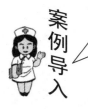

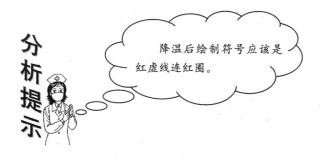

王女士,23岁,体温39.9℃,给予头部冰袋降温30 min后测体温38.9℃,请问降温后绘制符号应该是以下哪一项:蓝虚线蓝点或蓝虚线蓝圈、红虚线红点或红虚线蓝点、红虚线红圈?

降温后绘制符号应该是红虚线连红圈。

一、体温表的内容

体温表排列在住院病案的首页,记录的内容包括眉栏、体温、脉搏、呼吸的曲线以及血压、体重、出入液量、大小便、药物过敏试验、入院、手术、转科或死亡等资料,主要由护士填写。护士应明确填写要求,正确地绘制和填写各栏目。

二、体温表的填写方法

(一)填写眉栏项目

1. **体温表眉栏**　用蓝钢笔填写姓名、科别、病室、床号、住院号和入院日期等项目。

2. **"住院日期"栏**　每页第1天填写年、月、日,其余6 d不填年、月,只填日。如在本页中跨月或年度时,则应填写月、日或年、月、日。

3. **"住院日数"栏**　自入院日起连续写至出院日。

4. **"疾病日期"栏**　主要填手术或分娩后日期,以手术(或分娩)的次日为术后(或分娩后)第1天,依次填写至第14天止。

(二)填写时间

在40~42℃之间相应时间栏内用蓝钢笔纵行填写入院、手术、分娩、转科、出院和死亡的时间。要求具体写到时和分。

(三)体温、脉搏、呼吸、血压的绘制及记录

1. **体温**　用蓝笔绘制,符号为口温"●"、腋温"⊗"、肛温"⊙",相邻两次符号之间用蓝线相连。物理或药物降温30 min后所测体温,用红圈表示,绘在降温前体温符号的同一纵格内,并以红虚线与降温前温度相连,下次所测体温符号与降温前的体温符号以蓝线相连。

第六章 生命体征的评估及异常时的护理

2. 脉搏 用红笔绘制,符号为红色"●",心率符号为红色"○",相邻的脉搏或心率符号用红线相连。绌脉时的脉搏和心率之间用红笔画线填满。如体温和脉搏在同一点上,应先绘制蓝色体温符号,外画红圈以表示脉搏。

3. 呼吸 用蓝笔绘制,符号为"○",相邻的呼吸符号用蓝线相连。

4. 血压 用蓝笔以分数式记录于体温表的血压栏内。

在35℃线以下,用蓝钢笔填写出入水量、大小便、体重、药物过敏试验等。医院可采用电脑管理体温表的绘制。体温表见附表11-2-0-1。

通过本项目的学习,能说出体温表的书写内容,能正确地填写体温表及正确绘制体温表的各种项目。

1. 说出体温表的填写内容。
2. 简述如何填写和绘制体温单。

(陈晏华)

第七章 给药技术

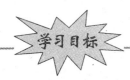

学习目标

1. 能说出常用药物的种类;能正确陈述药物领取的要求;能正确说出药物的保管原则。
2. 能明确正确、及时给药的重要性;掌握外文缩写及中文译意。
3. 能正确陈述药疗原则及注射原则;能说出注射法的概念。
4. 能正确说出雾化吸入的作用原理;能明确吸入药物及其作用。
5. 能完成各种给药途径的给药操作。
6. 能解释青霉素变态(过敏)反应的表现;熟练掌握青霉素过敏预防方法及过敏性休克的抢救措施。
7. 能解释静脉输液和输血护理技术中的概念。
8. 能举例说明静脉输液的目的、常用溶液和种类及其作用。
9. 能归纳输血的目的和适应证、输血前准备工作和输血注意事项。
10. 能发现输液和输血中的健康问题并设计相关的护理措施。

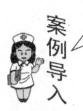

案例导入

李先生,75岁。22年前有慢性支气管炎病史,每逢冬季咳嗽、咳痰加重。近2年病情加重,频繁发作。3d前又因受凉,咳嗽、咳痰加重,痰浓稠,不易咳出,伴有胸闷、气急。入院时,护理体格检查:体温38.3℃,脉搏92次/分钟,呼吸24次/分钟,血压136/88 mmHg,两肺可闻及干、湿啰音,入院诊断为慢性阻塞性肺疾病并发肺部感染。医嘱:予以抗感染、平喘、吸氧、雾化吸入等治疗。

对于高龄体弱、长期患有慢性肺部疾病的李先生,护士应如何正确实施给药?在各种方式给药过程中需注意什么?

第七章 给药技术

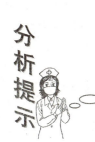

按照医嘱,对李先生的治疗措施有雾化吸入疗法、口服给药法、青霉素皮试、静脉点滴等。本章将介绍各种给药的知识、实施方法及给药过程中的注意事项。

项目一 给药基本知识

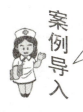

护生小林到内科病房实习的第1天,带教老师问小林给药的基本知识,小林应从哪些方面进行回答?

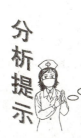

给药的基本知识应从病房药物的领取与保管、药物治疗原则、给药途径、给药时间、次数等方面回答。

给药是药物治疗的具体执行过程,其目的包括治疗疾病、预防疾病、协助诊断以及维持正常生理功能。临床护理工作中,给药是一项重要任务,其在给药中所承担的重要职责,要有足够的认识;懂得运用药理学的知识,合理给药物,防止和减少不良反应;熟练掌握正确的给药方法,使药物充分发挥作用,做好病室的药品管理,确保临床用药安全、有效。

药物效应的产生并非仅取决于药物本身的质与量,还受到机体内、外诸多因素的影响,而使药效增强或减弱,甚至会发生质的改变,导致不良反应增强。了解和掌握这些影响因素的作用规律,有助于采取恰当护理措施,以更好地发挥药物的作用,防止或减少不良反应的发生,从而取得最佳的治疗效果。

 一、安全给药的原则

(一)根据医嘱给药

给药是非独立性的护理操作,护士必须严格按医嘱给药,但也不能盲目执行;对有疑问的医嘱,应确认无误后方可给药;发现给药错误,应及时报告医生,给予处理。

(二)严格执行查对制度

(1)严格执行查对制度,需切实做到"三查七对"。

1)"三查":指操作前、操作中、操作后均进行查对(查七对的内容)。
2)"七对":包括核对床号、姓名、药名、浓度、剂量、用法、时间。
(2)检查药物的质量,以确保在有效期内并未变质。

(三)正确实施给药

(1)及时用药,做到准确,即准确的药名、给药浓度、给药剂量、给药方法、给药时间及准确的病人。

(2)药物备好后,应及时分发使用,避免久置引起药物污染或药效降低。

(四)密切观察

用药后应注意观察药物的疗效及不良反应,做好有关记录。

(五)做好用药指导

给药前护士应向病人解释,以取得合作。护士应以轻柔的动作、和蔼的态度、熟练的技术,增加病人的治疗信心,消除其怀疑、恐惧及痛苦心理。同时,指导病人用药的基本知识,提高病人的用药能力。

二、药物疗法的基本知识

(一)药物的种类

根据药物的性质和作用途径的不同分为以下几类。

1. 内服药 溶液、合剂、酊剂、片剂、胶囊、散剂及纸型等(图7-1-0-1)。
2. 注射药 水剂、油剂、粉剂、结晶、混悬液等(图7-1-0-2)。
3. 外用药 溶液、软膏、酊剂、粉剂、搽剂、滴剂、栓剂、洗剂、涂膜剂等(图7-1-0-3)。

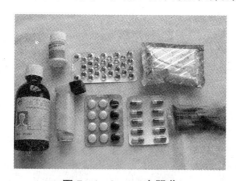

图7-1-0-1 内服药

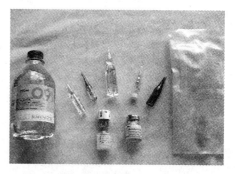

图7-1-0-2 注射药

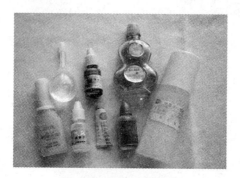

图7-1-0-3 外用药

4. 其他 粘贴敷片、植入慢溶药片、胰岛素泵等。

(二) 药物的领取

各医院领取药物的规定不尽相同,一般如下。

(1) 病区设有药柜,存放一定基数的常用药物,由专人负责,按期根据消耗量填写领药本,到药房领取补充。

(2) 病人使用的贵重药或特殊药物要凭医生处方领取。

(3) 剧毒药、麻醉药病区有固定数,用后凭医生处方和空安瓿领取补充。

(三) 药物的保管

1. **药柜位置** 位置应为放在通风、干燥处,要有足够的照明但避免阳光直射,并保持整洁。

2. **药品标签应清楚** 标签的颜色为:内服药蓝色边;外用药红色边;剧毒药黑色边。标签上的药名用中、英文对照,并标明浓度和剂量。要求字迹清晰,标签完好。

3. **药品质量应保证** 药物要专人负责,定期检查,凡无标签或标签模糊,药物已过期或变质、混浊、沉淀、发霉、变色、异味等,均不可使用。

4. **药品放置应分类** 药品应按内服、外用、注射、剧毒等分类放置,并按有效期先后顺序排列,先领先用,以免失效。麻醉药品、精神药品、毒性药品应加锁保管,专人负责,专本登记,班班交接。病人个人专用药应单独存放,注明床号、姓名。

5. **药品保管须妥善**

(1) 对使用有期限的药物,如各种抗生素、胰岛素等,应按有效期先后次序使用,以免因药物过期造成浪费。

(2) 受热易被破坏的生物制品、生化制剂,如疫苗、胎盘球蛋白等,应置于 2~10℃ 冰箱内保存。

(3) 遇光易变质的药物,如肾上腺素、氨茶碱、维生素 C 等应装入有色瓶子盛装,或放在黑纸盒内,置于阴凉处。

(4) 易挥发、潮解或风化的药物,如乙醇、碘酊、糖衣片、酵母片等应置于密封瓶内保存。

(5) 容易燃烧的药品,如氧气、乙醇、乙醚等,应远离明火存放。

三、给药途径

给药途径是根据药物的性质、剂型、组织对药物的吸收情况、治疗需要而决定的。给药途径包括口服、吸入、舌下含化、外敷、直肠给药、注射(皮内、皮下、肌内、静脉注射)等。

四、给药的次数和时间

给药的次数和时间取决于药物的半衰期和人体的生理节奏,以维持血液中有效的血药浓度,发挥最大药效。临床给药次数、时间和部位常用英文缩写来描述(表 7-1-0-1)。

表 7-1-0-1 医院常用给药方法的英文缩写

英文缩写	中文译意	英文缩写	中文译意
qh	每 h 1 次	q4h	每 4 h 1 次
q2h	每 2 h 1 次	q6h	每 6 h 1 次

续表

英文缩写	中文译意	英文缩写	中文译意
qd	每天1次	hs	睡前
bid	每天2次	gtt	点滴
tid	每天3次	st	立即
qid	每天4次	DC	停止
qod	隔天1次	prn	需要时（长期）
biw	每周2次	sos	需要时（临时）
qm	每晨1次	aa	各
qn	每晚1次	po	口服
12n	中午12点	ID	皮内注射
12mn	午夜12点	H	皮下注射
am	上午	IM/im	肌内注射
pm	下午	IV/iv	静脉注射
ac	饭前	IV drip	静脉滴注
pc	饭后		

通过本项目的学习，能够说出药物的种类和领取方法；明确药物的保管原则；能有效遵守药疗原则。充分认识正确及时给药的重要性；能写出外文缩写及中文译意。

1. 请简述给药的原则。
2. 试述病区内药物保管的具体工作内容。

项目二　常用给药法——口服、吸入给药法

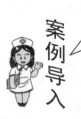

吴女士，38岁，工人，4年前劳累后，自觉心悸、气急，1年前症状加重并出现双下肢水肿，休息后缓解，以为过度疲劳，未引起重视，未采取治疗。近几天，雨淋后，声嘶、咳嗽、咽喉部干痛，并再次出现气急、水肿而来院就诊。诊断为"风湿性心脏病、二尖瓣狭窄，全心衰竭，急性咽喉炎"。医嘱：给予地高辛 0.25 mg 口服，每日1次；氢氯噻嗪（双氢克尿塞）50 mg 口服，每日2次；庆大霉素8万 u＋地塞米松5 mg＋生理盐水 30 ml 超声雾化吸入，每日2次。护士应如何正确给病人药物。

第七章 给药技术

> 给药方法为口服给药法及雾化吸入疗法。按照给药常规给药。与此同时,要注意药物的特性及病人的特点。吴女士对服药的专业知识缺乏,给药时,护士必须告诉病人严格按医嘱定时定量用药。地高辛一般饭后服用,以减少胃黏膜的刺激。服前应测心率(脉率)及心律,心率(脉率)低于60次/分或心律不齐,应报告医生;氢氯噻嗪长期服用可导致低钾血症,因此,服药期间应多食含钾丰富的食物;在进行雾化吸入时应仔细解释意义和配合方法,教会病人用鼻呼气、深吸气等方法。同时指导病人适当休息,控制体力活动,利于心功能恢复。

口服给药法是最常用、既方便又经济、安全的给药方法。不适用于急救、意识不清、禁食、呕吐等病人使用。雾化吸入用药具有奏效较快、药物用量较小,不良反应轻的优点,临床应用广泛。

活动一 口服给药法

 一、基本知识点

口服给药是指药物经口服用后,通过血液循环到达全身,以达到治疗疾病的目的。

 二、操作过程

1. **操作者准备** 操作者洗手、戴口罩。
2. **用物准备** 发药车、服药本、小药卡、药物、药盘、药杯、药匙、量杯、滴管、研钵(需要时备)、湿纱布、饮水管、水壶(内盛温开水)(图7-2-1-1)。
3. **病人准备** 帮助病人做好服药的准备,病人理解用药目的及注意事项。
4. **环境准备** 治疗室环境安静、清洁,空气流通。
5. **实施操作** 打开药柜。

   取药 查对服药本和小药卡,无误后按床号顺序将小药卡插入发药盘内,放好药杯。确保安全用药。根据药物剂型的不同,采取不同的取药方法。

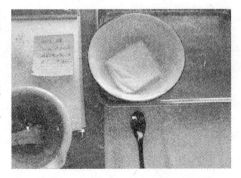

图7-2-1-1 给药用物

(1) 固体药:一手取药瓶,瓶签朝向自己,另手将药匙取出所需药量放入药杯。

(2) 液体药：摇匀药液，打开瓶盖，使其内面向上放置，使其刻度与视线平，左手持量杯，拇指指在所需的刻度上，与眼睛于同一水平上，右手持药瓶，瓶签朝上，缓缓倒出所需药量（图7-2-1-2）。以湿毛巾擦净瓶口，把药瓶放回原位。量取不同种类药液时，应先洗净量杯。

(3) 油剂、按滴计算的药液或液量不足1ml：须用滴管计量。

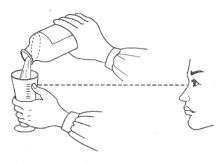

图 7-2-1-2 给液体药

配药

(1) 对照服药本上床号、姓名、药名、浓度、剂量、时间进行配药（图7-2-1-3核对）。

(2) 先配固体药，再配液体药。一个病人的药配好后，再配另一病人。

(3) 再次核对：配药者将药物、小药牌与服药本重新查对一遍，再由两人核对1次，正确无误后待发。

发药　洗手，携带服药本，带上温开水，在合适的时间内把药物发送给病人。

(1) 发药前后严格核对。

(2) 根据药物性能指导服用，看着病人将药服下后收回药杯离开（图7-2-1-4）。

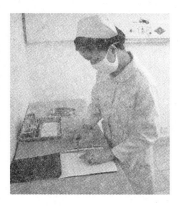

图 7-2-1-3 核对

(3) 帮助重危病人服药；鼻饲病人应将药物碾碎、溶解，再由胃管注入。

(4) 对于因故未服药者，取回药物保存并交班。

6. 操作后处理

(1) 药杯先浸泡消毒，后冲洗清洁（盛油剂的药杯，先用纸擦净再做初步消毒），再消毒备用。一次性药杯经集中消毒处理后销毁。

(2) 发药车及药盘清理整洁。

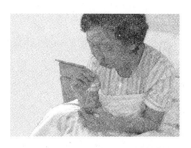

图 7-2-1-4 服药过程

(3) 随时观察病人服药后的疗效和不良反应，若有异常，及时与医生联系，酌情处理。

 三、注意事项

(1) 发药前应了解病人有关资料，如病人因特殊检查或手术而禁食，或病人不在，不能当时服药，应将药物带回保管，适时再发或进行交班。

(2) 发药时若病人有疑问，护士应重新核对，确认无误后，经解释再给病人服药。如更换药或停药，及时告知病人。

(3) 应进行健康教育。根据病人具体的心理、行为反应采取相应的心理和行为辅导。向病人介绍药物的有关知识及告知应严格遵从医嘱。

（4）发药后,应密切观察药物疗效和不良反应。

小 贴 士

服药的时间

1. **健胃药及刺激食欲的药物** 宜在饭前服,以刺激舌的味觉感受器,使胃液大量分泌,增进食欲。

2. **对胃黏膜有刺激的药物或助消化药** 宜在饭后服,使药物与食物充分混合,以减少对胃黏膜的刺激,利于食物的消化。

3. **对牙有腐蚀作用或使牙齿染色的药** 如酸剂、铁剂,服用时应避免与牙齿接触,可由饮水管,可用吸水管吸入,服后及时漱口。

4. **止咳糖浆** 对呼吸道有保护作用,服后不宜立即饮水。如同时服用多种药物,应最后服用止咳糖浆,以免冲淡药液,使药效降低。

5. **磺胺类药物** 应指导病人服后多饮水,以防因尿少而析出结晶,堵塞肾小管。

6. **强心苷类药物** 服用前,应测心率(脉率)及心律,心率(脉率)低于60次/分钟或心律不齐,应及时与医生联系,酌情处理。

活动二 吸入疗法——超声雾化吸入疗法

 一、基本知识点

1. **定义** 超声雾化吸入疗法是指应用超声波声能,使药液变成细微的气雾,再由呼吸道吸入,达到治疗效果的给药方法。特点:雾量大小可以调节;雾滴小而均匀,直径在 5 μm 以下,药液随着深而慢的吸气可达终末细支气管及肺泡。

2. **结构**(图 7-2-2-1)

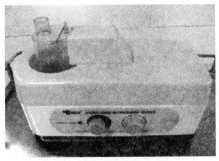
A 雾化仪

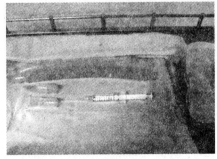
B 辅助设备

图 7-2-2-1 超声雾化吸入器

(1) 超声波发生器：通电后可输出高频电能。雾化器面板上有电源开关、雾量调节开关、定时器、指示灯。

(2) 水槽和晶体换能器：水槽盛冷蒸馏水；水槽底部有一晶体换能器，可把高频电能转化为超声波声能。

(3) 雾化罐和透声膜：雾化罐盛药液，雾化罐底部为透声膜，声能可透过该膜作用于罐内药液。使产生雾滴喷出。

(4) 螺纹管和口含嘴（或面罩）：将药液传到呼吸道。

3. **原理** 通电后，超声波发生器输出高频电能，水槽底部晶体换能器，可把高频电能转化为超声波声能，声能可透过透声膜作用于罐内药液，破坏其表面张力和惯性，使药液产生雾滴喷出，将药液随病人吸气传到呼吸道。

4. **常用药物及其作用**

(1) 预防和控制呼吸道感染。常用于胸部手术前后、呼吸道感染等。常用庆大霉素等抗生素。

(2) 湿化呼吸道，稀释痰液，帮助祛痰，改善通气功能。常用于气管切开术后、痰液黏稠等。常用α-糜蛋白酶、依普拉酮（易咳嗪）等。

(3) 解除支气管痉挛，使气道通畅，改善通气功能。常用于支气管哮喘等病人。常用氨茶碱、沙丁胺醇等。

(4) 治疗肺癌，可间歇吸入抗癌药物以达到治疗效果。

(5) 减轻呼吸道黏膜水肿，保持呼吸道通畅。常用地塞米松等。

二、操作过程

1. **操作者准备** 洗手、戴口罩。
2. **病人准备** 护士了解病人的全身、局部及心理状态，病人能理解用药目的及注意事项，能积极配合，取舒适体位（坐位或半坐位）。
3. **用物准备** 超声雾化吸入器一套（超声波发生器、水槽与晶体换能器、雾化罐与透声膜、螺纹管和口含嘴或面罩）。按需准备药物、弯盘、冷蒸馏水、治疗巾、电源插座。
4. **环境准备** 环境安静、清洁，光线、温湿度适宜。
5. **实施操作**

准备用物

(1) 查对服药本和小药卡，确保安全用药。

(2) 检查连接雾化器，水槽内加蒸馏水至浸没雾化罐底部的透声膜。

(3) 药液用生理盐水稀释至 30~50 ml 倒入雾化罐，将雾化罐放入水槽，盖紧水槽盖（图7-2-2-2）。

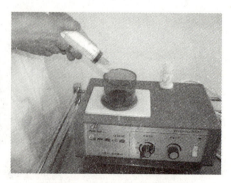

图7-2-2-2 准备药液

第七章 给药技术

开雾化器

(1) 携用物至病人处,核对,解释。

(2) 接通电源,先开电源开关,再开定时器(一般每次定时 15~20 min),后调节雾量(图 7-2-2-3)。

吸入

(1) 协助病人取舒适卧位。铺治疗巾于病人颌下。

(2) 用面罩或口含嘴连接于病人,面罩妥善固定或口含嘴放入病人口中。

(3) 紧闭口唇深吸气。

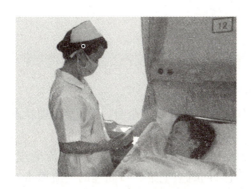 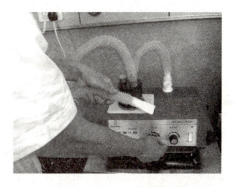

图 7-2-2-3　开雾化器　　　　　图 7-2-2-4　关雾化器

关雾化器

(1) 治疗毕,取下面罩或口含嘴,先关雾化开关,再关电源开关。

(2) 擦干病人面部,协助病人取舒适卧位,整理床单位(图 7-2-2-4)。

6. 操作后处理

(1) 整理用物:倒去水槽内水并擦干;螺纹管和口含嘴或面罩浸泡于消毒液中 1 h,再洗净晾干备用。

(2) 观察病人反应,洗手,脱口罩,记录。

 三、注意事项

(1) 严格执行查对制度及消毒隔离制度。

(2) 使用前应确认雾化器各个部件完好、无松动、无脱落等。

(3) 水槽内需保持有足够的冷蒸馏水,水槽和雾化灌内忌加温水,水温不能超过 50°;水槽无水时或水量不足时,应先关机,再更换冷蒸馏水;若发现雾化罐内药液过少,影响正常雾化,可增加药量,但不必关机,只需从盖上小孔向内注入即可。

(4) 水槽底部的晶体换能器和雾化罐底部的透声膜薄而质脆,易破,应轻按,不能用力过猛。

(5) 需连续使用时,应间歇 30 min。

活动三　吸入疗法——氧气雾化吸入疗法

 一、基本知识点

1. **定义**　氧气雾化吸入疗法是利用高速氧气气流,使药液变成气雾,随吸气进入呼吸道,达到治疗效果的给药方法。

2. **常用药物及其作用**

(1) 预防和控制呼吸道感染,消除炎症,减轻呼吸道黏膜水肿。

(2) 稀释痰液,帮助祛痰。

(3) 解除支气管痉挛,使气道通畅,改善通气功能。

常用药物与超声雾化吸入法相同。

 二、操作过程

1. **操作者准备**　核对医嘱,洗手、戴口罩。

2. **病人准备**　向病人解释用药目的及注意事项,了解病人全身、局部及心理状态,使病人能积极配合,取舒适体位。

3. **用物准备**　氧气雾化吸入器装置一套(射流式雾化器,当高速氧气气流通过毛细管时,在管口产生负压,将药液自邻近小管吸出,同时被毛细管口高速的气流撞击,形成细小的雾滴,并随气流喷出)、湿化瓶(不放水)、注射器1支。

4. **环境准备**　环境安静、清洁,光线、温湿度适宜。

5. **实施操作**

[准备用物]

(1) 查对服药本和小药卡,确保安全用药。

(2) 检查、连接雾化器,不漏气。

(3) 抽吸并稀释药液,注入药杯,药量在规定刻度内。

[连接]

(1) 携用物至病人处,核对,解释。初次治疗,应教会病人使用方法。

(2) 将氧气与雾化器连接,氧气湿化瓶内不放水,调节氧流量到 6~8 L/min。

[吸入]

(1) 协助病人取舒适卧位。

(2) 指导病人手持雾化器,将吸嘴放于口中,用鼻呼气,直至药液吸完。

[取下]

(1) 治疗完毕,取下雾化器,关闭氧气开关。

(2) 协助病人清洁口腔,整理床单位。

6. 操作后处理
(1) 整理用物。
(2) 观察病人反应、治疗效果,洗手,脱口罩,记录。

 三、注意事项

(1) 严格执行查对制度及消毒隔离制度。
(2) 使用前应确认雾化器各个部件完好、无松动、无脱落等。
(3) 氧气湿化瓶内不放水,以防液体进入雾化器内使药液稀释。
(4) 在使用过程中,应注意安全用氧,严禁接触烟火及易燃物。

 小 贴 士

其他雾化吸入操作法及特点

1. 压缩雾化吸入法 接通电源,打开压缩机,调节雾量大小,嘱病人口包紧口含嘴,缓慢深吸气,屏息片刻,再缓慢轻呼气(图7-2-3-1)。

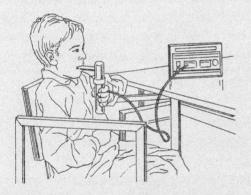
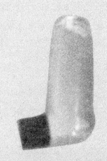

图7-2-3-1 压缩雾化吸入器　　　　图7-2-3-2 手压式雾化吸入器

2. 手压式雾化吸入法 取下雾化器的保护盖,充分摇匀药液;将雾化器倒置,接口端放于双唇间(平静呼气);在吸气开始时,按压雾化器顶部喷药、长屏气(尽可能时间长);呼气。如此1～2次(图7-2-3-2)。

通过本项目的学习,学会药物的领取、保管等方法。能在操作中遵守药物治疗原则。能正确取水剂、油剂和固体药及正确实施发口服药,并按照药物的性能及病人的情况指导病人服药。能理解各种雾化吸入器的作用及原理,并能正确实施各种吸入法。能严格遵守查对制度,关心病人。

项目课后复习思考题

1. 如何正确给口服药？如何对病人进行服药的指导？
2. 超声雾化吸入法的特点有哪些？
3. 请比较超声雾化吸入法和氧气雾化吸入法的原理及操作方法，对病人应做哪些指导？

项目三　常用给药法——注射给药法

案例导入　　袁女士，56 岁。2 年前无明显诱因出现口干乏力、烦渴多饮、体重下降，空腹血糖 15.6 mmol/L，诊断为 2 型糖尿病，给予普通胰岛素 12 u、8 u，分别早、晚餐前皮下注射。1 年前，病人感右侧前臂疼痛，右手皮肤轻度麻木，已出现周围神经病变，医嘱：给予维生素 B_{12} 50 μg 肌内注射，隔日 1 次。2 d 前，病人于午餐后 2 h 左右出现心慌、头晕、大汗、脸色苍白。随后手颤、恶心，急测血糖 4.2 mmol/L，医嘱：50% 葡萄糖 50 ml 立即静脉注射。袁女士非常担心疾病的变化。护士应如何正确给病人用药并给予合理指导。

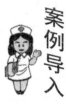

分析提示　　本案例中对袁女士进行的治疗为皮下注射、肌内注射及静脉注射。首先要注意按照注射原则，并要注意操作中的注意事项，由于袁女士进行长期注射，要特别注意减少注射中的不适，无痛注射。护士在注射过程中还应指导病人学会观察并发症的早期表现，及早发现异常症状；严格控制饮食，遵医嘱应用药物；进行合理运动。

注射法是指将无菌药液或生物制剂注入体内的方法。

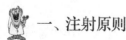

一、注射原则

（1）严格遵守无菌原则：

1）环境清洁，无尘埃飞扬，符合无菌操作的要求。

2）护士注射前必须洗净双手，戴上口罩，保持衣帽整洁；注射后应洗手。

3）对注射部位皮肤进行常规消毒。

常用方法：用 2% 碘酊棉签以注射点为中心，由内向外呈螺旋形涂擦，直径 5 cm 以上。碘酊干后,用70%乙醇以同样手法脱碘。乙醇干后方可注射。如使用0.5%聚维酮碘(碘伏),则用棉签同法消毒2遍,不需脱碘。皮肤表面有明显污垢,需先用肥皂和清水洗净,擦干后再消毒(图7-3-0-1)。

4)针头的针尖、针梗,注射器的乳头、活塞应保持无菌。

(2)严格执行查对制度:

1)认真执行"三查七对",在注射前、中、后均应仔细查对。

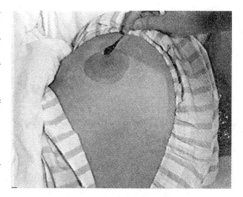

图7-3-0-1 皮肤消毒

2)仔细检查药物的质量,如发现药液有变色、沉淀、混浊、药物有效期已过或安瓿有裂痕等现象,不可使用。

3)注意药物的配伍禁忌,需要同时注射数种药物时,应查实确无配伍禁忌才可进行配药。

4)给药途径准确无误。

(3)严格执行消毒隔离制度:

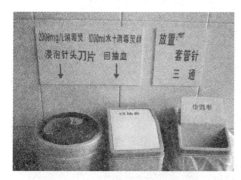

图7-3-0-2 用物处理

1)预防交叉感染,做到一人一针一管一用一消毒。注射时一人一套物品,包括:注射器、针头、止血带、棉垫及抽血的试管等,每一套用品只能用1次。

2)所用的物品须按消毒隔离制度和一次性物品处理原则进行处理,不可随意丢弃(图7-3-0-2)。

(4)选择合适的注射器和针头:

1)规格合适:根据药物剂量、黏稠度和刺激性的强弱或注射部位选择合适的注射器和针头。

2)注射器完整,不漏气。

3)针头:型号合适、锐利、无钩、无弯曲。

4)注射器和针头必须衔接紧密。

5)一次性注射器包装密封,在有效期内(图7-3-0-3)。

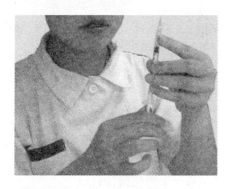

图7-3-0-3 选择注射器与针头

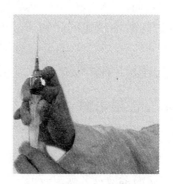

图7-3-0-4 排空气

(5)现配现用注射药液:药液现配现用,按规定时间临时抽取,以防药物效价下降或污染。

(6) 注射前排尽空气(图7-3-0-4)：特别是静脉、动脉注射，以防空气进入血管形成空气栓子。排气时应防止药液浪费。

(7) 选择合适的注射部位：

1) 解剖上安全，防止损伤血管和神经(图7-3-0-5)。

2) 不能在异常皮肤处进针，如瘢痕、硬结、发炎或皮肤病等处(图7-3-0-6)。

3) 长时间多次注射，应轮流更换注射部位。

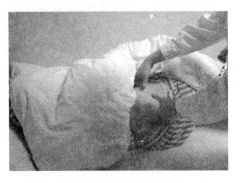

图7-3-0-5 解剖安全

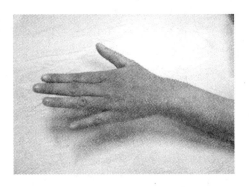

图7-3-0-6 避免注射

(8) 选择合适的进针角度和深度：各种注射法都有不同的进针角度和深度的要求，进针时不可把针头全部刺入注射部位。

(9) 注药前检查回血(图7-3-0-7)：静脉、动脉注射须见回血方可注射。皮下、肌内注射时，如发现回血，应拔出针头重新进针，不可将药液注入血管。

(10) 应用无痛注射技术：

1) 做好解释与安慰工作，减轻病人心理顾虑，分散其注意力，减轻不适与疼痛。

2) 指导并协助病人采取适当的姿势，注射部位应放松。

3) 注射时做到"两快一慢"，即进针快、拔针快、推药慢，推药速度要均匀。

4) 注射刺激性较强的药物或油剂，针头宜稍长，进针要深。

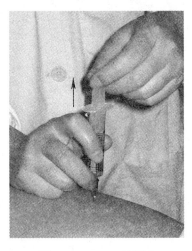

图7-3-0-7 抽回血

5) 同时注射几种药物时，应先注射刺激性较弱的药物，然后再注射刺激性较强的药物。

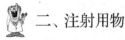

二、注射用物

1. 注射盘

(1) 无菌持物镊子(浸泡于消毒溶液瓶中)或干无菌镊子包。

(2) 皮肤消毒液：2%碘酊、70%乙醇，也可用0.5%聚维酮碘(碘伏)。

(3) 其他用物：消毒棉签、消毒治疗巾(或纱布)、砂轮、开瓶盖器、弯盘等。静脉注射时加止血带和塑料小枕(图7-3-0-8)。

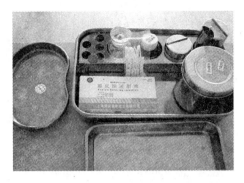

图 7-3-0-8 一般治疗盘

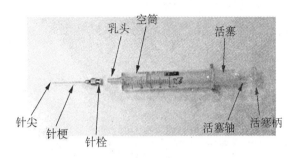

图 7-3-0-9 注射器及针头

2. 注射器　注射器的规格有 1 ml、2 ml、5 ml、10 ml、20 ml、30 ml、50 ml、60 ml、100 ml 等几种。注射器由空筒和活塞组成，空筒上标有容量刻度，活塞后部为活塞轴、活塞柄。

3. 针头　针头的型号有 4½、5、5½、6、6½、7、8、9 号等，针头由针尖、针梗、针栓 3 部分组成（图 7-3-0-9）。

4. 药物　常用的注射药剂型有溶液、油剂、混悬液、结晶、粉剂（结晶和粉剂需溶解后使用）。

活动一　药液抽吸法

一、基本知识点

定义：药液抽吸法是指利用无菌技术从安瓿密封瓶内抽吸溶液、油剂、混悬液、结晶、粉剂的方法，是注射前药物准备的重要步骤。

二、操作过程

1. 操作者准备　操作者核对医嘱，洗手、戴口罩。

2. 病人准备　了解病人生理、心理及局部的情况，向病人解释，使其能理解注射目的，并准备舒适体位。

3. 用物准备

(1) 注射盘：铺无菌盘（图 7-3-1-1）。

(2) 注射器和针头：按注射部位、药物性质、剂量、剂型及病人情况确定。

(3) 注射药物：根据医嘱准备药物。

(4) 注射本：根据医嘱准备注射本，以便进行"三查七对"。

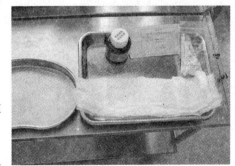

图 7-3-1-1　无菌盘

4. 环境准备　环境清洁，符合无菌技术要求。

5. 实施操作　洗手、戴口罩，按医嘱准备药液，并核对、解释。

【自安瓿中吸药法】

消毒与折断安瓿　手指轻弹安瓿颈部,使尖端及颈部的药液流至体部,用乙醇棉球消毒安瓿颈部及砂轮在安瓿颈划一锯痕,再用乙醇棉球擦拭消毒锯痕处,然后在此处折断安瓿(图7-3-1-2)。

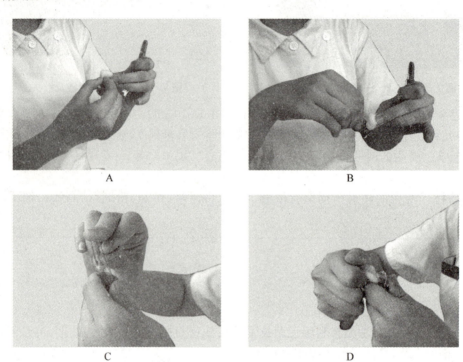

图7-3-1-2　消毒与折断安瓿

抽取药液　将针头置入安瓿内的药液中,斜面朝下,用手持活塞柄抽动活塞吸药,注意不得用手触及活塞体部。抽毕,将空安瓿套在针头上以保护针头免受污染,然后放在预先准备好的铺有消毒治疗巾的托盘上,盖好备用(图7-3-1-3、7-3-1-4)。

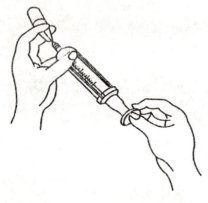

图7-3-1-3　小安瓿抽取药液

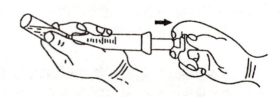

图7-3-1-4　大安瓿抽取药液

【自密封瓶内吸药法】

开启瓶盖、消毒　除去铝盖中心。

抽吸药液

(1) 注空气:往瓶内注入与所需药液等量的空气,倒转药瓶,使针头在液面以下,吸取药液至所需量,再以示指固定针栓,拔出针头(图7-3-1-5)。

(2) 抽药液:稍抽动活塞,使针头中的药液流入注射器内(图7-3-1-6)。用原密封空药瓶或针头保护套保护针头,置于铺有消毒治疗巾的托盘内,盖好备用。

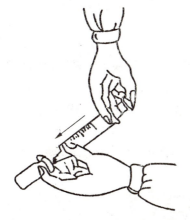
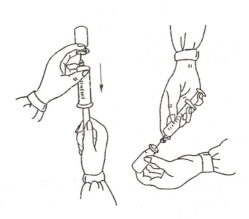

图 7-3-1-5　密封瓶注空气　　　　图 7-3-1-6　密封瓶抽药液

【吸取结晶、粉剂、油剂、混悬剂等注射剂法】

吸取结晶、粉剂　先用无菌生理盐水(或注射用水、专用溶媒)将药充分溶解,然后再吸收。

吸取黏稠油剂　可稍加温或用双手对挫药瓶(易被热破坏者除外),然后再用较粗针头抽吸药液。

吸取混悬液　应先摇匀后,立即吸取,并选用稍粗针头抽吸注射。

6. 操作后处理　按消毒隔离原则进行。针头放于针头专用盒内,注射器毁形后放于规定容器中,另外生活垃圾也置于规定的袋内,最后按照各地规定的处理条例集中处理(见注射原则)。

三、注意事项

(1) 严格执行查对制度和无菌操作原则,严格遵守消毒隔离原则。

(2) 用物准备时按各种不同的注射特点加减。

(3) 药液现配现用,抽药时注意不污染,排气时不浪费药液,注意药量的准确性。

活动二　皮内注射法（ID）

 一、基本知识点

1. 定义　皮内注射法是将少量药液注入表皮和真皮之间的方法。
2. 作用　用于药物过敏试验、预防接种和局部麻醉的起始步骤。

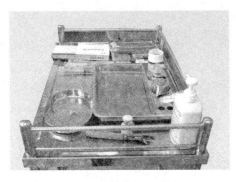

图 7-3-2-1　皮内注射用物

二、操作过程

1. 操作者准备　操作者核对医嘱，洗手、戴口罩。
2. 病人准备　向病人解释注射目的及询问过敏史。了解病人生理、心理、局部皮肤情况，病人取舒适体位。
3. 用物准备　注射盘内加 1 ml 注射器。供皮内注射用，并按医嘱备药液；如为药物过敏试验，另备 0.1% 盐酸肾上腺素 1 支及 2 ml 注射器（图 7-3-2-1）。
4. 环境准备　按注射要求环境（见前）。
5. 实施操作

核对解释　携注射用物及药物至病人床旁，核对称呼病人。

选择部位　过敏试验为前臂掌侧下段；预防接种在上臂三角肌下缘；局部麻醉在麻醉处（图 7-3-2-2）。

消毒　用 70% 乙醇常规消毒局部皮肤，待干，再次查对并排尽空气。

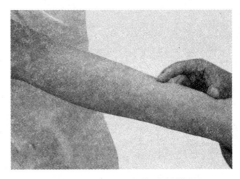

图 7-3-2-2　皮内注射部位

注射

（1）进针：一手绷紧局部皮肤，一手持注射器，针头斜面向上与皮肤成 5° 角刺入皮内（图 7-2-2-3）。

（2）固定：待针头斜面完全进入皮内后，放平注射器，拇指固定针栓，右手轻轻推注药液入 0.1 ml（图 7-3-2-4）。

（3）成皮丘：使局部隆起呈半球状皮丘，隆起的皮肤变白并显露毛孔（图 7-3-2-5）。

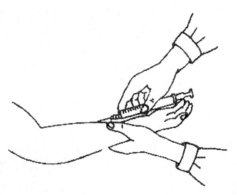

图 7-3-2-3　皮内注射进针

第七章 给药技术

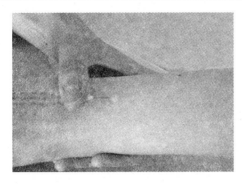
图 7-3-2-4 皮内注射固定

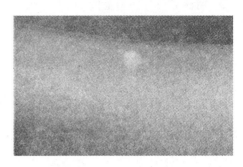
图 7-3-2-5 皮内注射皮丘

6. 操作后处理 随即拔出针头,切勿按揉。再次核对。并嘱咐病人勿按揉局部,勿做剧烈活动。清理用药,归还原处。药物过敏试验 20 min 后观察局部反应,并记录。

三、注意事项

(1) 严格执行查对制度、无菌操作原则及消毒隔离制度。

(2) 询问用药史、药物过敏史,若病人需注射的药物有过敏史,则不可作皮试,并与医生联系,做好标记。

(3) 忌用碘酊消毒,以免影响对局部反应的观察。

(4) 注意进针的角度与深度,以针头斜面全部进入皮内即可,防药液注入皮下或漏出。

(5) 拔针后切勿按揉局部,以免影响结果的观察。

(6) 如需做对照试验,应用另一注射器和针头,在另一前臂的相同部位,注入生理盐水 0.1 ml,20 min 后,观察对照反应。

活动三 皮下注射法(H)

一、基本知识点

1. 定义 皮下注射法是指将少量药液注入皮下组织的方法。

2. 作用 注入小剂量药物。用于不宜经口服给药,要求在一定时间内发生药效时;预防接种;局部麻醉用药。

二、操作过程

1. 操作者准备 操作者核对医嘱,洗手、戴口罩。

2. 病人准备 向病人解释注射目的。了解病人生理、心理、局部皮肤情况,病人取舒适体位。

3. **用物准备** 注射盘内加 1~2 ml 注射器。
4. **环境准备** 按注射要求环境准备。
5. **实施操作**

   |核对解释| 再次确认病人。

   |选择部位| 上臂三角肌下缘、两侧腹壁、后背、大腿前侧和外侧。

   |消毒| 常规消毒局部皮肤,待干,再次查对并排尽空气。

   |注射|

   (1) 进针:用一手绷紧注射部位皮肤,一手持注射器,以示指固定针栓,使针头与皮肤呈 30°~40°角,迅速将针梗的 1/2~2/3 刺入皮下(图 7-3-3-1)。

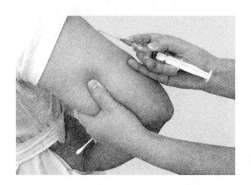 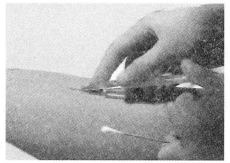

图 7-3-3-1 皮下注射进针　　图 7-3-3-2 皮下注射固定

   (2) 固定抽回血:固定针栓,以左手抽吸活塞,如无回血即可缓缓推注药液(图 7-3-3-2)。

   (3) 按压拔针:注射毕,用干棉签按压在针刺处,快速拔针(图 7-3-3-3)。

6. **操作后处理** 再次核对,安置病人,清理用药,洗手、脱口罩,记录。

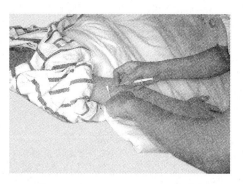

图 7-3-3-3 皮下注射按压拔针

三、注意事项

(1) 严格执行查对制度、无菌操作原则及消毒隔离制度。

(2) 注射少于 1 ml 的药液,应用 1 ml 注射器,以保证注入剂量准确。

(3) 需询问用药史,需要长期注射者,应制定轮流使用注射部位的计划,经常更换注射部位,以促使药物的吸收。

(4) 针头刺入角度不宜超过 45°,以免刺入肌层;如病人过瘦可捏起局部皮肤,并适当减少进针角度。

(5) 如病人需长期进行皮下注射,应建立注射部位的使用计划,经常更换,轮流注射,以利药物吸收。

活动四 肌内注射法(IM)

 一、基本知识点

1. 定义 肌内注射法是指将无菌药液注入肌肉组织的方法。
2. 目的 不宜采用口服、皮下注射、静脉注射,且要求更迅速产生疗效者。

 二、操作过程

1. 操作者准备 操作者核对医嘱,洗手、戴口罩。
2. 病人准备 向病人解释注射目的。了解病人生理、心理、局部皮肤情况,病人取舒适体位。
3. 用物准备 注射盘内加 2~5 ml 注射器。
4. 环境准备 按注射要求环境准备,必要时遮挡病人。
5. 实施操作

核对解释 再次确认病人。

取合适体位 常用的体位有以下几种。

(1) 侧卧位:上腿伸直,放松,下腿稍弯曲(图 7-3-4-1A)。
(2) 俯卧位:足尖相对,足跟分开,头偏向一侧(图 7-3-4-1B)。
(3) 仰卧位:采用臀中肌、臀小肌注射时(常用于危重症和不能翻身者)。
(4) 坐位:坐椅应稍高,以便操作,注射一侧放松(用于门急诊病人)。

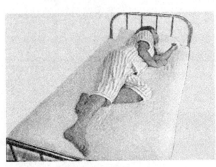 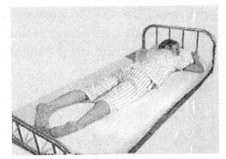

A 侧卧位　　　　　　　　　B 俯卧位
图 7-3-4-1 肌内注射体位

选择部位 应选择肌肉较丰厚,离大血管、神经距离相对较远的部位。以臀大肌最常用,其次为臀中肌、臀小肌、股外侧肌及上臂三角肌。

(1) 臀大肌注射定:位臀大肌起自髂后上棘与尾骨尖之间,肌纤维平行向外下方至股骨上部。注射时应避免损伤坐骨神经。定位方法有两种（图7-3-4-2）：

1）"十"字法：从臀裂顶点向左或右作一水平线，然后从髂嵴最高点作一垂直线，一侧臀部分为4个象限，其外上象限为注射部位，注意避开内角。

2）联线法：取髂前上棘与尾骨联线的外1/3处为注射部位。

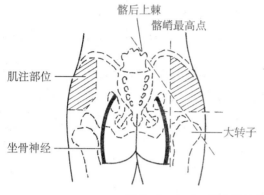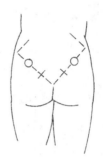

图7-3-4-2 臀大肌注射定位法

（2）臀中肌、臀小肌注射定位：此处血管、神经分布较少，且脂肪组织也较薄。定位方法有两种（图7-3-4-3）：

1）以示指尖和中指尖分别置于髂前上棘和髂嵴下缘处，在髂嵴、构成一个三角形区域。注射部位在示指和中指构成的角内。

2）髂前上棘外侧3横指处。病儿应以其手指的宽度为标准。

（3）股外侧肌注射定位法：大腿中段外侧。一般成人可取髋关节下10 cm至膝关节上10 cm的范围（图7-3-4-4）。

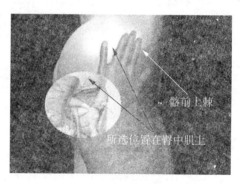

图7-3-4-3 臀中肌、臀小肌注射定位法

（4）上臂三角肌注射定位法：上臂外侧，肩峰下2～3横指处（图7-3-4-5）。

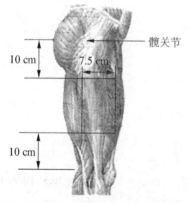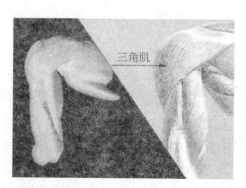

图7-3-4-4 股外侧肌注射定位法　　图7-3-4-5 上臂三角肌注射定位法

[消毒] 常规消毒局部皮肤,待干,再次查对并排尽空气。

[注射]

(1) 进针:用一手拇、示指绷紧注射部位皮肤,一手持注射器,以中指固定针栓,使针头与皮肤呈45°角或90°角,迅速将针梗的2/3刺入皮下(图7-3-4-6)。

(2) 固定抽回血:固定针栓,松开绷紧皮肤的手,抽动活塞(图7-3-4-7)。

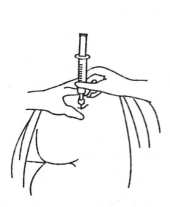
图7-3-4-6 肌内注射进针

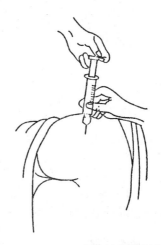
图7-3-4-7 肌内注射抽回血

(3) 推药:如无回血即可缓缓推注药液(图7-3-4-8)。

(4) 按压拔针:注射毕,用干棉签按压在针刺处,快速拔针(图7-3-4-9)。

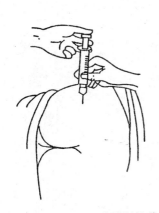
图7-3-4-8 肌内注射推药

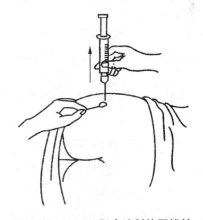
图7-3-4-9 肌内注射按压拔针

6. 操作后处理 再次核对,安置病人,整理床单位,清理用药,洗手、脱口罩,记录。

三、注意事项

（1）严格执行查对制度、无菌操作原则及消毒隔离制度。

（2）需询问用药史，需要长期注射者，应制定轮流使用注射部位的计划，经常更换注射部位，以免硬结发生，必要时可热敷或进行理疗。

（3）如需两种药物同时注射，应注意配伍禁忌。

（4）2岁以下婴幼儿不宜选用臀大肌注射，因其臀部肌肉发育不完善，可导致肌肉萎缩或损伤坐骨神经。

活动五　静脉注射法（Ⅳ）

一、基本知识点

1. **定义**　是指自静脉注入无菌药液的方法。
2. **用途**　用于药物不宜口服、皮下或肌内注射，或需迅速发挥作用等情况；用于注入药物做某些诊断检查；用于输液或输血；用于静脉营养治疗。

二、操作过程

1. **操作者准备**　核对医嘱，洗手，戴口罩。
2. **病人准备**　向病人解释注射目的，了解病人的生理、心理、注射部位情况，使病人愿意接受并配合。注射部位未发生渗出、肿胀、感染等。取坐位或卧位，在近端选择血管进行注射。
3. **用物准备**　注射盘内另备止血带、小垫枕、7～8号针头（或同型号的头皮针）及所需注射用药物。
4. **环境准备**　按注射要求环境准备。
5. **实施操作**

核对解释　再次核对病人。

选择静脉　最常选用四肢浅静脉，小儿多选用头皮静脉，也可选用股静脉。

（1）四肢浅静脉：常用肘部浅静脉（贵要静脉、正中静脉、头静脉）以及腕部、手背静脉；下肢浅静脉常用大隐静脉、小隐静脉、足背静脉等（图7-3-5-1）。

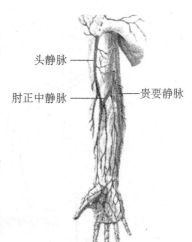

图7-3-5-1　四肢浅静脉

(2) 小儿头皮静脉：常用的头皮静脉有颞浅静脉、额前正中静脉、耳后静脉等（图7-3-5-2）。

(3) 股静脉：股静脉三角区，在股动脉内侧约0.5 cm处（图7-3-5-3）。

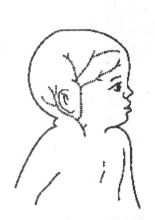

图7-3-5-2 小儿头皮静脉

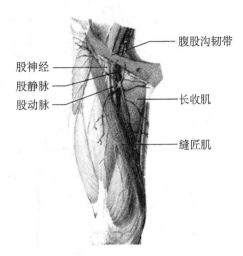

图7-3-5-3 股静脉

消毒 四肢静脉：常规消毒局部皮肤，待干，再次查对并排尽空气；小儿头皮静脉注射，用70%乙醇消毒皮肤；股静脉穿刺，术者按无菌原则戴上无菌手套，再按常规进行消毒。

注射

(1) 扎止血带消毒：在穿刺部位下放置小枕垫及止血带。在穿刺部位上方约6 cm处扎上止血带，嘱病人握拳，常规消毒局部皮肤。再次核对，第2次排出注射器内空气（图7-3-5-4）。

(2) 进针：用一手拇指绷紧静脉下端皮肤，一手持注射器，以中指固定针栓，使针头与皮肤呈15°～30°角，自静脉上方或下方刺入皮下再沿静脉走向刺入静脉。见回血，可顺静脉刺入少许（图7-3-5-5）。

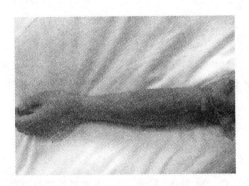

图7-3-5-4 扎止血带消毒

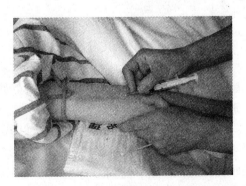

图7-3-5-5 四肢静脉注射进针

(3) 二松、固定、推药：松止血带、松拳；固定针栓（若为头皮针，用胶布固定），松开拳。可缓缓推注药液（图7-3-5-6）。

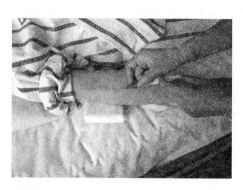

图7-3-5-6 四肢静脉注射推药

(4) 按压拔针：注射毕，用干棉签或棉球按压在针刺处，快速拔针，按压片刻（图7-3-5-7）。

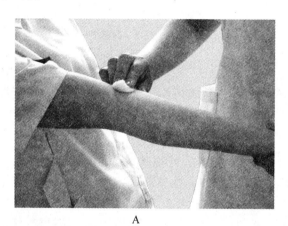 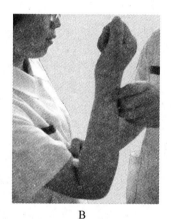

A　　　　　　　　　　B

图7-3-5-7 四肢静脉注射按压

 小贴士

小儿头皮静脉注射

1. 合适体位消毒（图7-3-5-8） 病儿取仰卧或侧卧位，选静脉，注射部位备皮，用70%乙醇消毒皮肤，待干。再次查对，排气。

2. 注射 由助手固定病儿头部，操作者一手拇、示指固定静脉两端皮肤，另一手持头皮针小翼，以静脉最清晰点后约0.1cm处为进针点，

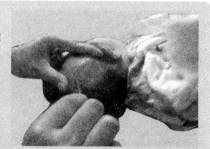

图7-3-5-8 小儿头皮静脉注射消毒

向心方向与头皮平行刺入静脉,见回血后推药少许,如无异常,用胶布固定针头(图7-3-5-9)。

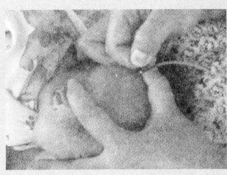

图7-3-5-9 小儿头皮静脉注射手法

 小 贴 士

股静脉注射

1. 目的 为在抢救危重病人时,用于注入药物、加压输液和输血、采集血标本等。

2. 定位 在股三角区,髂前上棘和耻骨结节连线的中点与股动脉相交,股动脉内侧0.5 cm处,即为股静脉。

3. 操作方法

(1) 护士环境准备同静脉注射。

(2) 合适体位消毒:病人取仰卧位,穿刺侧下肢伸直略外展外旋,消毒局部皮肤及操作者一手拇指和示指(必要时戴无菌手套)。

(3) 注射:操作者一手触及股动脉搏动明显部位并固定,一手在股动脉内侧0.5 cm处垂直(或45°)刺入,抽出暗红色回血,则提示针头已达股静脉。固定针头,注药,注射完毕,局部用无菌纱布按压3~5 min,以防出血或形成血肿。若抽出鲜红色血液,则提示针头刺入股动脉,应立即拔出针头,用无菌纱布紧压穿刺处5~10 min,直至无出血,再改由另一侧股静脉穿刺。

6. 操作后处理 再次核对,安置病人,整理床单位,清理用药,洗手、脱口罩,记录。

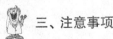 三、注意事项

(1) 严格执行查对制度、无菌操作原则及消毒隔离制度。

(2) 选择粗、直、弹性好、不易滑动、易于固定的静脉,避开关节。合理使用血管。如长期静脉给药者,应有计划地由远心端到近心端选择静脉进行注射。

(3) 根据病情及药物性质,掌握注入速度,随时听取病人主诉,观察局部情况及其病情变化。若局部出现肿胀疼痛,则提示针头滑出静脉,应拔出针头,更换部位,重新进行注射。

(4) 有刺激性的药物防止漏入组织。应先用抽有生理盐水的注射器和针头进行穿刺，注射成功后，现注入少量生理盐水，证实针头确在血管内，再更换抽有药液的注射器缓慢注液，以防药液外溢，造成组织坏死；在推注药液过程中，应定期试抽回血，以检查针头是否在静脉内。

(5) 静脉注射常见失败的原因（图7-3-5-10）：

1) 针头未完全刺入静脉，针尖斜面一半在静脉内，一半在静脉外，抽吸有回血，注药时部分药液溢出至皮下，使局部皮肤隆起，病人有疼痛感。

2) 针头刺入较深，针尖斜面一半穿破对侧静脉壁，抽吸无回血，注药时部分药液溢出至层组织，病人有疼痛感，如只推注少量药液，局部不一定隆起。

3) 针头刺入过深，针尖穿刺对侧静脉壁，抽吸无回血。

4) 针头刺入过浅，或因松解止血带，致针头未刺入静脉，抽吸无回血。

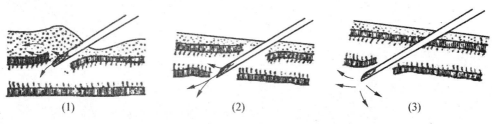

图7-3-5-10 静脉注射常见失败的原因

 小贴士

微量注射泵的应用

1. **用途** 适用于静脉高营养，输入化疗药品、抗生素及对心血管有特殊作用的药物等，用于重症监护病人，尤其是小儿监护病儿。

2. **操作要点** 插好电源，打开开关，固定注射器；设定速度；连接穿刺针，穿刺、固定，按键操作（开始、静音）；拔针，取注射器，关闭（图7-3-5-11）。

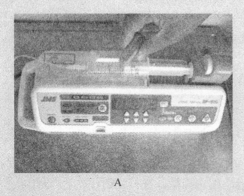
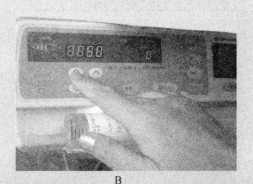

图7-3-5-11 微量注射泵的应用

第七章 给药技术

通过本项目的学习,能够说明各种注射法的目的及其注射部位。严格执行注射原则,正确完成皮内注射、皮下注射、肌内注射及静脉注射,病人无不良反应。治疗性沟通有效,注射时使病人有安全感,掌握药物的特性及病人的个性特点,适时健康宣教,效果明显。

1. 注射原则包括哪些方面?
2. 列表比较各种注射法的目的、用物、注射部位、进针角度及注意点。
3. 在执行肌内注射时,如何做到无菌、无痛、无差错?
4. 臀大肌注射如何定位?臀中肌、臀小肌注射如何定位?
5. 静脉注射失败的原因有哪些?

项目四 常用给药法——眼、鼻、耳滴药法

案例导入

李小姐,30岁,长期从事办公室工作,高度近视眼,平时有过敏性鼻炎,一直在使用抗过敏药滴鼻,最近自感眼睛不适、发痒。检查结果为眼结膜充血。医生医嘱给予复方门冬维甘滴眼液滴眼,1次1~2滴,每日4~6次。如何指导病人正确滴药。

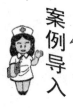

对于经常使用抗过敏药自行滴鼻者,应询问其使用方法,并做一些指导,注意不良反应。第1次使用滴眼药者,应给予帮助,指导其正确滴药方法,并告知注意事项及不良反应,如闭角型青光眼慎用,滴眼时或滴后应避免污染。若有眼红、疼痛等情况,应停药就医等。

滴药法是指将药物滴入腔内产生作用的方法,如眼、耳、鼻腔滴药。目的是治疗疾病或用于检查、诊断。

活动一　滴眼药法

一、基本知识点

作用：杀菌、消炎；散瞳；缩瞳；收敛。

二、操作过程

1. 操作者准备　核对医嘱，洗手、戴口罩。
2. 病人准备　向病人解释注射目的，了解病人的生理、心理、注射部位情况，使病人愿意接受并配合。病人理解试验目的，愿意接受并配合。
3. 用物准备　点眼盘、滴眼药、消毒棉签、无菌眼垫。
4. 环境准备　环境清洁。
5. 实施操作　按医嘱准备药液；核对解释。

|病人体位|　病人取坐位或仰卧位，头略后仰。

|眼部准备|　分开患眼下眼睑，嘱病人向上看，轻牵下睑，暴露下结膜囊。

|滴眼药|　将眼药滴入下穹隆部。

|眼部休息|　嘱病人闭眼 3～5 min，同时转动眼球，擦净溢出药液，必要时用眼垫遮盖。

6. 操作后处理　再次核对，安置病人舒适体位，整理床单位，清理用药，洗手、脱口罩，记录。

三、注意事项

（1）每侧眼操作前后，均需洗手。
（2）滴眼时先健后患、先轻后重；滴药时，滴管勿触及眼睑及睫毛；药液不宜直接滴在角膜上。
（3）操作时不要加压于眼球，特别是角膜溃疡、角膜裂伤时。
（4）滴数种药时，中间要间隔 3～5 min。
（5）滴有毒性药时，如散瞳、缩瞳、表面麻醉药，应压迫泪囊 2～3 min，以防中毒。

活动二　滴鼻药法

一、基本知识点

作用：治疗鼻窦炎、鼻炎；控制鼻出血；减轻鼻塞。

二、操作过程

1. 操作者准备　洗手、戴口罩。

2. 病人准备　向病人解释滴鼻药目的,了解病人的生理、心理、注射部位情况,使病人愿意接受并配合。

3. 用物准备　滴鼻药。

4. 环境准备　环境清洁。

5. 实施操作　按医嘱准备药液,核对解释。

病人体位　病人仰卧垂头位或侧卧位。

仰卧垂头位鼻腔滴药　让病人轻擤出鼻内分泌物,取仰卧位,肩下垫枕,头后仰。护士手持药液滴鼻腔,每侧滴 3 滴后用示指、拇指轻按其鼻翼,嘱其平卧 5 min 后即坐起。

侧卧位鼻腔滴药　患侧鼻腔滴入 3 滴药液,嘱其平卧 5 min 后即坐起。

6. 操作后处理　扶病人坐起,整理床单位,再次核对,清理用物,洗手、脱口罩,记录。

三、注意事项

(1) 血管收缩剂不能连续用 3 d 以上,否则会出现反跳性充血,使黏膜充血加剧。

(2) 不可用油剂滴鼻,以免吸入肺内。

(3) 高血压、老年病人取侧卧位。

(4) 滴鼻剂勿触及鼻孔,应保持清洁。

活动三　滴耳药法

一、基本知识点

作用:清洁、消炎。

二、操作过程

1. 操作者准备　洗手、戴口罩。

2. 病人准备　向病人解释注射目的,了解病人的生理、心理、注射部位情况,使病人愿意接受并配合。

3. 用物准备　滴鼻剂、消毒棉球、棉签。

4. 环境准备　环境清洁。

5. 实施操作　洗手、戴口罩,按医嘱准备药液。核对解释,再次确认病人。

病人体位　病人取侧卧位,患耳向上(以右耳为例)。

耳道滴药　左手将病人耳郭拉向后上方(小儿将耳郭向下方牵拉)。右手将药液沿外耳道后壁滴入 6~10 滴。

耳浴 用手指反复轻压耳屏数次,耳浴 10 min,外耳道口塞以棉球。

6. 操作后处理 扶病人坐起,整理床单位,再次核对,清理用物,洗手、脱口罩,记录。

 三、注意事项

(1) 药液温度应接近体温,过冷时须加温至体温水平,以免滴入后眩晕。
(2) 两耳均需滴药时,应一侧滴好后过几分钟以后再滴另一侧。
(3) 观察外耳道分泌物的性质、颜色。

 能做到滴药过程中,动作轻柔,使病人感觉舒适;治疗性沟通有效;滴入剂量准确,未发生用药不良反应。

 项目课后复习思考题

请叙述滴药法的注意事项。

项目五 药物过敏试验与过敏反应的处理

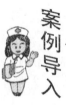 刘女士,65岁,因发热、咳嗽、咳痰来门诊就诊,诊断为肺部感染,医嘱给予青霉素治疗。门诊护士按规定程序为病人进行皮试,皮试后,病人感到胸闷、气急,面色苍白,出冷汗,测血压为 80/50 mmHg,病人神志清,脉细弱。请问,在为病人做青霉素皮试时应注意什么?如何进行皮试液配制?刘女士发生了什么情况?如何护理?

刘女士年纪比较大,询问药物过敏史应仔细耐心,在药物过敏史前应仔细询问是否空腹。护士要密切观察病人的变化。皮试时,皮试液要现配现用,注意配制准确。病人现在的表现是青霉素过敏性休克,需紧急抢救。

活动一 青霉素过敏试验

一、基本知识点

定义：青霉素过敏试验常以 0.1 ml（含青霉素 20～50 u）试验液皮内注射,根据皮丘及病人的全身情况来判断试验结果,只有结果阴性方可使用青霉素治疗。

青霉素易引起变态（过敏）反应,人群中有 5%～6% 对青霉素过敏,而且任何年龄、任何给药途径、任何剂型和剂量、任何给药时间,均可发生变态反应。因此在使用各种青霉素制剂前都应先做过敏试验,试验结果阴性者方可用药。

（一）青霉素变态反应的原因

变态反应系抗原抗体在致敏细胞上相互作用引起的。青霉素为半抗原物质,进入机体后,其降解产物与组织蛋白结合形成全抗原,刺激机体产生特异性抗体 IgE,IgE 固定在某些组织的肥大细胞上和血液中的白细胞表面,使机体呈致敏状态。当机体再次接受类似的抗原刺激后,给予特异性抗体 IgE 结合,发生抗原抗体反应,导致细胞破裂,释放组胺、缓激肽、慢反应物质。这些物质分别作用于效应器官,使平滑肌痉挛、微血管扩张、毛细血管通透性增高、腺体分泌增多,出现一系列变态反应。

（二）青霉素变态反应的预防

（1）使用青霉素前必须做皮肤过敏试验,试验前应详细询问病人的用药史、过敏史、家族史；病人若有青霉素过敏史,应禁止做皮试；病人已进行青霉素治疗,如停药 3 d 后再用,或用药中更换批号,均应重新做过敏试验,结果阴性方可使用。

（2）青霉素皮试液应现配现用,因青霉素皮试液极不稳定,特别是在常温下易产生降解产物,导致过敏。

（3）青霉素过敏试验和注射前均应做好急救的准备工作,备好盐酸肾上腺素和注射器等。

（4）护士应严格执行"三查七对"制度。

（5）正确实施药物过敏试验,准确判断结果。

（6）严密观察,首次注射后应观察 30 min,以免发生迟缓性变态反应。注意倾听病人主诉,观察局部和全身反应。

（7）皮试阳性者禁止使用青霉素,及时报告医生,在体温单、医嘱单、病历、床头卡、门诊病历上醒目注明,并告知病人及其家属。

二、操作过程

1. **操作者准备** 洗手、戴口罩。
2. **病人准备** 向病人解释注射目的,了解病人的生理、心理、注射部位情况,使病人愿意接受并配合。确认注射部位未发生渗出、肿胀、感染等。取坐位或卧位,到近端选择血管进行注射。确认无青霉素过敏史,无空腹,愿意接受并配合。

3. 用物准备

(1) 注射盘内加 5 ml、1 ml 注射器,及青霉素药液、生理盐水注射液。

(2) 抢救物品:2~5 ml 注射器、0.1%盐酸肾上腺素、氧气、常用抢救药物。

4. 环境准备　按注射要求环境准备。

5. 实施操作　按医嘱准备药液;核对解释;确认无青霉素过敏史。

[试验液配制]

(1) 80 万 u 青霉素+4 ml 生理盐水,稀释为每毫升含青霉素 G 20 万 u;

(2) 取 0.1 ml+生理盐水至 1 ml,每毫升含青霉素 G 2 万 u;

(3) 取 0.1 ml+生理盐水至 1 ml,每毫升含青霉素 G 2 000 u;

(4) 取 0.1 ml+生理盐水至 1 ml,每毫升含青霉素 G 200 u。

[试验方法]　对无过敏史者,按皮内注射法在前臂掌侧下端注射青霉素皮试液 0.1 ml(含青霉素 G 20~50 u),20 min 后观察、判断并记录皮试结果。

[判断结果]

(1) 阴性:皮肤无改变,周围不红肿,无红晕,无自觉症状。

(2) 阳性:局部皮肤隆起,出现红晕硬块,直径大于 1 cm,或周围出现伪足,有痒感。严重时可出现过敏性休克。

6. 操作后处理　再次核对,安置病人至舒适体位,整理床单位,清理用药,洗手、脱口罩,正确记录。

 小 贴 士

青霉素过敏反应的表现

1. 过敏性休克　在青霉素皮内试验后、注射过程中或注射后出现休克。呈闪电式,也可发生在用药后数秒内或数分钟以内。有的在半小时以后发生,也有极少数病人发生于连续用药过程中。

(1) 呼吸系统症状:主要是呼吸道阻塞症状,表现为胸闷、气急伴濒危感。

(2) 循环系统症状:面色苍白、冷汗、发绀、脉细弱、血压下降。

(3) 神经系统症状:脑组织缺氧所致,表现为头晕、眼花、面部及四肢麻木、意识丧失等。

(4) 其他:荨麻疹、恶心、呕吐等。

以上症状以呼吸道症状或皮肤瘙痒最早出现。

2. 血清病型反应　用药后 7~10 d 内出现。表现有发热、皮肤瘙痒、荨麻疹、关节肿痛、全身淋巴结肿大、腹痛等。

3. 器官或组织的变态反应

(1) 皮肤变态反应:主要有荨麻疹,严重者为剥脱性皮炎。

(2) 呼吸系统变态反应：可引起哮喘发作等。
(3) 消化系统变态反应：可引起过敏性紫癜，以便血和腹痛多见。

 三、注意事项

(1) 加强对青霉素变态反应的预防。
(2) 及时抢救青霉素过敏性休克病人。
1) 立即停药，协助病人平卧，报告医生，就地抢救。
2) 立即皮下注射 0.1% 肾上腺素 1 ml，儿童酌减。如症状不缓解，可每隔 30 min 再皮下或静脉注射 0.5 ml，直至脱离危险。此药可收缩血管，增加外周阻力，兴奋心肌，增加心输出量，松弛支气管平滑肌，是抢救过敏性休克的首选药。
3) 改善缺氧症状：氧气吸入。呼吸受阻时，应进行人工呼吸，并注射呼吸兴奋剂。
4) 心跳骤停时，胸外心脏按压，进行心肺复苏。
5) 按照医嘱给药，应用肾上腺皮质激素类药物（如地塞米松或氢化可的松等药物静脉点滴；其他根据病情可给予血管活性药物（如多巴胺、间羟胺等）以及抗组胺类药物。
6) 密切观察病人的病情，如神志、生命体征、尿量及其他临床变化。并及时做好病情动态记录。注意病人未脱离危险期时，不宜搬动。

活动二 破伤风过敏试验及脱敏注射法

 一、基本知识点

破伤风抗毒素是一种免疫血清，对人体是一种异性蛋白，具有抗毒性，注射后容易出现变态（过敏）反应。因此，用药前应做过敏试验。曾用过破伤风抗毒素超过 1 周者，如需再用，应重做过敏试验。

 二、操作过程

1. 操作者准备　洗手、戴口罩。
2. 病人准备　向病人解释注射目的，了解病人的生理、心理、注射部位情况，使病人愿意接受并配合。确认无空腹，注射部位未发生渗出、肿胀、感染等。病人取坐位或卧位，在近端选择血管进行注射。
3. 用物准备　同皮内注射法，另备破伤风抗毒素药液、生理盐水注射液。
4. 环境准备　按注射要求环境准备。
5. 实施操作　按医嘱准备药液；核对解释。

试验液配制　取每支 1 ml，含 1 500 u 的破伤风抗毒素药液，抽取 0.1 ml，加生理盐水稀释到 1 ml（含 150 u 的破伤风抗毒素）。

试验方法 皮内注射破伤风抗毒素皮试液 0.1 ml(含 15 u),20 min 后观察、判断并正确记录皮试结果。

判断结果

(1) 阴性:皮肤无改变,周围不红肿,无自觉症状。

(2) 阳性:局部皮肤红肿硬块,直径大于 1.5 cm,红晕超过 4 cm 或周围出现伪足,有痒感。全身变态反应,以血清病型反应为多见,偶见过敏性休克。

脱敏注射法 破伤风过敏试验阳性者,可采用此法,即多次小剂量注射药液(表 7-5-2-1)。

表 7-5-2-1 破伤风抗毒素脱敏注射法

次数	抗毒血清(ml)	生理盐水(ml)	注射法
1	0.1	0.9	肌内注射
2	0.2	0.8	肌内注射
3	0.3	0.7	肌内注射
4	余量	1	肌内注射

每隔 20 min 注射 1 次,每次注射后均需密切观察,如出现过敏性休克,立即停止注射,并迅速处理;如反应轻微,待反应消退后,酌情小量多次注射,以便顺利注入余量。

6. 操作后处理 再次核对,安置病人至舒适体位,整理床单位,清理用药,洗手、脱口罩,记录。

三、注意事项

若发生过敏性休克,与青霉素过敏性休克处理方法相同。

活动三 碘过敏试验

一、基本知识点

碘化物造影剂在临床上常用于做泌尿系、心脏血管、脑血管、其他脏器和周围血管造影,CT 增强扫描和其他各种瘘管造影等,应在造影前 1~2 d 做碘过敏试验,结果阴性者方可做碘造影检查。

二、操作过程

1. 操作者准备 洗手、戴口罩。

2. 病人准备 向病人解释注射目的,了解病人的生理、心理、注射部位情况,使病人愿意接受并配合。确认注射部位未发生渗出、肿胀、感染等。病人取坐位或卧位。

3. **用物准备** 备皮内注射用物及碘造影剂；或备静脉注射用物及碘造影剂；或口服药物(5%～10%碘化钾 5 ml)。

4. **环境准备** 按注射要求环境准备。

5. **实施操作** 按医嘱准备药液；核对解释。

试验方法

(1) 皮内试验法：取造影剂 0.1 ml 做皮内注射，20 min 后观察并判断结果。

(2) 静脉注射试验法：按静脉注射法将碘造影剂 1 ml 缓慢注入静脉，5～10 min 观察反应。

(3) 口服法：口服 5%～10%碘化钾 5 ml，每日 3 次，共 3 d，然后观察。

判断结果

(1) 皮内注射法：阴性者皮肤无改变；阳性者局部皮肤红肿硬块，直径大于 1 cm。

(2) 静脉注射法：阴性者无任何不适；阳性者有血压、脉搏、呼吸和面色等改变。

(3) 口服法：阴性者无任何不适；阳性者有口麻、眩晕、心慌、恶心、呕吐、流泪、流涕、荨麻疹等表现。

6. **操作后处理** 再次核对，安置病人至舒适体位，整理床单位，清理用药，洗手、脱口罩，记录。

三、注意事项

(1) 在静脉注射造影前，须做皮内试验，结果阴性，再做静脉试验，如为阴性，才能进行碘剂造影。

(2) 少数病人虽然过敏试验阴性，但注射碘造影剂时仍可发生变态反应，因此造影时必须备急救药品，变态反应处理同青霉素过敏的处理。

小 贴 士

其他药物过敏试验法

1. **普鲁卡因过敏试验法** 0.25%普鲁卡因液 0.1 ml，皮内注射，若为 1%的普鲁卡因，则取 0.25 ml 普鲁卡因加生理盐水稀释至 1 ml 即可。20 min 后观察、判断并记录皮试结果。判断方法同青霉素。

2. **链霉素过敏试验法** 链霉素导致过敏性休克的发生率仅次于青霉素，但病死率较青霉素高，故应引起重视，使用前应做皮肤过敏试验，并加强观察。

【例1】 配置链霉素试验液 0.1 ml(250 u)

配置的具体方法[以 1 瓶链霉素(1g, 100 万 u)为例]：加生理盐水 3.5 ml，溶解为 4 ml，则每毫升含 25 万 u。取上液 0.1 ml，加生理盐水至 1 ml，则每毫升含 2.5 万 u。取上液 0.1 ml，加至 1 ml，则每毫升含 2 500 u 为皮试液。皮内注射，20 min 后观察反应。注射及判断方法同青霉素。

链霉素过敏反应的临床表现同青霉素，但较少见。常伴有毒性反应，表现为全身麻木、肌肉无力、抽搐、眩晕、耳鸣、耳聋等。变态反应处理大致与青霉素相同，可静脉缓慢注射10%葡萄糖酸钙或氯化钙10 ml，使钙离子与链霉素络合而减轻中毒症状。

3. 细胞色素C过敏试验法　细胞色素C是一种辅酶，可引起变态反应。皮试液标准：每毫升含细胞色素C 0.75 mg。

【例2】　配置细胞色素C试验液

配置的具体方法（以1支2 ml细胞色素C为例）：取出0.1 ml药液，加生理盐水至1 ml，则每毫升含细胞色素C 0.75 mg为皮试液。皮内注射方法同青霉素。

另外还有划痕试验，取细胞色素C原液（每毫升含细胞色素C 7.5 mg）在前臂掌侧下段皮肤上滴1滴，并用无菌针头在表皮划痕两道，长约0.5 cm，深度以微量渗血为宜。20 min后观察、判断并正确记录试验结果。局部发红、直径大于1 cm、有丘疹为阳性。

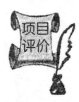

能使病人明确皮试目的，乐意配合操作；能严格执行无菌操作和查对制度，皮试液剂量准确，注射方法正确。治疗性沟通有效；能及时、准确观察病人试验反应，正确判断结果并记录。如发生过敏反应能及时处理。

项目课后复习思考题

1. 列出各种药物过敏试验的浓度。如1瓶青霉素80万u，如何配制试验液？
2. 叙述青霉素过敏性休克症状及其抢救措施。
3. 如何预防青霉素变态（过敏）反应？
4. 某病人破伤风抗毒素过敏试验结果：皮丘红肿、硬结直径2 cm，有伪足，病人无不适感，请问应如何处理？

项目六　静脉输液法

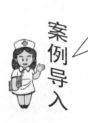

何师傅，40岁，不幸头颈部被砍伤，1 h后被送入病房。现病人主诉头痛、乏力，并有恐惧感。查体：神志清楚，全身皮肤苍白，左颞部有一长约12 cm伤口，深至颅骨，出血多，血压84/50 mmHg。诊断为左颞骨骨折伴出血性休克。现医嘱：5%葡萄糖500 ml＋维生素C 2.0 g＋维生素B_6 0.2 g＋10%氯化钾15 ml静脉滴注；平衡液500 ml＋ATP 40 mg＋CoA 100 u＋10%氯化钾12 ml静脉滴注，接到这份医嘱，应如何按护理程序为病人输液？

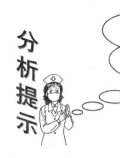

病人为急诊入院,需要立即抢救,需立即为病人建立静脉通路。何师傅已休克,静脉充盈度不够,为能迅速建立静脉通路,保证输液速度,应选择粗直、清晰、避开关节的较大静脉,有条件者采用静脉留置针,按要求调节滴速,输液过程中加强观察,密切观察病情变化,并观察局部反应。

静脉输液是临床上用于纠正人体水、电解质及酸碱平衡失调,恢复内环境稳定并维持机体正常生理功能的重要治疗措施。因此,护理人员必须熟练掌握输液的理论及操作技能,以便在治疗疾病,挽救病人生命过程中发挥积极有效的作用。

一、静脉输液的目的

(1) 补充水分和电解质,纠正水和电解质失调,维持酸碱平衡。常用于各种原因导致的脱水、酸碱平衡失调等病人。

(2) 补充营养,供给热能。常用于慢性消耗性疾病,不能经口进食等病人。

(3) 输入药物,达到控制感染、治疗疾病的目的。常用于各种中毒、严重感染等病人。

(4) 增加血容量,改善微循环,维持血压。常用于抢救严重烧伤、大出血、休克病人。

(5) 输入脱水剂,降低颅内压,达到利尿消肿的目的。

二、常用溶液

1. **晶体溶液**　对维持细胞内外水分的相对平衡起着重要的作用,有纠正体内电解质失调的显著效果。

(1) 葡萄糖溶液:5%~10%葡萄糖溶液,供给水分和热能。

(2) 等渗电解质溶液:生理盐水、5%葡萄糖氯化钠和复方氯化钠等,供给电解质。

(3) 碱性溶液:5%碳酸氢钠和11.2%乳酸钠,调节酸碱平衡。

(4) 高渗溶液:20%甘露醇、25%山梨醇和高浓度的葡萄糖溶液,用于脱水利尿。

2. **胶体溶液**　能有效维持血浆胶体渗透压,增加血容量,改善微循环,提高血压。

(1) 代血浆:为浓缩蛋白,可补充机体蛋白,减轻组织水肿。多用于失血性休克、严重烧伤和低蛋白血症。

(2) 水解蛋白:供应机体能源和促进组织修复。多用于营养不良和低蛋白血症。

(3) 右旋糖酐:中分子右旋糖酐能扩充血容量;低分子右旋糖酐可减低血液黏稠度,改善微循环,回升血压。

(4) 白蛋白:为正常人血清,可补充蛋白质。用于治疗失血性休克、严重烧伤、低蛋白血症。

3. **静脉营养液**　用于供给病人热能,维持正氮平衡,补充多种维生素及矿物质。常用复方氨基酸、脂肪乳剂等。

活动一　周围静脉输液法

一、基本知识点

定义:静脉输液是指利用液体静压原理与大气压的作用将一定量的无菌药液直接滴入静脉内的方法。最常用的是周围静脉输液法。

二、操作过程

1. **操作者准备**　洗手、戴口罩。
2. **病人准备**　使病人理解输液目的,建立安全感,能积极配合输液,排空大小便,取舒适体位。
3. **用物准备**
(1) 输液器1套:静脉留置输液另备静脉留置针1套。
(2) 无菌敷贴或无菌纱布、止血带、胶布、小垫枕、瓶套等。
(3) 按医嘱准备液体及药物。
(4) 输液卡、输液架。
(5) 其他用物:皮肤消毒液[2%碘酊、70%乙醇,也可用0.5%聚维酮碘(碘伏)];70%乙醇棉球;消毒棉签、消毒治疗巾(或纱布)、砂轮、开瓶盖器、弯盘等(图7-6-1-1)。
4. **环境准备**　按注射要求环境准备。
5. **实施操作**　按医嘱准备药液;核对解释。

核对医嘱与药液　根据医嘱填写输液卡,核对病人与药液,检查核对瓶签(药名、剂量浓度、有效日期),检查药物质量(瓶身无破损、药液无变质、配伍禁忌)(图7-6-1-2)。

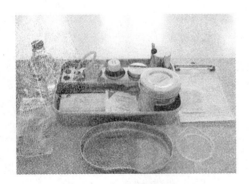
图7-6-1-1　静脉输液用物

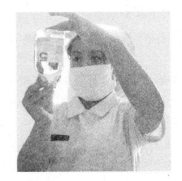
图7-6-1-2　核对药液

消毒、准备药液　将输液单倒贴于输液瓶上,套上瓶套,去除液体瓶盖中心部分,常规消毒瓶塞,根据医嘱加入药物,再次检查液体(图7-6-1-3)。

第七章 给药技术

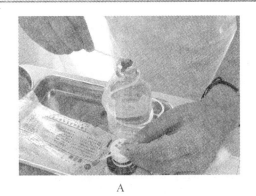
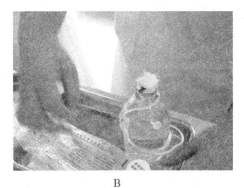

图7-6-1-3 消毒瓶口

输液器准备 检查并打开输液器,将输液器针头插入平塞至针头根部(图7-6-1-4)。

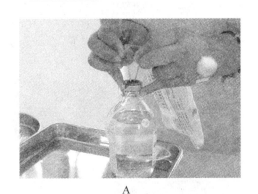
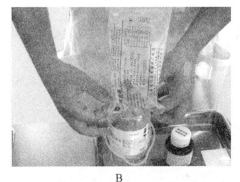

图7-6-1-4 输液器准备

备胶布、排气 再次查对无误,将输液瓶挂于输液架上,准备胶布。排气:反折并提高滴管下端输液管,挤压滴管,使液体流至滴管1/3~1/2满,同时缓慢放低滴管下端输液管,稍松调节器,使液体顺输液管缓慢下降直至排尽导管和穿刺针头内的空气。关闭调节器(图7-6-1-5)。

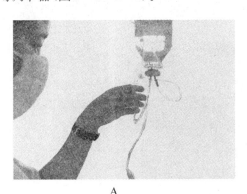
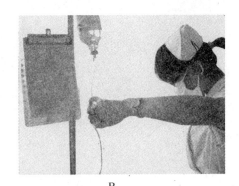

图7-6-1-5 排气

选静脉、扎止血带、消毒 选择静脉;肢体下垫小枕,在穿刺点上方约 6 cm 处扎止血带,常规消毒皮肤(图 7-6-1-6)。

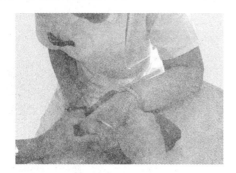
图 7-6-1-6 消毒

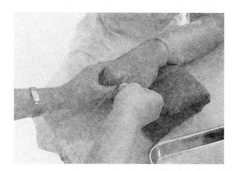
图 7-6-1-7 穿刺

穿刺 再次核对,嘱病人握拳,取下护针帽,行静脉穿刺,进针针梗与皮肤成 20°角,见回血再进针少许(图 7-6-1-7)。

三松、固定 三松:松止血带、松拳、松调节器;待液体流入通畅,病人无不适后,用胶布或敷贴固定(图 7-6-1-8、7-6-1-9)。

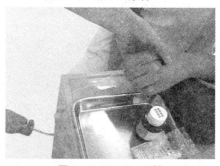
图 7-6-1-8 三松

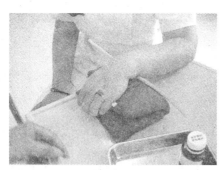
A

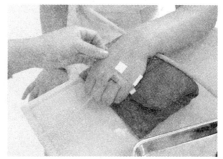
B

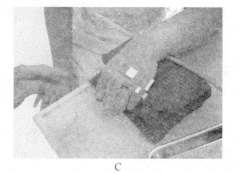
C

图 7-6-1-9 敷贴固定法

调节滴速、记录 在注射单上写上输液开始时间、输液名称、量、滴速并签名(图7-6-1-10、7-6-1-11)。

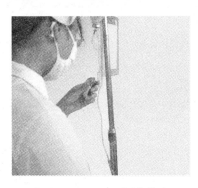
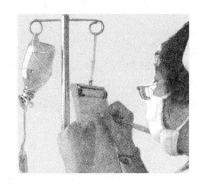

图 7-6-1-10 调节滴速　　　　图 7-6-1-11 记录

核对、告知 核对并告知病人注意事项,协助病人取舒适卧位。将呼叫器放于易取处;洗手,记录输液时间、滴速、病人全身及局部情况并签名。

小 贴 士

换瓶及拔针的方法

1. 换瓶 如需更换液体瓶时,常规查对并消毒瓶塞,从上瓶中拔出输液管插入下一瓶输液瓶中,观察输液通畅后方可离去。及时记录。

2. 拔针 输液完毕,关调节器,干棉球或小纱布及敷贴中心轻压穿刺点上方,快速拔出后按压片刻至无出血点。

6. 操作后处理 按消毒隔离原则进行。针头剪下放于针头专用盒内,输液器在滴管处剪下放于规定容器中,另外生活垃圾也置于规定的袋内,最后按照各地规定的处理条例集中处理(见注射原则)。

小 贴 士

静脉留置针法

静脉留置针法适用于长期输液者、穿刺困难者。此法可保护血管,减少病人因反复被穿刺而造成血管的损伤以及精神上的痛苦;为抢救提供有效的治疗通道。操作步骤为:

(1) 同密闭式静脉输液法准备、检查、核对、插输液器、排气。

(2) 检查并打开留置针、敷贴。

(3) 穿刺点上方约 10 cm 处扎止血带,常规消毒皮肤,直径为 6~8 cm。

(4) 将输液器上的头皮针插入留置针的肝素帽内至针头根部,取下留置针针套,旋转针芯,松动外套管,调整针头斜面,排尽空气(图 7-6-1-12)。

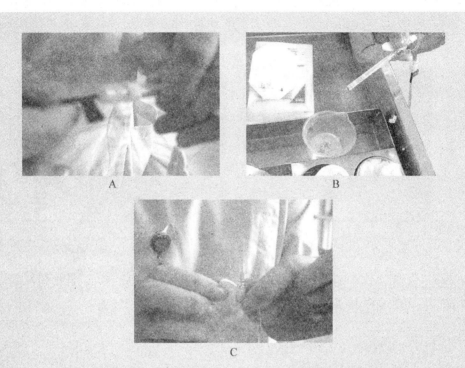

图 7-6-1-12 准备留置针

(5) 按静脉注射法消毒穿刺(角度为 15°～30°进针),见回血后,平的进针 0.2 cm,固定留置针后撤出针芯 0.5 cm 后,将外套管送入静脉,再安全撤出针芯(图 7-6-1-13)。

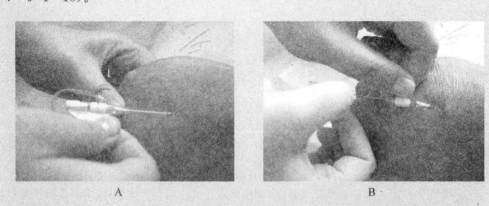

图 7-6-1-13 进针

(6) 用无菌护贴固定外套管,并在透明膜上记录留置时间,胶布将留置针延长管固定,再次核对(图 7-6-1-14)。

第七章 给药技术

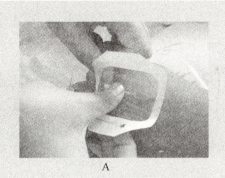
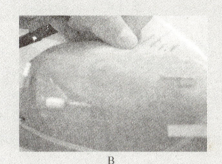

图 7-6-1-14 固定

（7）调节滴速，观察，记录。给病人舒适的体位。

（8）输液将完毕时，用注射器抽稀释肝素适量，接输液针头，向留置针导管内推注，并以边推注边拔针的方法，退出针头，使留置针内充满肝素。再次输液时，消毒留置针的肝素帽，将静脉输液针插入肝素帽内便可进行输液。

（9）停止输液时，除去胶布和敷贴，关闭调节器，将无菌棉球放于穿刺点上方，快速拔针，按压片刻。

三、注意事项

（1）严格执行查对制度和无菌操作原则，严格遵守消毒隔离原则。

（2）对需要长期输液的病人应注意保护静脉，合理使用血管（一般从四肢远端小静脉开始）。

（3）根据病情及药物性质，掌握注入速度，有计划地安排药物输液的顺序。如需加入药物，应注意配伍禁忌，合理安排，以尽快达到治疗目的。

（4）输液前必须排尽输液管及针头内空气，输液中应防止液体流空，及时更换输液瓶及添加药液，输液完应及时拔针，以防止空气栓塞。

（5）进针后，应确保针头在静脉内再输入药液，以免造成组织损害。如需输入对血管刺激性比较大的药物，宜充分稀释，并待穿刺成功后再加药，输完应再输入一定量的生理盐水，以保护静脉。

（6）输液过程中应加强巡视，随时听取病人主诉，观察局部情况及其病情变化。注意有无局部或全身反应，以便及时处理输液故障及输液反应。

（7）保持输液器及药液的无菌状态，连续输液器超过 24 h 应每日更换输液器。

（8）防止交叉感染，应做到"一人一巾一带"，即每人一块治疗巾和一条止血带。

（9）留置针一般可保留 3~5 d，最多不超过 7 d，并注意保护相应肢体，一旦发现针管有回血，应立即用肝素液冲洗，以免堵塞管腔。

活动二 颈外静脉输液法

一、基本知识点

1. **定义** 颈外静脉是颈部最大的浅静脉,其位置较固定,且行径表浅,易于穿刺,可以输液,但不宜多次穿刺。

2. **用途** 适用于长期输液,周围静脉不宜穿刺者;长期静脉内滴注高浓度或刺激性的药物,或静脉内高营养疗法;对于周围循环衰竭的危重病人,用来测量中心静脉压。

二、操作过程

1. **操作者准备** 洗手、戴口罩。

2. **病人准备** 向病人解释注射目的,了解病人的生理、心理、注射部位情况,使病人愿意接受并配合。确认注射部位未发生渗出、肿胀、感染等。病人取坐位或卧位。确认病人理解输液目的,建立安全感,能积极配合输液,排空大小便。

3. **用物准备** 输液盘:另加1%普鲁卡因注射液、生理盐水、无菌手套、宽胶布(2 cm×3 cm)或无菌敷贴、火柴、酒精灯;无菌穿刺包,其他用物与周围静脉输液法相同。

4. **环境准备** 按注射要求环境准备;环境安静、光线适宜操作。

5. **实施操作** 备齐用物;核对解释。

   备好输液器　按密闭式输液法检查、准备,插好输液器并排尽空气。

   病人体位　帮助病人去枕平卧,头部移向床沿并转向对侧。尽量使头后仰,必要时肩下垫以小枕使颈部伸展平直,便于穿刺。

   定穿刺部位　穿刺点在下颌角与锁骨中点上缘联线之上1/3处,颈外静脉外缘进针。

   开包、铺巾、局部麻醉　按常规消毒皮肤,打开无菌穿刺包,戴无菌手套铺洞巾。用1%普鲁卡因在预定穿刺点旁2 mm处行局部麻醉,然后用刀片尖部在穿刺点上刺破皮肤作引导,以减轻进针时皮肤阻力。

   穿刺、插管　持穿刺针呈45°角进针,入皮肤后呈25°角沿颈外静脉方向穿刺,见回血即用一手指按住针栓孔,另一手持硅胶管快速从针孔插入10 cm,见硅胶管有回血再进入少许,即退出穿刺针。

   固定　接上输液器,取胶布经烘烤后在距穿刺点0.5 cm处固定硅胶管。再次消毒穿刺部位后,用无菌薄膜敷贴覆盖穿刺点,固定针栓及肝素帽;调节合适滴速。

   暂停输液的处理　输液完毕,用稀释肝素(即每毫升生理盐水含肝素10~100 u)2~5 ml注入硅胶管内,取无菌静脉帽与针栓部旋紧;每天按常规消毒穿刺点周围皮肤并更换敷料。如再次输液,常规消毒静脉帽,接上输液器即可;停止输液时,拔管动作应轻柔,避免折断硅胶管。对长期置管者应接注射器边吸边拔,拔管后在穿刺点加压数分钟,防止空气进入静脉,消毒穿刺点皮肤,覆盖无菌敷料。

6. 操作后处理　同周围静脉输液。

三、注意事项

(1) 置管后,如发现硅胶管内有回血,应立即用肝素液冲洗,以免堵塞管腔。

(2) 每天更换敷料,并用聚维酮碘(碘附)消毒穿刺点及周围皮肤。

(3) 拔管时,应注意动作轻柔,以免硅胶管折断。

小　贴　士

一、输液速度的调节

(一)调节输液速度的原则

(1) 输液速度应根据病人的年龄、病情、药物性质进行调节,一般成人40～60滴/分,儿童20～40滴/分。

(2) 对年老、体弱、婴幼儿、有心肺疾患的病人输入速度宜慢;对严重脱水、心肺功能良好的病人输入速度可适当加快。

(3) 一般速度输入可稍快;而高渗盐水、含钾药物、升压药物等输入速度宜慢。

(二)输液速度与时间的计算

在输液过程中,溶液每毫升的滴速(滴/毫升)称为该输液器的滴系数。各厂家生产的输液器系数不同,临床常用的有10、15、20、50等几种型号。静脉输液的速度及输液所用时间的计算方法如下。

(1) 已知输入液体的总量和预计输完所用的时间,求每分钟滴数。

每分钟滴数=液体总量(ml)×点滴系数/输液时间(分钟)

(2) 已知输入液体的总量和每分钟滴数,求输完所用的时间。

输液时间(h)=液体总量(ml)×点滴系数/每分钟滴数×60(min)

(三)输液泵的使用

临床上对有些需要严格控制输入液量,如危重病人、心血管疾病病人的治疗及抢救等。电脑微量输液泵为电子输液控制装置,能将药液长时间微量、均衡、精确地输入体内。常用于输入升压药物、抗心律失常药物等。使用时,可根据病人的具体情况设定输液速度、输液总量,以达到调节滴速、控制入量、治疗疾病的目的。

操作要点为:①将输液泵固定于输液架上。②接通电源,打开电源开关。③排尽输液管内气体。④打开输液泵门,将输液管放入管道中,关闭泵门。⑤遵医嘱设定每毫升滴速、每小时入量和输液总量。⑥静脉穿刺成功后,将输液针与输液泵内的输液管相连。⑦按压"开始/停止"键,启动输液。⑧当输液量接近预先设定值时,输液量显示闪烁,提示输液马上结束。⑨按"开管键,关闭输液泵,打开泵门,取出输液管。⑩消毒

二、常见输液故障及排除

(一)输液不畅或不滴

1. **针头滑出血管外** 液体注入皮下组织,可见局部肿胀并有疼痛,应将针头拔出另选血管重新穿刺。
2. **针头斜面紧贴血管壁** 妨碍液体滴入,应调整针头位置或适当变换肢体位置,直到点滴通畅。
3. **针头阻塞** 表现为药液不滴,轻轻挤压输液管有阻力,且无回血,可确定针头阻塞;应拔针并更换针头,重新穿刺。
4. **压力过低** 输液瓶位置过低或病人肢体抬举过高所致,适当提高输液瓶或放低肢体位置。
5. **静脉痉挛** 由于肢体暴露在冷的环境中时间过长或输入的液体温度过低所致,局部进行热敷、按摩,使静脉扩张,促进血液循环。

(二)滴管内液面过高

滴管侧无调节孔时,可将输液瓶取下,倾斜瓶身,使插入瓶内的针头露出液面,待溶液缓慢流下直至滴管露出液面,再将输液瓶挂于输液架上继续点滴。

(三)滴管内液面过低

可夹住滴管下端输液管,用手挤压滴管,迫使液体不流至滴管内,当液面升至所需高度时,停止挤压,松开滴管下端的输液管即可。

(四)滴管内液面自行下降

应检查滴管上端输液管与滴管的衔接是否松动,滴管有无漏气或裂隙,必要时更换输液器。

三、常见输液反应及护理

(一)发热反应

1. **原因** 是常见的输液反应。常因输入致热物质引起:可能途径为输液瓶或输液器清洁灭菌不完全或被污染;输入溶液或药物不纯;消毒保存不良;输液过程未严格执行无菌操作等。
2. **临床表现** 多发生于输液后数分钟至1h,主要表现为发冷、寒战和发热。轻者体温38℃左右,停止输液后数小时内恢复正常;重者初起寒战,继之高热达40～41℃,并有恶心、呕吐、头痛、脉速、全身不适等。
3. **护理**
    (1)预防:严格执行查对制度和无菌操作原则。输液前要严格检查药液的标签、有效期、外包装及药液质量;严格检查输液用具的生产日期、有效期及外包装是否完好、不漏气。
    (2)一旦出现发热反应,反应轻的病人可减慢滴速或停止输液,严重者应立刻停止输液,并与医生联系。

(3) 密切观察病情及体温变化。

(4) 对症处理：如有寒战应注意保暖，可适当增加盖被或给热水袋；对高热的病人应给予物理降温。

(5) 遵医嘱给予抗过敏药物或激素治疗。

(6) 保留剩余溶液和输液器，查找原因。

(二) 急性肺水肿（循环负荷过重）

1. 原因　输液速度过快，短时间内输入过多液体，使循环血容量急剧增加，致使心脏负荷过重而引起心力衰竭、肺水肿。

2. 临床表现　突感胸闷、呼吸急促、咳嗽、面色苍白、出冷汗、心前区有压迫感或疼痛，咳粉红色泡沫样痰，重者可由口鼻涌出，肺部遍布湿啰音，脉数且弱，心率快且节律不整。

3. 护理

(1) 预防：输注过程中严格控制滴速，量不可过多，特殊病人（心肺功能不良的病人、年老体弱的病人和婴幼儿）尤应注意。

(2) 发现症状，立即停止输液，并通知医生，进行紧急处理。

(3) 协助病人取端坐位，两腿下垂，以减少下肢静脉血回流，减轻心脏负担。

(4) 高流量吸氧，使肺泡内压力增高，从而减少肺泡内毛细血管渗出液的产生；湿化瓶内加20%～30%乙醇，因为乙醇可以减低肺泡内泡沫的表面张力，使泡沫破裂消散，以此改善肺部气体交换，减轻缺氧症状。

(5) 遵医嘱给药（如利尿剂、扩血管药、平喘剂、强心药等）。

(6) 必要时四肢轮扎，即用止血带或血压计袖带给四肢适当加压，以阻断静脉血流（动脉血流保持通畅），可有效减少静脉回心血量，要求每隔5～10 min轮流放松一侧肢体的止血带。当症状缓解后，再逐渐解除止血带。

(7) 做好心理护理：支持安慰病人，以缓解其紧张情绪，使病人有安全感和信任感。

(三) 静脉炎

1. 原因

(1) 输液中无菌操作不严，局部静脉感染。

(2) 长期输入浓度高、刺激性强的药物或静脉置管时间过长引起局部静脉壁化学炎性反应。

2. 临床表现　沿静脉走向出现条索状红线，局部组织发红、肿胀、灼热、疼痛，有时伴有畏寒、发热等全身症状。

3. 护理

(1) 严格执行无菌技术操作原则，以防感染；对血管壁有刺激性的药物，输液前应充分稀释，并减慢输液速度，防止药物溢出静脉外；静脉使用应有规划，经常更换输液部位，以保护静脉；使用静脉留置针时，应选择无刺激或刺激性小的导管，且留置时间不宜过长。

(2) 停止在此静脉输液,抬高患肢,局部用95%乙醇或50%硫酸镁热湿敷,也可用中药外敷。

(3) 超短波理疗。

(4) 如同时合并感染,可遵医嘱给予抗生素治疗。

(四) 空气栓塞

1. 原因　输液导管内空气未排尽;导管连接不紧,有裂隙;连续输液过程中,未及时添加药液或添加后未及时排尽空气;加压输液、输血时,无人在旁看守。

空气进入静脉,可随血流先进入右心房,再进入右心室。如空气量少,则随着心脏的收缩被右心室压入肺动脉,并分散到肺动脉内,最后经毛细血管吸收,因而损害较少;如空气量大,则空气在右心室内阻塞肺动脉入口,使血液不能进入肺内进行气体交换,引起机体严重缺氧,甚至导致病人死亡。

2. 临床表现　乏力、眩晕、濒死感,胸部感觉异常不适或胸骨后疼痛,即出现呼吸困难和严重发绀;心前区"水泡音",心电图示心肌缺血和急性肺心病。

3. 护理

(1) 预防:输液前,必须认真检查输液器的质量,并将输液管内的空气排尽;输液过程中,应加强巡视,以便及时更换输液瓶或添加药液,发现药液输完及时拔针;当加压输液、输血时,应安排专人看守,并严密观察,不得擅自离开病人。

(2) 发现空气栓塞,应立即停止输液,通知医生进行抢救,立刻让病人取左侧卧位和头低足高位。因为头低足高位在吸气时可增加胸腔内压力,而减少空气进入静脉;右侧卧位可使肺动脉的位置低于右心室,使气泡向上漂移至右心室尖部,以避开肺动脉入口,并随着心脏的舒缩,空气被混成泡沫,使较大的气泡破碎,分次小量进入肺动脉内,逐渐被吸收。

(3) 给予高流量氧气吸入。

(4) 密切观察病情,发现异常及时处理。

能严格执行无菌技术操作及查对制度;操作规范,穿刺一次成功;穿刺局部无肿胀、疼痛,未出现输液反应;护患沟通有效,能使病人有安全感,配合良好。

1. 临床上哪些情况需要静脉输液?
2. 在输液过程中,护士应注意什么?

3. 护士巡视输液病人,发现药液不滴应如何分析原因及处理?
4. 某病人输液尚余 800 ml,须维持 8 h 输完,请问如何调节滴速?
5. 阐述颈外静脉穿刺的定位方法。
6. 静脉炎有哪些症状?可有哪些原因引起?

项目七 输 血 法

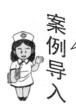
案例导入

谢先生,55 岁,患肝硬化 6 年。半天来呕血 4 次,约 1 200 ml,黑便 2 次,约 600 g,伴头晕、心悸。入院查体:BP 80/50 mmHg,P 180 次/分,巩膜轻度黄染,腹部膨隆,移动性浊音阳性。初步诊断为"食管静脉曲张破裂大出血休克"。立即使用双气囊三腔管压迫止血及输血 400 ml。请问护士应如何为病人输血,要注意哪些问题?

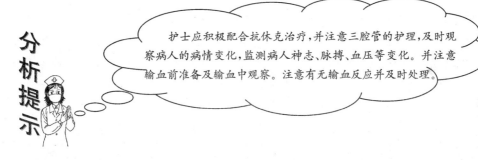

分析提示

护士应积极配合抗休克治疗,并注意三腔管的护理,及时观察病人的病情变化,监测病人神志、脉搏、血压等变化。并注意输血前准备及输血中观察。注意有无输血反应并及时处理。

静脉输血是临床上常用的治疗方法之一。它在发挥治疗作用的同时,有时也会带来一些不良反应。

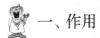 一、作用

(1) 补充血容量,增加有效循环血量,增加心输出量,提高血压,促进血液循环。常用于失血、失液导致的血容量减少或休克的病人。

(2) 补充血红蛋白,增加血液携氧能力,改善机体缺氧状况,纠正贫血。常用于严重贫血病人。

(3) 输入各种凝血因子、改善凝血功能,预防和控制出血,常用于凝血功能障碍的病人。

(4) 补充抗体,增加机体抵抗力。常用于严重感染的病人。

(5) 增加白蛋白、纠正低蛋白血症,维持血浆胶体渗透压,减少组织渗出和水肿。常用于低蛋白血症病人。

二、血液制品的种类

（一）全血

1. 新鲜血 在4℃抗凝保养液中，保存1周的血。基本保留了血液中原有的所有成分。主要适用于血液病病人，可补充各种血细胞、凝血因子和血小板。

2. 库存血 在4℃的冰箱内保存2～3周。库存血仅保留了血液中血细胞及血浆蛋白，且时间越长，血液成分变化越大，即酸性增加，钾离子浓度增加。因此大量输注库存血，可导致酸中毒和高钾血症。主要适应于各种原因引起的大出血(图7-7-0-1)。

3. 自体输血 自体输血不需做血型鉴定及交叉配血试验，还可节省血源、防止输血反应。方法有：

(1) 术中失血回输：利用血液回收装置，对手术过程中出血量较多的病人，如宫外孕等手术，将腹腔内血液经收集、抗凝、过滤后，再经静脉回输给病人。

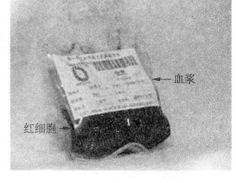

图7-7-0-1 库存全血

(2) 术前预存自体血：对身体一般情况较好，符合自身输血条件的病人，在手术前2～3周内，定期反复采集血液保存，待手术需要时再回输。

（二）成分血

成分血是指将血液中的各种成分加以分离提纯，加工成各种高浓度的血液制品，再根据病人治疗需要，有针对性地输入有关血液成分。成分输血是目前临床上常用的输血方法。优点：纯度高，体积小，可节约血源，一血多用，治疗效果好，不良反应少，便于保存及运输。常用有形成分有以下几种。

1. 红细胞

(1) 浓缩红细胞：指新鲜全血分离血浆后剩余的部分，仍含有少量血浆。适用于血容量正常而需补充红细胞的贫血病人。

(2) 洗涤红细胞：指红细胞经生理盐水3次洗涤后，再加入生理盐水而成。适用于免疫性溶血性贫血病人、脏器移植术后、需反复输血的病人等。

(3) 红细胞悬液：指红细胞经离心提取血浆后的红细胞加入等量红细胞保养液制成。适用于战地急救和中、小手术病人。

2. 白细胞浓缩悬液 指新鲜全血经离心后所取的白膜层白细胞。要求保存于4℃环境，48h内有效。适用于粒细胞缺乏合并严重感染的病人。

3. 血小板浓缩悬液 指新鲜全血离心后所得。要求保存于22℃环境，24h内有效。适用于血小板减少或功能障碍所致的出血病人。

4. 血浆 指全血分离心后的液体部分。主要成分为血浆蛋白，不含血细胞，也无凝集原，且保存期较长。常用的有以下几种。

(1) 新鲜血浆：包括正常量的全部凝血因子。适用于凝血因子缺乏的病人。

(2) 保存血浆：适用于低血容量、低血浆蛋白的病人。

(3) 冰冻血浆：普通冰冻血浆保存在-30℃低温下，有效期为1年；应用时先放在37℃温水中融化。

（4）干燥血浆：使用时加适量生理盐水或0.1%枸橼酸钠溶液溶解。

5. 其他血液制剂

（1）白蛋白液：从血浆中提取制成，临床上常用5%白蛋白液。可提高血浆胶体渗透压、增加血浆蛋白。适用于低血浆蛋白的病人。

（2）纤维蛋白原：适用于纤维蛋白原缺乏症、弥散性血管内凝血的病人。

（3）抗血友病球蛋白浓缩剂：适用于血友病的病人。

 小 贴 士

血型及相容性检查

血型有ABO系统和Rh系统。相容性检查包括直接交叉相容配血试验（受者血清＋供者红细胞）、间接交叉相容配血试验（供者血清＋受者红细胞）。

活动一 间接静脉输血法

 一、基本知识点

间接静脉输血法是指将抽出的供血者的血液，按静脉输液法输给病人的方法。

 二、操作过程

1. **操作者准备** 洗手、戴口罩，熟悉备血、取血和输血的操作程序和方法。

2. **病人准备** 向病人解释输血的目的、注意事项，了解病人身心状况。使病人理解输血目的及相关知识，能积极配合，取舒适体位并暴露注射部位。

3. **用物准备**

（1）输血前血制品准备：

1）备血：根据医嘱采血标本2 ml，与已填写的输血申请单一起送交血库，做血型鉴定和交叉配血试验。静脉输全血、红细胞、血细胞、血小板等必须做血型鉴定和交叉配血试验；输入血浆前须做血型鉴定。

2）取血：根据医嘱凭取血单取血，同时应与血库人员共同进行"三查八对"，三查：有效期、质量、输血装置；八对：姓名、床号、住院号、血瓶（袋）号、血型、交叉配血实验结果、血液种类和剂量。查对准确无误，护士在交叉配血单上签全名，方可取回使用；

3）取血后：血制品防震荡，以免红细胞大量破坏而引起溶血；不能加温，以免血浆蛋白凝固变性而导致输血反应；取回后室温下放置15～20 min后再输入，一般应在4 h内输完；

4）输血前：血制品取回病区后，在输血前应与另一位护士再次核对，无误后方可输入。

(2) 其他用物：同密闭式输液，将输液器改为一次性输液器（输液器的茂菲滴管内有滤网）（图7-7-1-1）生理盐水。

4. 环境准备　注意在符合无菌操作的环境，环境整洁、光线充足。

5. 实施操作

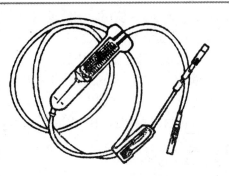

图7-7-1-1　输血器

核对解释　根据医嘱，认真核对病人的床号、供血者及病人的姓名、血型、交叉配血试验的结果，并向病人解释有关事项。

输注液体　按密闭式输液法先输入少量生理盐水。

两人核对　再次核对，做到"三查八对"。

消毒、插针头　准确无误后打开血袋封口，取出血袋，将血液轻轻摇匀，确定生理盐水溶液滴入通畅后，缓慢将血袋倒挂于输液架。搞好常规消毒开口处塑料管，拔出输血管插瓶针头，插入已消毒的橡胶管处中点，注意用力要适当，以防刺出管外，然后松开止血钳。

调节滴速　开始输入速度宜慢，＜20滴/分，观察15 min，如无不良反应，根据病情调节滴速40～60滴/分。

再次输注液体　输入两袋以上血液时，之间应输入少量生理盐水；输血完毕，再继续滴入生理盐水。

拔针　直到将输血器内的血液全部输入体内再拔针。

整理　整理床单位，清理用物，洗手，做好输血记录，记录输血时间、种类、剂量、血型、血袋号、有无输血反应。

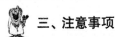三、注意事项

(1) 采集血标本根据医嘱及输血申请单，且每次只能为一位病人采集，严禁同时采集两位以上病人的血标本。

(2) 严格遵守无菌技术原则和技术操作规程。

(3) 严格执行查对制度，确保输血治疗准确无误。

(4) 库血输入前必须认真检查其质量。正常库存血分为两层，上层为血浆呈淡黄色、半透明，下层为红细胞呈均匀暗红色，两层界限清楚，无凝块；如血细胞呈暗紫色，血浆变红，血浆与血细胞的界限不清，有明显血凝块，提示血液可能溶血，不可再使用。

(5) 输血前、后及输两袋血液之间，应输入少量生理盐水溶液，以免发生不良反应。

(6) 血制品中不能随意加入其他药物,如钙剂、高渗或低渗溶液、酸性或碱性药物,以防止血制品变质,出现血液凝集或溶解。

(7) 冷藏血制品不能加温,以免血浆蛋白凝固变性而引起不良反应。

(8) 加压输血时,必须有专人看护,以防空气栓塞。

活动二 直接静脉输血法

 一、基本知识点

直接静脉输血法是指将供血者血液抽出后,立即输给病人的方法。适用于无血库而病人又急需输血时,以及婴幼儿的少量输血。

 二、操作过程

1. **操作者准备**　洗手、戴口罩,熟悉备血、取血和输血的操作程序和方法。
2. **病人准备**　使病人理解注射目的,取舒适体位并暴露注射部位。
3. **用物准备**　同间接静脉注射,另备 50 ml 注射器(根据输血量多少而定)、3.8% 枸橼酸钠溶液(50 ml 血中加 5 ml 溶液)、生理盐水。
4. **环境准备**　注意在符合无菌操作的环境。
5. **实施操作**　需输入较多血液时操作需三人配合,一人抽血,一人传递,另一人输注给受血者;在连续抽血、输血过程中,只须更换注射器,不必拔针头,但要放松袖带,用手指压住穿刺部位前端静脉,以减少出血;输血完毕拔针,以纱布覆盖进针处,胶布固定。记录。

 三、注意事项

同间接静脉输血法。

 小 贴 士

常见输血反应及护理

一、发热反应

1. 原因

(1) 血液、贮血器或输血器被致热原污染。

(2) 操作时违反无菌原则。

(3) 免疫反应:多次输血后,病人血液中产生白细胞抗体和血小板抗体,当再次输血可发生抗原抗体反应,从而引起发热反应。

2. 临床表现　症状可出现在输血过程中,或输血后1~2 h内。表现往往先有发冷或寒战,体温突然升高至38~41℃,发热持续时间不等,并伴有皮肤潮红、头痛、恶心、呕吐。

3. 护理

(1) 预防:去除致热原,严格管理血液制品及输血器;严格执行无菌操作原则,以防污染。

(2) 出现发热反应时,症状轻者减慢输血速度,若症状继续发展,应立即停止输血,保留余血及输血器,进行检验。维持静脉通道,及时通知医生,以便处理。

(3) 对症处理:病人如有寒战,应注意保暖,给热饮料,或加盖被;如出现高热,应给予物理降温。

(4) 严密观察病情,监测生命体征的变化。

(5) 遵医嘱给予抗过敏药物、解热镇痛药或肾上腺皮质激素等。

二、过敏反应

1. 原因

(1) 输入血液中含有对病人致敏的物质。

(2) 献血者的变态反应性抗体随血液传给受血者,一旦与相应抗原接触,即发生变态反应。

(3) 多次输血者体内产生了过敏性抗体,再次输血时,发生变态反应。

2. 临床表现　以荨麻疹、颜面部血管神经性水肿为特征,严重者可有支气管痉挛、咽部水肿,过敏性休克。轻度反应:较常见,输血后出现皮肤红斑、瘙痒、荨麻疹;中度反应:出现血管神经性水肿,表现为眼睑、口唇水肿;严重者可因喉头水肿、支气管痉挛而导致呼吸困难,两肺可闻及哮鸣音;严重反应:可发生过敏性休克。

3. 护理

(1) 预防:①加强对供血者的选择、管理和教育。勿选用有过敏史的献血者;献血者采血前4 h禁高蛋白、高脂肪食物;饮糖水或少量清淡饮食;且不宜服用易致敏的药物,以免血中含有致敏物质。②有过敏史的受血者输血前应注射抗过敏药物。

(2) 发生变态反应,轻者可减慢滴速,重者应立即停止输血,及时通知医生。

(3) 遵医嘱给药,注射0.1%肾上腺素:0.5~1 ml,皮下注射,在危急情况下可做静脉注射;或给予异丙嗪、苯海拉明、地塞米松等抗过敏药物。

(4) 对症处理:如有呼吸困难,应给予氧气吸入;如有喉头水肿并伴严重呼吸困难,应配合气管插管或进行气管切开;如出现循环衰竭,应立即进行抗休克治疗。

(5) 严密观察病情和生命体征变化。

(6) 保留余血及输血器等,以便查明原因。

三、溶血反应

溶血反应是输血中最严重的一种反应。由于所输入血的红细胞和病人的红细胞发生异常破坏,而机体发生一系列临床症状。

1. 原因

(1) 输入异型血:即供血者与病人ABO血型不符而造成的溶血。一般反应迅速,症状发生快,后果也较严重。

(2) 输入变质血:输血前红细胞已经破坏,发生溶解变质,如血液贮存过久、血液保存时温度过高或过低、血液受到剧烈震荡、血液被污染等;另外,血液中加入高渗或低渗溶液、加入对 pH 有影响的药物等。

(3) Rh 血型不合所致溶血:Rh 阴性的病人首次接受 Rh 阳性的血液不会发生溶血反应,仅在血清中产生抗体,当再次输入 Rh 阳性的血液时,才会发生溶血反应。因此,Rh 血型不合所致的溶血反应,一般发生在输血后几小时至几天,且反应较慢,症状较轻,也较少发生。

2. 临床表现　通常输入 10~15 ml 血后,病人即可出现症状,按其临床表现可分为:

(1) 开始阶段:红细胞凝集成团,阻塞部分小血管;头部胀痛、面部潮红、恶心、呕吐、心前区压迫感、四肢麻木、腰背剧痛。

(2) 中间阶段:凝集的红细胞溶解,大量血红蛋白进入血浆中,以致出现黄疸和血红蛋白尿。同时伴以寒战、高热、呼吸困难、血压下降。

(3) 最后阶段:大量溶解的血红蛋白从血浆进入肾小管,遇酸性物质而变成晶体,致使肾小管阻塞,出现急性肾衰竭症状,表现为少尿、无尿,严重者可致死亡。

3. 护理

(1) 预防:加强责任心,认真作好血型鉴定、交叉配血试验;严格执行"三查八对",认真执行操作常规,做好输血前核对工作,以避免发生差错;严格执行血液采集、保存的要求,以防血液变质。

(2) 发现症状,立即停止输血,给吸氧,通知医生,重做血型鉴定与交叉配血试验,查找原因。

(3) 建立静脉补液通道,严密观察病人生命体征。

(4) 保护肾脏:可行双侧腰部封闭,或用热水袋在双侧肾区进行热敷,以解除肾小管痉挛,保护肾脏。

(5) 碱化尿液,遵医嘱口服或静脉注射碳酸氢钠溶液,使尿液碱化,增加血红蛋白的溶解度,以减少结晶,避免肾小管阻塞。

(6) 密切观察并记录病人生命体征及尿量变化,对尿少、尿闭者,可按急性肾功能衰竭处理;若出现休克症状,立即配合医生进行抗休克抢救。

(7) 做好心理护理,关心病人,以缓解病人的焦虑及恐惧情绪。

四、与大量快速输血有关的反应

大量输血是指 24 h 内紧急输血量大于或相当于病人的血液总量。

1. 心脏负荷过重　多发生在年老、小儿及心功能不健全的病人。其原因、临床表现及护理与静脉输液同。

2. 出血倾向

(1) 原因:由于长期输入库存血或短时间大量输入库存血所引起。因为库存血中的血小板基本已被破坏,凝血因子不足,使凝血功能障碍,导致出血。

(2) 临床表现：易引起手术区域异常渗血、静脉穿刺点出血、皮肤出血点、牙龈出血，严重者出现血尿。

(3) 护理：① 预防：如大量输入库存血，应间隔输入新鲜血液、血小板浓缩悬液或凝血因子，以防发生出血；② 密切观察病人出血倾向，注意皮肤、黏膜及伤口处有无出血，同时注意观察病人生命体征、意识状态改变。

3. 枸橼酸钠中毒、低血钙

(1) 原因：库存血中含有枸橼酸钠，随病人静脉输血而进入体内，正常情况下枸橼酸钠在肝脏很快代谢，因此血液输入缓慢不引起中毒；当大量输入库存血时，进入体内的枸橼酸钠也过量，如病人肝功能不全，枸橼酸钠未完全氧化，即可与血中游离钙结合，使血钙下降，导致凝血功能障碍、毛细血管张力降低、血管收缩不良、心肌收缩无力等。

(2) 临床表现：低血钙、手足抽搐，出血倾向、心率缓慢、血压下降，甚至心跳骤停等。

(3) 护理：①预防：每输入库存血超过 1 000 ml 时，可遵医嘱给予 10% 葡萄糖酸钙及氯化钙 10 ml 静脉注射，及时给以钙的补充或输入新鲜血。②严密观察病情变化及病人输血后的反应。

4. 酸中毒和高钾血症　因库存血随保留时间的延长，会出现酸性增加，钾离子浓度升高，故大量输入库存血，可导致酸中毒和高钾血症。故每输血 500 ml，应给予 5% 碳酸氢钠 30～70 ml，从另一静脉注入。

5. 体温过低　冬季提前 30 min 从血库取血，在室温下自然升温后再输入。

五、其他反应

另外还有空气栓塞、微血管栓塞、输血传播的疾病（病毒性肝炎、艾滋病、疟疾、梅毒、巨细胞病毒）等、细菌污染反应（在任何环节不遵守无菌操作规程），均可导致血液被细菌污染。

护理时注意严格筛查和管理献血员；严格掌握输血或使用血制品的指征；对血制品进行严格的灭活处理；严格无菌操作；定期（输血后 3 个月内）去医院检查肝功能。

严格执行无菌技术操作，操作规范；备血、取血、输血中严格执行查对制度，无差错事故；使病人达到预期治疗目的；护患沟通有效，病人有安全感，配合良好。

项目课后复习思考题

1. 临床上哪些情况需要输血？

2. 输血如何预防及处理输血中的发热反应?
3. 输血中的"三查八对"的内容是什么?
4. 如何防止输血时发生的变态(过敏)反应?
5. 在输血过程中病人出现溶血情况,应如何处理?

(张美琴)

第八章 导管护理技术

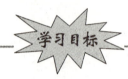

1. 能说出以下操作的定义：鼻饲管使用法、导尿术、留置导尿术、不保留灌肠法、保留灌肠法、肛管排气法、吸氧法、洗胃法、吸痰法、简易呼吸器使用法。
2. 能举例说明医院饮食的种类；掌握喂食的护理方法；会记录 24 h 出入液量；能正确完成证实胃管在胃内的 3 种方法。
3. 能完成以下操作并能归纳其目的和注意事项：鼻饲管使用法、女病人导尿术、留置导尿术、不保留灌肠法、保留灌肠法、肛管排气法、鼻导管吸氧法、洗胃法、吸痰法、简易呼吸器使用法。
4. 能举例说明异常排尿、排便活动，并能采取相应的护理措施，进行健康教育；学会比较各种灌肠法的异同点；能正确选择各种洗胃液。
5. 能表明掌握吸氧浓度的重要性，学会安全用氧；学会观察病人的缺氧症状、判断缺氧程度，能进行氧浓度和氧流量的换算。

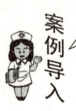

刘先生，有萎缩性胃炎 10 年余，数月来上腹部疼痛加重，服药后不能缓解，体重减轻，疲倦无力，偶有黑便，经胃镜检查确诊为"胃癌"。医嘱：在全麻下行胃大部切除术，术前 3 d 流质，术前 1 d 禁食并给予补液。术前晚行清洁灌肠，手术前置导尿管，术后置胃肠减压。护士在巡视病房时要加强对刘先生病情的观察，测量生命体征，做好各种导管的护理。请问：应如何正确、安全地实施导管护理技术？在各种导管的插管过程中应注意什么？

第八章 导管护理技术

医院里常用的导管有鼻饲管、导尿管、肛管、氧气管、胃管、吸痰管、人工呼吸器套管等,这些属于医院所有临床科室都可能使用的普通导管。本章节介绍的就是导管护理技术的概念、适应范围、操作过程以及注意事项等。这些导管的共同特点都是直接进入人体内部,达到急救和治疗的目的,所以护士应严格遵守操作规程,遵循无菌操作原则;在护理过程中做到严密观察、妥善固定导管,保持导管通畅,预防逆行感染;充分和病人及家属沟通,取得病人的配合和家属的支持。

项目一 鼻饲管使用法

马先生,65岁,因突发"脑出血"入院第3天,神志模糊,吞咽困难,体温37.2℃,脉搏76次/分,呼吸20次/分,血压160/110 mmHg,现鼻腔插着鼻饲管。请问:鼻饲的目的是什么?如何证实鼻饲管在胃内?

饮食护理措施包括促进病人食欲和协助喂食、喂水。通过鼻饲法可以保证病人的营养和治疗的需要。胃管自鼻腔插入胃内,会给病人带来很大的心理压力,如果病人神志清楚或意识恢复了,护士必须和病人进行有效沟通;病人如果神志不清,则应和家属充分沟通以取得理解和支持。插管动作做到轻、稳,尽量减少病人的不适。通过3种方法可以证实胃管已插入胃内。

饮食与营养对健康及疾病有着重要的意义,应该保持日常饮食的均衡,营养失去平衡,无论是过度还是不足,都会给健康带来不同程度的危害。如今护理的对象不仅限于住院病人,还包括院外的康复病人和健康人群,护士只有重视饮食护理,才能实现保护和促进人类健康的护理目标。

 一、营养素及热能

(一)营养素

营养素是指食物中能被吸收及用于增进健康的化学物质,已知人体所需的营养素共有几十种,归纳起来可分为七大类,即蛋白质、脂肪、碳水化合物、无机盐、维生素、水和膳食纤维,前三类为产热营养素。

(二) 热能

一切生命活动都需要热能,热能又称热量、能量等,营养学上以"兆焦"(MJ)作为热能的单位。人体的热能来源于每天所吃的食物,但食物中不是所有营养素都能产生热能的,只有蛋白质、脂肪、碳水化合物这三大营养素会产生热能,一般在体内的供热量可按每克蛋白质4 kcal(0.167 MJ)、脂肪9 kcal(0.376 MJ)、碳水化合物4 kcal(0.167 MJ)计算。按中国营养学会推荐标准,我国成年男子的每日需要的热量为10.0~17.5 MJ,成年女子为9.2~14.2 MJ(1 MJ=239 kcal)。一般成人每日碳水化合物需要量为5~8 g/kg体重,占总热能60%~70%;脂肪0.8~1.0 g/kg体重,占总热能20%~25%;蛋白质1.0~1.2 g/kg,占总热能10%~15%。

二、医院饮食的种类

医院饮食分为三大类:基本饮食、治疗饮食、试验饮食。

(一) 基本饮食

基本饮食适合大多数病人的需要(表8-1-0-1)。

表8-1-0-1 基本饮食

类别	适用范围	饮食原则	用法
普通饮食	病情较轻、疾病恢复期	易消化、无刺激性	3次/日,蛋白质为70~90 g,总热量9.5~11 MJ
软质饮食	老、幼病人,术后恢复期,消化不良和低热病人	软、烂为主,易于消化	3~4次/日,蛋白质为60~80 g,总热量8.5~9.5 MJ
半流质饮食	消化道疾患、吞咽咀嚼不便、发热及手术后病人等	少食多餐、膳食纤维含量少	5~6次/日,蛋白质为50~70 g,总热量6.5~8.5 MJ
流质饮食	急性消化道、口腔疾患、高热、大手术后及危重病人	食物呈液状	6~7次/日,蛋白质为40~50 g,总热量3.5~5.0 MJ

(二) 治疗饮食

饮食治疗是病人综合治疗的一个组成部分,针对病情调整适当的饮食和营养需求量,以达到治疗的目的(表8-1-0-2)。

表8-1-0-2 治疗饮食

类别	适用范围	饮食原则	用法
高热量饮食	甲状腺功能亢进、高热、大面积烧伤病人、产妇等	在基本饮食的基础上加餐2次	12.5 MJ/d
高蛋白饮食	结核、大面积烧伤、严重贫血大手术后、肾病综合征、癌症等	在基本饮食的基础上增加富含蛋白质食物	1.5~2 g/(kg·d),每日总量不超过120 g,10.5~12.5 MJ

续 表

类别	适用范围	饮食原则	用法
低蛋白饮食	急性肾炎、肾衰竭、肝昏迷	限制蛋白质、多补充蔬菜、含糖高的食物	总量应低于 40 g/d 或低于 20~30 g/d
低脂肪饮食	肝、胆、胰疾病,高脂血症冠心病、肥胖和腹泻病人	限制脂肪摄入	成人低于 50 g/d,肝、胆、胰病人低于 40 g/d
低盐饮食	急慢性肾炎、心脏病、肝硬化腹腔积液、中度高血压但水肿较轻者	限制食盐,禁食一切腌制食物	低于 2 g/d,含钠 0.8 g/d,不包括食物内自然存在的氯化钠
无盐低钠饮食	同低盐饮食,但水肿较重的病人	无盐,除自然含钠量外不放食盐;低钠,除无盐外,须控制含钠量,低于 0.5 g/d	禁食含钠多的食物和药物,如油条、挂面、汽水及碳酸氢钠等
少渣饮食	伤寒、痢疾、腹泻、肠炎食管胃底静脉曲张等病人	膳食纤维含量少如蛋类、嫩豆腐等	少用油,刺激性强的调味品
高膳食纤维	用于便秘、肥胖、高脂血症及糖尿病等	选择膳食纤维含量多的食物	如韭菜、芹菜、豆类、粗粮等
低胆固醇饮食	高胆固醇血症、动脉粥样硬化、冠心病等	禁用或少用动物内脏、脑、蛋黄、鱼子、饱和脂肪等	低于 300 g/d
要素饮食	由人工配制的、含有各种营养成分、不需消化液或很少消化液即可吸收的无渣饮食	严重烧伤、低蛋白血症、胃肠道瘘急性胰腺炎、胃肠功能紊乱、晚期癌症等病人	可口服、鼻饲或造瘘置管滴注,温度 38~40℃,滴速 40~60 滴/分,<150 ml/h

(三) 试验饮食

试验膳食是指在特定的时间内,通过对膳食内容的特殊调整,协助诊断疾病,是配合临床检查病因,明确诊断的一种辅助手段(表 8-1-0-3)。

表 8-1-0-3 试验饮食

名称	目的	方法
胆囊造影饮食	检查有无胆囊、胆管及肝胆管疾病	(1) 造影前一日:午餐进高脂肪饮食;晚餐进无脂肪、低蛋白、高糖类、清淡的饮食; (2) 晚餐后禁食、禁烟至次日上午; (3) 当日禁食早餐,第 1 次拍摄 X 线片,如胆囊显影好,再进高脂肪餐,待 30 min 后第 2 次摄片,观察胆囊收缩情况
潜血试验饮食	协助诊断消化道有无出血,试验期一般 3~5 d	试验前 3 d 禁食肉类、动物血、肝脏、含铁剂药物及绿色蔬菜,可食牛奶、豆制品、冬瓜等
吸碘试验饮食	甲状腺功能检查、协助放射性核素 ^{131}I 检查	检查或治疗前 7~60 d,禁食含碘量高的食物。海带、海蜇、紫菜、淡菜、苔菜等需禁食 60 d;海蛳、毛蚶、干贝、蛏子等需禁食 14 d;带鱼、鲳鱼、黄鱼、目鱼、虾等需禁食 7 d

活动一 鼻饲法

一、基本知识点

1. **定义** 鼻饲法是将胃管经一侧鼻腔插入胃内,向管内灌注流质食物、水和药物的方法。

2. **用途** 对不能由口进食者,可通过胃管供给营养丰富的流质、水分以及药物。适用于昏迷、口腔疾患、食管狭窄、食管气管瘘、拒绝进食者的病人,以及早产儿、病情危重的婴幼儿和某些手术后或肿瘤病人。

3. **食管的特点** 食管有3个狭窄:第1个狭窄位于环状软骨水平处,相当于第6颈椎下缘,距中切牙约15 cm;第2个狭窄平气管分叉处,相当于胸骨角水平,第4、第5胸椎之间,约25 cm;第3个狭窄位于食管穿过膈肌处,相当于第10胸椎水平,约40 cm。

4. **胃管插入长度** 由鼻尖经耳垂至胸骨剑突下,或前额发际至剑突的距离,一般成人插入长度45~55 cm已达胃内,婴幼儿14~16 cm(图8-1-1-1)。

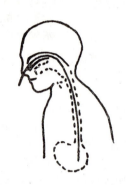

图8-1-1-1 插入胃管的位置

二、操作过程

1. **操作者准备** 护士核对医嘱,洗手、戴口罩。
2. **病人准备**
(1) 了解病情及病人的意识状态、病人对鼻饲的心理反应及合作程度,说明插鼻饲管的目的、方法和注意事项,消除病人紧张情绪,以取得配合。
(2) 检查鼻腔情况,观察有无鼻中隔偏曲、鼻腔炎症、阻塞等。
(3) 协助病人取坐位或半坐卧位。昏迷病人取仰卧位。
3. **用物准备**
(1) 治疗盘内置液状石蜡、棉签、胶布、夹子或橡胶圈、别针、听诊器、弯盘、水温计。鼻饲包内置治疗巾、治疗碗、16或18号胃管(婴幼儿用硅胶管)、压舌板、纱布2块、血管钳、30~50 ml注射器等。
(2) 鼻饲流质饮食:液量200 ml,温度38~40℃。需服药者,将药物碾碎置于小药杯内,并倒入20 ml温水溶解混匀。水杯内盛温开水适量。
(3) 拔管时治疗盘内置血管钳、弯盘、纱布、乙醇、松节油、棉签等。
4. **环境准备** 环境整洁、安静。
5. **实施操作**

核对解释 备齐用物携至床旁,核对床号、姓名,确认病人,解释操作中的配合方法和注意事项。

安置体位　清醒病人取坐位或半坐卧位,不能坐起者取侧卧位。

铺巾、置弯盘　打开鼻饲包,将治疗巾铺于病人颈下,置弯盘。有义齿者,酌情取下义齿,浸泡于冷开水中。

湿润、检查鼻腔　护士右手示指分别按压两侧鼻翼,查看鼻腔是否通畅,询问病人有无疼痛。用棉签蘸取适量温水,清洁湿润双侧鼻腔,检查无鼻腔炎症、出血,无鼻中隔弯曲(图8-1-1-2)。

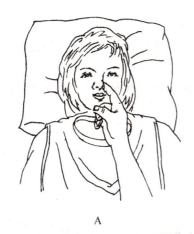 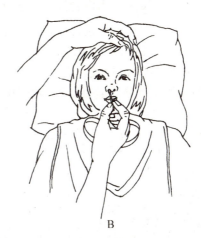

图8-1-1-2　清洁鼻腔

润滑测量胃管　打开胃管包装,用注射器检查胃管是否通畅。左手用纱布捏住胃管,右手用镊子夹住胃管前端,测量由鼻尖经耳垂至胸骨剑突下,或自前额发际至剑突距离的插入长度,成人为45~55 cm,并以小胶布作以标记。取棉签蘸液状石蜡润滑胃管前端10~20 cm,以减少插管过程中的摩擦阻力(图8-1-1-3)。

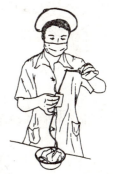

图8-1-1-3　润滑胃管前端

插入胃管并观察病人反应　嘱病人头部稍向后仰,左手用纱布托住胃管,右手用镊子夹住胃管前端,将胃管沿一侧鼻孔轻轻插入,当插入至14~16 cm通过咽喉部时,嘱病人做吞咽动作,当病人吞咽时顺势将胃管向前推进,直至预定长度,暂用胶布固定于鼻翼。插管过程中观察病人反应,如病人出现恶心症状,可暂停片刻,嘱病人做深呼吸或吞咽动作,缓解后再插入;如插入不畅,应检查口腔,观察胃管是否盘在口中;如病人发生呛咳、呼吸困难、发绀等表示误入气管内,应立即拔出,休息片刻后,再重新插入胃管。

昏迷病人插管 应协助病人去枕平卧,头部后仰,当胃管插入15 cm左右时,将病人头部托起,使下颌靠近胸骨柄,此时咽喉部通道增大,便于胃管顺利通过会厌部,缓缓插入至预定长度(图8-1-1-4)。

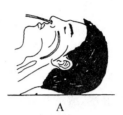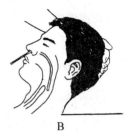

图8-1-1-4 昏迷病人插管

确定胃管入胃 当胃管插入预定长度时,确定胃管是否到达胃内,有3种方法(图8-1-1-5)。

(1)抽取胃液法:将注射器连接于胃管末端进行抽吸,抽出胃液。此法是确定胃管是否在胃内最可靠的检查方法。

(2)听气过水声法:将听诊器置于病人胃区,快速经胃管向胃内注入10~15 ml空气,听到气过水声。

(3)气泡逸出法:将胃管末端置于盛温水的治疗碗内,无大量气泡逸出。如有大量气体逸出,表明误入气管。

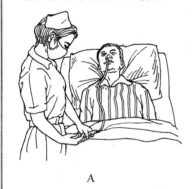 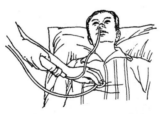 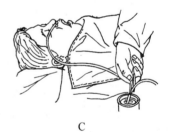

A　　　　　　　　　B　　　　　　　　　C

图8-1-1-5 判断胃管是否在胃内

固定胃管 确定胃管在胃内后,用胶布固定胃管于一侧鼻翼及面颊部(图8-1-1-6)。

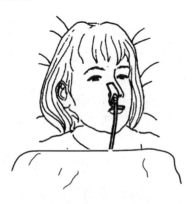 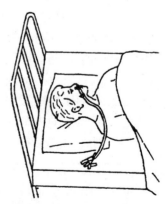

A 以胶布固定胃管　　　　　B 胃管固定法

图8-1-1-6 固定胃管

第八章 导管护理技术

注入鼻饲液　胃管开口端接注射器,在证实了胃管在胃内后,注入少量温开水(不少于10 ml),然后再注入流质饮食或药物,鼻饲速度应缓慢,过快易刺激咽喉部,引起咳嗽,同时易致反流。注入完毕,再注入20~30 ml温开水,避免鼻饲液积存在管腔中变质,造成胃肠炎或堵塞管腔,注入过程中应询问病人感受。

固定胃管末端　将胃管末端反折,用纱布包裹,以橡皮圈系紧或夹子夹紧,勿使空气进入并防止管内液体流出,用安全别针固定于病人枕旁或衣袋内。取下弯盘及垫巾。病人维持原卧位20~30 min,以防止呕吐,然后取舒适卧位,整理床单位(图8-1-1-7)。

拔管

(1) 核对解释:携用物至病人床前,核对并确认病人,说明拔管的原因及过程,以取得合作。

(2) 拔出胃管:将治疗巾铺于病人颈下,并置弯盘,夹紧胃管末端放于弯盘内,防止拔管时管内液体反流。左手按住皮肤,右手轻轻揭去胶布。用纱布包住近鼻孔处的胃管轻轻前后移动

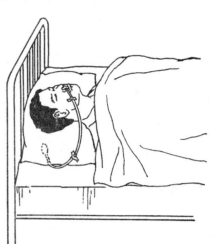

图8-1-1-7　胃管末端的处理

胃管,嘱病人做深呼吸,在呼气时拔出胃管,边拔边用纱布擦胃管,轻柔地一次完成拔管,避免损伤食管及胃黏膜。昏迷病人拔到咽喉处时要迅速,以防液体滴入气管内。用纱布包住抽出的胃管,盘放于弯盘中(图8-1-1-8)。

(3) 清洁面部:用松节油揩净胶布痕迹,再用乙醇将松节油擦去。协助病人漱口,清洗病人口鼻及面部。

(4) 整理床单位,协助病人卧位舒适。

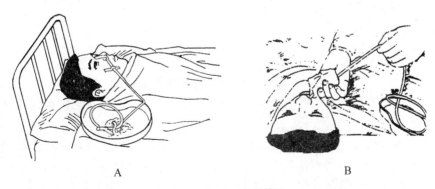

A　　　　　　　　　　B

图8-1-1-8　拔胃管法

6. 操作后处理　清理用物,注洗器洗净后盖好备用。鼻饲用物每餐后清洗,每日

消毒1次。洗手,记录插胃管时间、病人反应、鼻饲液的种类、量及药物等。胃管浸泡消毒或集中处理。护士洗手,记录拔管时间和病人的反应。

三、注意事项

(1) 避免损伤鼻腔和食管黏膜:充分润滑胃管前端,插管时动作应轻稳,及时指导或协助病人做配合动作。

(2) 应严格按照灌注鼻饲液的顺序:每次灌注鼻饲液前,均须证实胃管在胃内,同时观察胃内容物的颜色;鼻饲前后均要注入少量温开水,每次鼻饲量不超过 200 ml,间隔时间在 2 h 以上,每天 5～6 次;鼻饲时,要将注射器内的空气排尽,避免灌入空气造成腹胀。

(3) 鼻饲液温度保持在 38～40℃,不可过冷或过热,过热造成胃黏膜烫伤,过凉可引起病人腹痛或腹泻。

(4) 如需注入药片,应将其研碎,并使其溶解后再注入胃内。

(5) 做好长期鼻饲病人的护理:每日进行口腔护理同时加强鼻腔的护理,可用 1% 的薄荷油滴剂滴鼻,避免发生感染;定期更换胃管,橡胶管每周更换 1 次,硅胶管每月更换 1 次,于当晚最后一次灌食后拔管,次晨再从另一侧鼻孔插入。

(6) 凡上消化道出血、食管静脉曲张或梗阻,以及鼻腔、食管手术后的病人禁用鼻饲法。

(7) 健康教育:

1) 插胃管前应与病人和家属进行有效的沟通,讲明置管的目的、操作步骤,指导病人配合的方法,以消除病人的恐惧心理,取得理解与合作。

2) 指导病人和家属观察鼻饲后的反应,如有不适应及时告知,不可自行拔管。躁动、不合作病人适当约束双上肢,防止自行拔管。

3) 防止呕吐,告知病人及家属在鼻饲后应维持原卧位 20～30 min;昏迷病人应有定时翻身时间,并在鼻饲前应在做好翻身。

小 贴 士

鼻饲法操作的几种并发症及预防措施

1. 腹泻　掌握鼻饲液的浓度、温度及量,鼻饲速度不宜过快;配制鼻饲液时执行无菌操作。

2. 胃食管反流　此为最危险的并发症。鼻饲速度不可过快;昏迷病人鼻饲前应在做好翻身;危重病人鼻饲前应吸净气道内痰液,鼻饲后可取半坐位以防止反流。

3. 便秘　调整营养液配方,增加纤维素含量,适量加入蜂蜜和香油。

第八章 导管护理技术

活动二 协助喂食

 一、基本知识点

1. **心理因素对饮食的影响** 轻松、愉快的心理状态能促进食欲,利于食物的消化吸收;而焦虑、恐惧、抑郁、烦躁及过度兴奋等不良的情绪,可引起交感神经兴奋,抑制消化功能,使病人食欲缺乏,进食量减少。

2. **生理因素对饮食的影响** 不同年龄阶段、不同生理时期的人,对营养的需求、食物的喜好以及饮食自理能力均不一样,如婴幼儿期、青春期、孕期、哺乳期等对营养的需求增高,对婴幼儿、老年人应给予柔软、易消化的食物。从事不同的职业,活动量不同,对营养需求也不一样;对身体强壮、体形高大的人则需要更多的营养素。

3. **社会文化因素对饮食的影响** 饮食习惯一般自幼养成,常受到家庭种族、地理位置、民族宗教等的影响,还会受到不同文化背景、经济状况的影响。对营养知识的掌握和理解影响了对食物的选择,当营养知识缺乏时,食物的搭配不合理,可导致不同程度的营养障碍。

4. **病理因素对饮食的影响** 由于疾病和治疗的因素,食物的摄入和营养物质的吸收就会受到影响。如危重病人、口腔疾患可影响食物的摄入,胃肠道疾病可影响食物的消化吸收,而创伤、发热、恶性肿瘤、大手术后的病人则需要更多的营养素。有些药物能刺激食欲,而有些药物可降低食欲,可引起恶心呕吐等。

5. **制定饮食计划** 在不影响治疗、不违背医疗原则的情况下,根据不同疾病对各种营养素的需要量,尊重病人的饮食习惯,结合其经济情况,帮助病人制定一份可行的饮食计划,尽量照顾病人的口味,做到色、香、味俱全。

 二、操作过程

1. **操作者准备** 护士核对饮食医嘱,洗手、戴口罩。
2. **病人准备** 去除影响进食的干扰因素,对有疼痛的病人,必要时于餐前 30 min 给予止痛剂;为高热病人及时降温;帮助病人更换卧位,必要时做背部按摩;停止非急需的治疗和检查。做好心理护理,减轻病人抑郁、焦虑等不良的情绪。
3. **用物准备** 餐具、餐巾,必要时备床上小桌。
4. **环境准备** 提供环境安静、整洁的就餐环境,空气流通、温湿度适宜,必要时以屏风遮挡。
5. **实施操作**

进食前

(1) 协助病人漱口或做口腔护理;对卧床病人按需要给予便器,用后撤去;协助病人洗手。移去暂时能挪动的治疗用物。

（2）协助病人取舒适卧位，床单及衣着整齐。病情允许可协助下床进餐，不能下床可协助病人坐起或用床上小桌，卧床病人须将头偏向一侧。用餐巾或治疗巾围于胸前，以保持清洁。

（3）根据饮食单上的饮食种类，仔细核对，准确供给膳食，掌握当日需要禁食、限量及延迟等要求。对需要禁食的病人应告知原因，已取得配合，并在床头（尾）上挂标记。

（4）检查探视者带来的食物，符合病人的治疗原则方可食用。

（5）督促和协助配餐员，及时将热饭菜正确地送给每位病人，尽量缩短开饭的发放时间，以保持食物的适当温度。

进食时

（1）对不能自行进餐者应耐心喂食，每匙量不可过多，以1/3满即可；速度不能太快，待第1口完全咽下后再喂第2口，不应催促病人，以免发生噎呛。

（2）将干食和流质交替喂下，使病人充分咀嚼，或依据病人的饮食习惯喂食。勿使食物洒到口腔以外，及时为病人擦拭口唇及下颌。

（3）对能自己进食的病人，应尽量鼓励自己进食，使之享受到自己进食的乐趣，有助于增强信心，但应将食物和餐具放置于病人易于取到的地方。

（4）在病人进餐的同时，应进行观察，适当交谈和进行鼓励，使进食过程保持轻松和愉快。

告知食物方位　　对双目失明或双眼被遮盖的病人，应告知食物名称。如病人自己进餐，可按钟面图放置食物，并告诉病人方位及食物种类，以方便病人顺利取食。

（1）仔细观察病人进餐情况，检查、督促治疗饮食和试验饮食的落实情况，征求病人意见。

（2）在喂食中如发生恶心，鼓励病人做深呼吸，暂时停止喂食。

（3）如病人发生呕吐，应将头偏向一侧，以免呕吐物吸入气管内，呕吐后立即漱口，更换餐巾，记录呕吐情况及量，待病人能耐受后再开始缓慢喂食。

进食后

（1）清理餐具，协助病人洗手、漱口或做口腔护理，整理床单位。

（2）根据需要作好记录。

（3）对禁食或特殊饮食的病人应做好交班。

三、注意事项

（1）合理安排进餐过程，及时去除影响病人食欲的因素。

（2）准确供给食物，做到仔细检查、核对。
（3）随时观察和记录病人进食情况，反映病人需求，必要时与配餐室联系。

活动三　出入液量的记录

一、基本知识点

1. 目的　正常人每昼夜的液体摄入量和排出量保持动态平衡。记录病人 24 h 出入液量，可以了解病情，为明确诊断、确定治疗方案、制定护理计划提供依据。

2. 适应范围　适用于休克、大面积烧伤、大手术后，以及心脏病、肾脏病、肝硬化伴腹腔积液等病人。

二、操作过程

记录方法　出入液量可先记录在出入液量记录单上，晨 7 时到晚 7 时用蓝笔，晚 7 时到次晨 7 时用红笔记录；一般每日于晚 7 时做 12 h 的小结 1 次，次晨 7 时做 24 h 总结，并用蓝钢笔填写在体温单的相应栏目内。

记录的内容和要求　记录内容和要求如表 8-1-3-1 所示。

表 8-1-3-1　出入量记录的内容和要求

项目	内容	要求
每日摄入量	饮水量、输液量、输血量	固定饮水容器；固体食物记录其单位数目，必要时记录其食物中的含水量
每日排出量	尿量、粪便量、其他排出液，如胃肠减压吸出液、胸腹腔吸出液、痰液、呕吐液、伤口渗出液、胆汁引流液等	能自行排尿者可记录每次尿量，也可集中定时记录；对尿失禁病人采取接尿措施，必要时留置导尿

三、注意事项

（1）护士应做好准确、及时、具体的记录，字迹清晰。
（2）使用有刻度的容器或量杯测量，得出准确数字，不得由病人或家属代为测量。
（3）向病人及家属宣教记录出入量的重要性和具体方法，取得病人配合，以便准确无误地记录。
（4）每班要认真详细记录，书写格式应按病历书写要求，由夜班护士按规定时间总结 24 h 出入液量记录在体温单上。

项目二　导尿管使用法

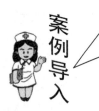

案例导入

方女士,54 岁,入院诊断为"子宫内膜不典型增生"。医嘱:在全麻下行全子宫＋双附件切除术,术前留置导尿管。

分析提示

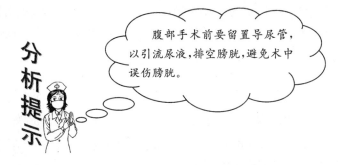

腹部手术前要留置导尿管,以引流尿液,排空膀胱,避免术中误伤膀胱。

导尿术是临床常用的基本诊疗技术,其方法是将导尿管经尿道插入膀胱引流尿液。随着医疗技术的发展,导尿管的种类及导尿术也在不断改进和完善。本次项目内包括导尿术、留置导尿术、膀胱冲洗法等活动。导尿属侵袭性操作,护士要严格遵守无菌操作原则,规范操作,关爱病人,尽量减少病人的不适。在操作过程中应注意观察尿液的情况及病人的变化。

 一、排尿的观察

(一)正常尿液的观察

正常情况下,排尿受意识控制,无痛苦、无障碍,可自主随意进行。

成人每昼夜尿量为 1 000～2 000 ml,每次尿量 200～400 ml。一般白天排尿 3～5 次,夜间 0～1 次。新鲜尿液呈淡黄色、澄清、透明,放置后因磷酸盐析出可出现微量絮状沉淀物。尿液呈弱酸性,pH 值 5～7,比重为 1.015～1.025。正常尿液的气味来自尿液内的挥发性酸,尿液静置后,因尿素分解产生氨而有氨臭味。

(二)异常尿液的观察

1. **尿量**　异常尿量如表 8-2-0-1 所示。

表 8-2-0-1　异常尿量

分类	尿量	常见疾病
多尿	24 h 尿量＞2 500 ml	糖尿病、尿崩症等
少尿	24 h 尿量＜400 ml 或每小时尿量＜17 ml	心脏、肾脏疾病和发热、休克等
无尿或尿闭	24 h 尿量＜100 ml 或 12 h 内无尿	严重的心脏、肾脏疾病和休克等

2. **颜色** 异常尿液颜色如表8-2-0-2所示。

表8-2-0-2 异常尿液颜色

分类	颜色	常见疾病
肉眼血尿	红色或棕色	急性肾炎、泌尿系结石、结核、肿瘤等
血红蛋白尿	酱油色或浓茶色	溶血性黄疸
胆红素尿	黄褐色	黄疸型肝炎
脓尿	白色混浊状	泌尿道感染
乳糜尿	乳白色	丝虫病

3. **透明度** 浑浊状尿液中含有脓细胞、红细胞以及大量上皮细胞、黏液、管型等。
4. **气味** 如尿道感染时,新鲜尿液就有氨臭味;糖尿病酮症酸中毒时尿液有烂苹果味。
5. **膀胱刺激征** 表现为每次尿量少,伴有尿频、尿急、尿痛,常见于尿道感染的病人。

二、影响排尿的因素

1. **心理因素** 任何听觉、视觉或其他身体感觉的刺激都可诱导排尿;紧张、焦虑、恐惧等情绪变化可引起尿频、尿急,抑制排尿可出现尿潴留。
2. **饮食与气候因素** 正常情况下,尿量与液体摄入量有关,即摄入量大则尿量多,有些食物会影响尿量,如咖啡、茶、酒精性饮料有利尿作用;含钠盐较高的食物和饮料,会造成体液潴留使尿量减少。有些食物能使尿液呈现红色,比如甜菜根、山莓和胡萝卜等。气温较高时,呼吸增快、大量出汗,则尿量减少。
3. **排尿习惯与频率** 大多数人的排尿习惯与日常作息时间相关,并且与排尿的姿势、排尿的环境密切相关。排尿频率和次数具有个体差异性,与每个人的膀胱容量、液体摄入量、有无排尿场所等因素有关。
4. **药物因素** 有些药物会直接影响排尿量,如利尿剂可使尿量增多,而麻醉剂、止痛剂可导致尿潴留;有些药物可影响尿液的颜色,如服用B族维生素尿液可呈橙黄色。
5. **年龄与性别** 0~3岁婴幼儿对排尿中枢的抑制能力较弱,所以排尿次数多,且易发生遗尿现象。老人因膀胱张力降低,常有尿频现象;老年男性因前列腺增生而压迫尿道,常引起滴尿及排尿困难;女性在月经期、妊娠期也常有尿液的改变。
6. **疾病因素** 神经系统受损可致尿失禁;肾脏疾病可致尿少或无尿;泌尿系统的结石、肿瘤、狭窄等可出现尿潴留;当膀胱、骨盆及腹部的肌肉张力发生改变、意识障碍、瘫痪等则会直接影响排尿。

三、排尿异常的护理

(一)尿失禁

1. **概念** 尿失禁是指排尿失去控制,尿液不由自主地流出。由于膀胱、括约肌损伤或神经功能障碍,膀胱括约肌失去作用所致。根据原因,可分为4类:①真性尿失禁,由于尿道阻力完全丧失,膀胱内不能储存尿液,病人在站立时尿液全部由尿道流出,也称完全性尿失禁。②假性尿失禁,是由于下尿路有较严重的机械性(如前列腺增生)或功能性梗阻引起尿潴留,当膀胱内压上升到一定程度并超过尿道阻力时,尿液不断地自尿道中滴出,也称充溢性尿失禁。③压力性尿失禁,是当腹压增加时(如咳嗽、打喷嚏、上楼梯或跑步时)即有尿液自尿道流出,也可见于妊娠子宫压迫、产伤、盆腔肿瘤压迫,也称不完全性尿失禁。④急迫性尿失禁,可由部分性上运动神经元病变或急性膀胱炎等强烈的局部刺激引起,病人有十分严重的尿频、尿急症状。

2. 护理措施

(1) 安慰病人:任何原因造成的尿失禁,都会给病人带来很大的心理压力,护士应该理解、尊重病人,热情提供必要的帮助,以消除病人紧张、羞涩、焦虑、自卑等情绪。

(2) 保持病人会阴部皮肤清洁干燥:使用尿垫或床上铺中单、橡胶单,勤换床单、尿垫、衣裤等;便后用温水清洗会阴部;定时按摩受压部位以预防压疮。

(3) 设法接尿:仔细观察病人的便意及排尿反应,及时应用接尿装置接取尿液,避免尿湿。

(4) 留置导尿管引流尿液:长期尿失禁病人用留置导尿管,可持续导尿或定时放尿。

(5) 室内空气清新:定时打开门窗,通风换气,以去除不良气味。

(6) 尿失禁病人的健康教育:

1) 鼓励病人多饮水:在病情的允许下,每日可摄入液体 2 000~3 000 ml,可促进排尿反射,并可预防泌尿道感染,但在入睡前可适当限制饮水量以减少夜间尿量。

2) 留置导尿者应定时放尿:定时放尿能锻炼膀胱的反射功能,应告知病人及家属定时放尿的重要性。

3) 训练膀胱功能:仔细观察并能及时发现病人排尿反应,鼓励病人及时说出便意,协助病人设法接尿。开始白天每隔 1~2 h 送一次便器,并逐渐延长送便器时间,以训练病人有意识地排尿;排尿时指导病人用手轻按膀胱,并向尿道方向压迫,使尿液被动排空。

4) 指导并教会病人训练盆底肌肉,方法是:病人取稳定舒适体位,试作缩肛动作,再缓缓放松,每次 10 s 左右,连续 10 遍,每日 5~10 次,循序渐进,以病人不疲乏为宜。

5) 指导并协助病人保持舒适:床铺清洁干燥,便后及时用温水擦洗,定时开门窗通风,保持空气清新。

(二) 尿潴留

1. **概念** 尿潴留是指大量尿液留在膀胱内不能排出,病人膀胱高度膨胀至脐部,膀胱容积可增至 3 000~4 000 ml。病人可主诉下腹部胀痛,排尿困难。体检可见耻骨上膨隆、可扪及囊性包块,叩诊实音,有压痛。很多原因可引起尿潴留,一般可分为机械性梗阻和非机械性梗阻两类。机械性梗阻常见于如前列腺肥大、尿道狭窄、膀胱或尿道结石、肿瘤等疾病,因阻塞了膀胱颈或尿道而发生尿潴留。而非机械性梗阻即膀胱和尿道无器质性病变,尿潴留是由排尿功能障碍引起的,如脑肿瘤、脑外伤、脊髓肿瘤、脊髓损伤、周围神经疾病以及手术和麻醉等均可引起尿潴留。

2. **护理措施** 针对引起尿潴留的原因,采取相应的处理,如为机械性梗阻,则应给予对症处理;如为非机械性梗阻,可采用以下护理措施,以解除病人的痛苦。

(1) 心理安慰：针对病人紧张和焦虑的情绪，给予解释和安慰。

(2) 提供隐蔽、合适的排尿环境：悉心保护病人自尊，关闭门窗或用屏风遮挡；适当调整治疗、护理时间，使病人能安心排尿。

(3) 调整习惯体位和姿势：协助病人取适当体位，如病情允许则尽量以习惯姿势排尿，如扶助病人坐起或抬高上身。对需要即将绝对卧床休息或某些手术后不能起床的病人，应事先有计划地训练其在床上排尿。

(4) 诱导排尿：利用条件反射，采取听流水声或用温水冲洗会阴方法，诱导病人排尿。

(5) 按摩、热敷病人下腹部：通过按摩和热敷，促使病人膀胱肌肉放松，促进排尿。

(6) 针灸或药物，根据医嘱执行治疗：如肌内注射卡巴胆碱；也可针刺中极、曲骨和三阴交等刺激排尿。

(7) 尿潴留病人的健康教育：

1) 指导病人放松腹肌，排尿环境免受干扰，尽量以习惯的姿势排尿。

2) 指导病人养成及时、定时排尿的习惯。

活动一　女病人导尿术

 一、基本知识点

1. **定义**　导尿术是指在严格无菌操作下，用导尿管经尿道插入膀胱引出尿液的方法。

2. **用途**

(1) 解除多种原因引起的尿潴留。

(2) 协助临床诊断，如留取尿标本作细菌培养；测定膀胱内容量、压力、残余尿量；进行膀胱和尿道造影。

(3) 治疗膀胱和尿道的疾病，对膀胱肿瘤病人进行膀胱腔内化疗。

3. **尿道特点**　女性尿道短、宽、直，约3~5 cm，易于扩张。尿道外口位于阴蒂下方，呈矢状裂缝，插导尿管时应仔细辨认。

 二、操作过程

1. **操作者准备**　护士核对医嘱，洗手、戴口罩。

2. **病人准备**

(1) 了解病人的病情和对导尿的心理反应，向病人解释导尿目的和过程，消除其紧张情绪，以取得配合。

(2) 了解病人排尿状态、膀胱充盈度，观察尿道口解剖位置及会阴部皮肤黏膜情况。

(3) 清洗外阴：能自理者嘱病人清洗，重症者协助清洗，以保持外阴部清洁，减少尿路逆行感染的机会。

3. 用物准备

(1) 导尿管(图 8-2-1-1)：

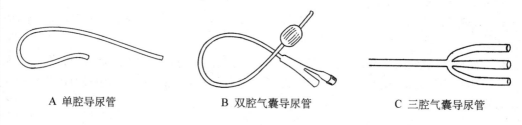

A 单腔导尿管　　　B 双腔气囊导尿管　　　C 三腔气囊导尿管

图 8-2-1-1　各种导尿管

1) 一般导尿管：用于临时性导尿。成人选用 10 号或 12 号导尿管；小儿选用 8 号或 10 号导尿管。

2) 以法制代码"F"为计量单位的导尿管(1 French＝0.33 mm)，普通病人多用 14～18 F，泌尿外科一般用 16～24 F，小儿选择相应管径。分为 3 种：①单腔导尿管：用于临时性导尿。②双腔气囊导尿管：用于短期留置导尿或膀胱术后压迫止血。此双腔气囊导尿管具有操作简单、刺激性小、不需外固定、不易脱落、病人活动方便等优点，目前已成为临床留置导尿的首选方法。③三腔气囊导尿管：用于短期留置导尿，膀胱术后压迫止血、膀胱内药液滴注、引流。

(2) 导尿术操作用物：

1) 治疗盘内置无菌持物钳、苯扎溴铵酊溶液(或用聚维酮碘消毒液)、无菌手套、弯盘、小橡胶单和治疗巾(或一次性尿垫)。

无菌导尿包：内装 8 号和 10 号导尿管各 1 根、血管钳 2 把，小药杯内置棉球 4 只、液体石蜡油棉球瓶、洞巾、弯盘 2 只、有盖标本瓶或试管。检查无菌物品有效期及包装情况。

治疗碗内盛 0.1% 苯扎溴铵溶液棉球 6 只、血管钳或镊子 1 把、消毒手套 1 只(左手手套)或指套 2 只。

2) 浴巾或绒毯、便盆及便盆巾、屏风。

4. 环境准备　环境整洁、安静。关闭门窗，适当调节室温，用床帘或屏风遮挡，尽量减少不必要的暴露。

5. 实施操作

核对解释　携用物至床旁，核对床号、姓名，确认病人已清洗过外阴后，进一步做好解释，说明导尿操作中的注意事项及配合方法。

第八章 导管护理技术

安置卧位 站在病人右侧,将便盆放在床尾床旁椅上,打开便盆巾。松开床尾,帮助病人脱去对侧裤腿并盖在近侧腿部,再盖上浴巾,盖被遮盖对侧腿及胸、腹部。病人取屈膝仰卧位,两腿略外展,露出外阴(图 8-2-1-2)。

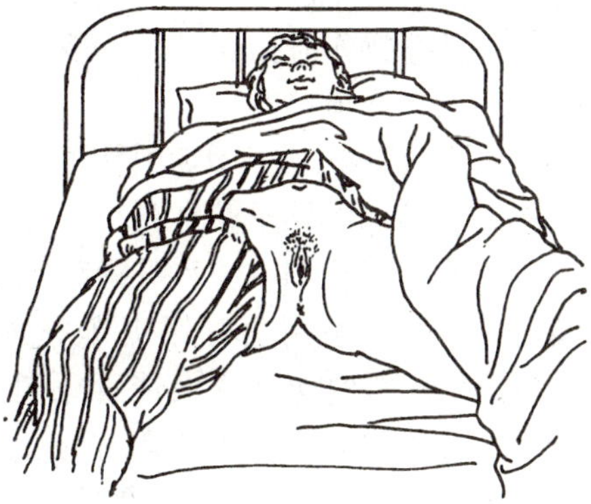

消毒外阴

(1) 垫巾、置弯盘:抬起病人臀部,将小橡胶单和治疗巾垫于病人臀下,将弯盘置于近会阴处,治疗碗置于弯盘后。

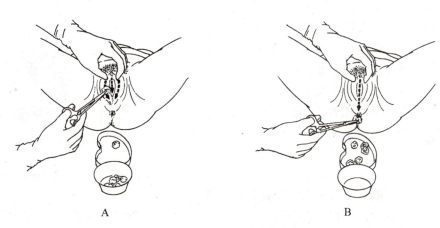

图 8-2-1-2 导尿体位

(2) 消毒外阴:左手戴手套或指套,右手持血管钳夹 0.1% 苯扎溴铵棉球,由外向内、自上而下依次消毒阴阜、对侧大阴唇、近侧大阴唇,接着以左手拇、示指分开大阴唇,消毒小阴唇、尿道口(最后一只棉球从尿道口消毒至肛门部)。每只棉球限用一次(图 8-2-1-3)。

图 8-2-1-3 消毒外阴

(3) 消毒毕,脱下手套将弯盘、治疗碗移至床尾或推车下层。

消毒尿道口、插管

(1) 开包倒液:在治疗车上打开导尿包外层包布,将包置于病人两腿之间,打开内层包布,用无菌镊子夹出小药杯置于靠近无菌区域的边缘,倒苯扎溴铵酊溶液于小药杯内。嘱病人勿移动肢体保持体位,以免污染无菌区。

（2）戴手套、铺洞巾：双手戴无菌手套，铺洞巾，使洞巾和导尿包内层包布连接成一无菌区。注意操作时抬高肘部，不跨越无菌区；洞巾孔应对准尿道口。

（3）排列用物：按操作顺序排列无菌用物，用石蜡油棉球润滑导尿管前端。

（4）消毒尿道口：左手拇指、示指分开并固定小阴唇，右手用血管钳夹苯扎溴铵酊棉球自上而下、由内向外依次消毒尿道口、双侧小阴唇、尿道口，每只棉球限用一次（图8-2-1-4）。最后一只棉球消毒尿道口时需停留片刻以加强消毒，拭毕左手仍固定小阴唇。污棉球置弯盘内，右手将用过的血管钳放入弯盘内，弯盘移至包布右后侧。左手不可放松。

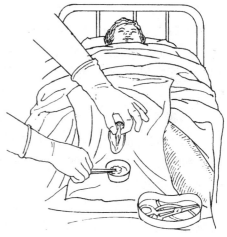

图8-2-1-4 消毒尿道口

（5）插导尿管，引流尿液：

1）左手继续固定小阴唇并充分暴露尿道口，右手将另一只无菌弯盘置于洞巾口旁。嘱病人深呼吸，转移病人注意力，放松尿道括约肌。用另一血管钳夹导尿管对准尿道口轻轻插入尿道4~6 cm，见尿液流出再插入1 cm左右，左手下移固定导尿管，将尿液引流入弯盘内。如弯盘内尿液盛满后，可夹住导尿管末端，将尿液倒入便盆内。注意询问病人感觉，观察病人的反应（图8-2-1-5）。

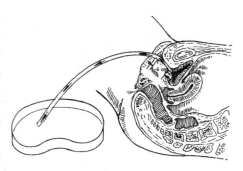

图8-2-1-5 插导尿管

2）如需做尿培养，将无菌标本瓶或试管放入小药杯内，左手拿取瓶盖，并继续固定导尿管，右手将试管瓶放入小药杯内并接取尿液5 ml，盖好瓶盖置合适处。注意导尿管位置应低于耻骨联合。

3）如需膀胱内用药，待尿液排空后，将药液通过导尿管注入膀胱。

拔管

（1）导尿完毕，轻轻拔出导尿管，置弯盘内，撤下洞巾，擦净会阴并遮盖，脱下手套置弯盘内，撤除导尿包、治疗巾和小橡胶单，放于治疗车下层。

（2）协助病人穿裤，整理床单位。再次询问病人感受，告知相关注意事项，感谢病人合作。

6. 操作后处理

(1) 药杯、药碗、弯盘、血管钳、导尿管、手套等先分别浸泡消毒,后冲洗清洁,再灭菌备用。

(2) 洞巾、橡胶单和治疗巾、浴巾或绒毯装污物袋,便盆、便巾等集中消毒处理。

(3) 一次性医用垃圾集中处理后销毁。

(4) 用消毒抹布擦拭治疗车及治疗盘,清洁备用。

(5) 洗手,脱口罩。记录导尿时间、尿量及尿液性质。必要时将尿标本贴好标签后及时送检。

 三、注意事项

(1) 用物必须严格灭菌,严格执行无菌操作,预防逆行性尿路感染。导尿管一经污染或拔出均不得再使用。

(2) 耐心解释,保护病人自尊,操作环境要遮挡。操作中应询问病人的感觉,观察病人的反应。

(3) 选择光滑、粗细适宜的导尿管,插管前导尿管前端要充分润滑。插入、拔出导尿管时,做到动作轻、慢、稳,切勿用力过猛,避免损伤尿道黏膜。

(4) 对膀胱高度膨胀且又极度虚弱的病人,第 1 次放尿不应超过 1 000 ml,以防因腹压急剧降低引起虚脱;膀胱内突然减压造成膀胱黏膜急剧充血而发生血尿。

(5) 为女病人导尿时,应仔细辨认尿道口的位置,若导尿管误入阴道或导尿管脱落时需更换导尿管后方可重新插入。

活动二 男病人导尿术

 一、基本知识点

男性尿道较长,为 18~20 cm,全程有 3 个狭窄,即尿道内口、膜部和尿道外口;两个弯曲,即耻骨前弯和耻骨下弯,导尿时提起阴茎,能使前弯变直。

 二、操作过程

1. 操作者准备　同女病人导尿术。
2. 病人准备　同女病人导尿术。
3. 环境准备　同女病人导尿术。
4. 用物准备　同女病人导尿术,另备 2 块无菌纱布(图 8-2-2-1)。

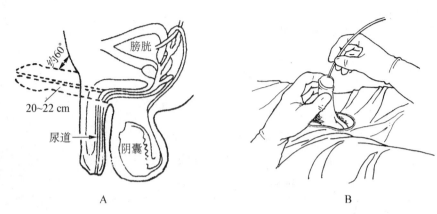

图 8-2-2-1 男病人导尿术

5. 实施操作

核对解释 备齐用物携至床边,核对床号、姓名,确认病人已清洗过阴部后,进一步做好解释,说明导尿操作中的注意事项及配合方法。

安置体位 协助病人取仰卧位,两腿平放略分开,露出阴部。将小橡胶单和治疗巾垫于病人臀下。将弯盘置于病人外阴旁,治疗碗置于弯盘后。

初步消毒 操作者戴左手手套,左手固定阴茎,右手持血管钳夹 0.1% 苯扎溴铵棉球消毒阴茎,方法自阴茎根部向尿道口擦拭一遍;左手用无菌纱布裹住阴茎,将包皮向后推,以显露尿道口并消毒,方法自尿道口由内向外旋转擦拭尿道口、龟头及冠状沟,注意擦净包皮和冠状沟部位,共擦拭 3 遍;再用 0.1% 苯扎溴铵棉球自阴茎的腹侧消毒至阴囊上部的皮肤,共擦拭 2 遍,每只棉球限用 1 次。

开包、消毒尿道口、插管

(1) 打开导尿包,倒 0.1% 苯扎溴铵酊消毒液,戴无菌手套,铺洞布,使洞巾口对准尿道口并铺平,与打开的无菌导尿包布内层形成一无菌区,按操作顺序排列无菌用物,润滑导尿管前端,搅拌、浸湿消毒棉球。

(2) 左手用无菌纱布裹住阴茎并提起,使阴茎与腹壁成 60°角,将包皮向后推以露出尿道口,用苯扎溴铵酊棉球再次消毒尿道口,共擦拭 3 遍,方法同前,最后在尿道口再加强消毒 1 次。每只棉球限用 1 次,污棉球置弯盘内,右手将用过的血管钳放入弯盘内,弯盘移至包布右后侧。

(3) 左手继续暴露尿道口,右手将另一只无菌弯盘置于洞巾口旁,嘱病人缓慢呼吸,持另一血管钳夹导尿管前端,对准尿道口轻轻插入尿道 20～22 cm(相当于导尿管长度的 1/2),见尿液流出后继续推进导尿管 2 cm,用弯盘接取尿液。如插管时遇阻力,可稍停片刻,嘱病人缓慢深呼吸,再徐徐插入,切忌暴力;如尿道口窄小或尿道狭窄的病人,可选用小号规格导尿管,先用注射器将 5 ml 润滑油经尿道口注入尿道后再插导尿管。如需留取标本及拔管等同女病人导尿术。

第八章　导管护理技术

三、注意事项

（1）～（4）同女病人导尿术。

（5）对于清醒病人应充分沟通以取得配合，消除紧张心理。用消毒液仔细擦净尿道口、龟头及包皮周围皮肤。对于尿道狭窄及尿道痉挛的病人，可先用注射器将 5 ml 润滑油注入尿道后再插管。

活动三　导尿管留置法

一、基本知识点

1. **定义**　导尿管留置法是指在导尿后，将导尿管保留在膀胱内，引流出尿液的方法。
2. **用途**

（1）抢救危重、休克病人，借以观察尿量，监测肾功能。

（2）盆腔内器官手术前引流尿液，排空膀胱，避免术中误伤。

（3）泌尿系统手术或损伤，有利于伤口愈合，促进膀胱、尿道功能恢复，或观察损伤出血情况。

（4）昏迷、截瘫所致尿失禁或会阴部损伤时，以保持会阴部清洁干燥。

二、操作过程

1. **操作者准备**　护士核对医嘱，洗手、戴口罩。
2. **用物准备**　同导尿术用物，另备无菌引流袋（集尿袋）；如为普通导尿管，备宽胶布、橡皮圈及安全别针。女病人固定用宽胶布制作：宽 4 cm，长 12 cm 胶布一块，下 2/3 剪成 3 条；或备胶布 2～3 条。男病人固定则备蝶形胶布 2 条、细长胶布 2 条、细绳 1 根。蝶形胶布制作：取长 12 cm，宽 2 cm 的胶布，在一端的 1/3 处两侧各剪一个小口，折叠成无胶面，制成单翼蝶形胶布。如为双腔气囊导尿管，需备 10 ml 注射器、小药杯、无菌生理盐水。
3. **病人准备**　同导尿术，另外根据情况剃去阴毛。
4. **环境准备**　同导尿术。
5. **实施操作**　同上述导尿法消毒尿道口后插入导尿管，排尿后，夹住导尿管尾端，脱去手套，左手固定导尿管，右手将导尿管尾端及止血钳穿过洞巾，移开洞巾，固定导尿管。

胶布固定法

（1）女病人：胶布下 2/3 剪成 3 条，上 1/3 贴于阴阜上，下 2/3 的中间 1 条螺旋形粘在导尿管上，其余 2 条分别交叉粘贴在对侧的大阴唇上；亦可用 2～3 条胶布分别将导尿管固定在一侧大阴唇和大腿内侧 1/3 处(图 8-2-3-1)。

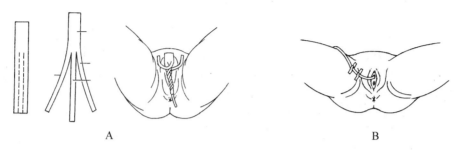

图 8-2-3-1 女病人导尿管留置胶布固定法

(2) 男病人:用蝶形胶布贴于阴茎两侧,再用细长胶布作半环固定蝶形胶布,开口向上,在距离尿道口 1 cm 处用细绳将导尿管与蝶形胶布的折叠端扎住,剪去线头,导尿管固定于大腿内侧或腹壁上(固定于腹壁可以比较自然地保持尿道的解剖位置,避免损伤)(图 8-2-3-2)。

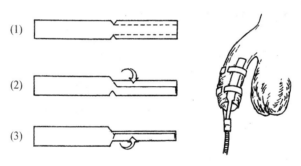

图 8-2-3-2 男病人导尿管留置胶布固定法

双腔气囊导尿管固定法　在插管前,应先检查气囊导尿管,向气囊内注入 10 ml 空气,将气囊放入生理盐水杯内察看是否漏气,检查后将空气抽出,注射器再抽 10 ml 生理盐水备用。充分润滑导尿管头端、消毒尿道口、轻轻插入尿道、见尿后继续推进导尿管 5~6 cm,以止血钳夹闭导尿管(图 8-2-3-3),取已抽生理盐水的注射器,向气囊内注入 10 ml 生理盐水,即塞紧气囊末端,向外轻拉导尿管至有阻力感即可。将导尿管末端与集尿袋连接,集尿袋及止血钳穿过洞巾口。脱去手套,移开洞巾。

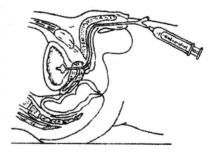

图 8-2-3-3 带气囊导尿管留置法

集尿袋固定　集尿袋的引流管应留出足以让病人翻身的长度,用橡皮圈、安全别针将引流管固定在床单上,将集尿袋妥善地固定在低于耻骨联合的高度。松开止血钳,观察尿液引流是否通畅(图 8-2-3-4、8-2-3-5)。

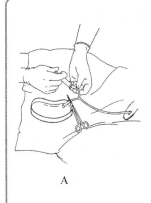
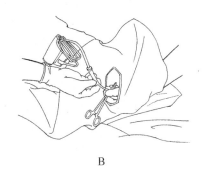
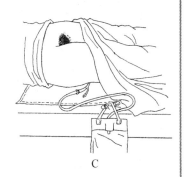

A　　　　　　　　　　B　　　　　　　　　　C

图 8-2-3-4　集尿袋固定

6. 操作后处理

（1）撤除导尿包，治疗巾和小橡胶单，协助病人取舒适位置。整理床单位。

（2）清理用物。洗手脱口罩。记录导尿时间、尿量及病人的情况。

三、注意事项

（1）用物必须严格灭菌，严格执行无菌操作，预防尿路感染。

（2）保持引流通畅，避免扭曲、受压、堵塞等造成引流不畅，影响观察及判断病情。

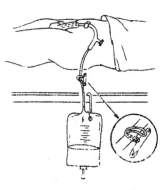

图 8-2-3-5　集尿袋的应用

（3）防止逆行感染：

1）保持尿道口清洁，每日1～2次用苯扎溴铵酊棉球擦拭尿道口及外阴，如分泌物过多，可选用0.02%高锰酸钾溶液清洗，再用苯扎溴铵酊棉球擦拭。

2）每日更换集尿袋，及时排空，并记录尿量。每周更换导尿管1次，硅胶导尿管可酌情延长更换时间。

3）集尿袋及引流管位置应低于耻骨联合，防止尿液返流。

（4）观察尿液，每周查1次尿常规。注意倾听病人主诉，发现尿液有沉淀、结晶混浊时，报告医生及时做膀胱冲洗。

（5）训练膀胱反射功能，拔管前采用间歇性引流夹管，使膀胱定时充盈排空，促进膀胱功能恢复。

（6）健康教育：

1）运用通俗易懂的语言向病人及其家属解释留置导尿管的目的及护理方法，使其认识到预防泌尿道感染的重要性，能主动配合护理。

2）如病情允许，应鼓励病人多饮水，协助病人勤更换卧位，通过增加尿量，达到自然冲洗尿道的目的。

3) 留置导尿管期间注意保持引流通畅,引流管放置妥当,及时发现并避免出现扭曲、受压、堵塞等情况。

4) 离床活动时,引流管和集尿袋要安置妥当,集尿袋及引流管位置应始终低于耻骨联合,防止尿液返流。

5) 病人及家属应能理解并配合在拔管前作间歇性引流夹管,促进膀胱功能恢复。

6) 告知病人及家属导尿管须由医务人员拔管,即使病人出现不适时也不可自行拔管。

活动四　膀胱冲洗法

 一、基本知识点

1. 定义　膀胱冲洗法是指将无菌溶液经留置导尿管或耻骨上膀胱造瘘管灌入膀胱内,再利用虹吸原理将其引流出来的方法。

2. 用途

(1) 留置导尿管病人保持引流通畅,预防感染。

(2) 泌尿外科的手术前准备;手术后护理,如清除膀胱内血凝块、黏液、细菌等。

(3) 治疗某些膀胱疾病,如膀胱炎、膀胱肿瘤等。

 二、操作过程

1. 操作者准备　护士核对医嘱,洗手、戴口罩。

2. 用物准备

(1) 无菌治疗盘内:70%乙醇棉球数个、小止血钳或夹子、棉签、无菌膀胱冲洗装置一套(冲洗导管末端与"Y"形管的1个分管连接,"Y"形管的另2个管口分别与引流管、导尿管连接,应用三腔导尿管时,可免用"Y"形管)、输液瓶网套、便盆及便巾、输液架。

(2) 冲洗溶液:生理盐水、0.02%呋喃西林溶液、3%硼酸溶液、0.1%新霉素溶液等。温度为35~38℃,药液量为250~500 ml,或遵医嘱备药。若为前列腺肥大摘除术后病人,用生理盐水冲洗。

(3) 核对医嘱,开启冲洗溶液瓶盖,套网套、常规消毒瓶口。

3. 病人准备　向病人解释膀胱冲洗的目的和过程,消除其紧张心理,以取得配合。协助病人取舒适体位,同时应便于操作。

4. 环境准备　同导尿术。

5. 实施操作

核对解释　备齐用物至床边,核对床号、姓名,进一步做好解释,说明配合方法。

挂冲洗瓶、消毒接口、排空膀胱　打开膀胱冲洗装置，将针头插入瓶塞，倒挂冲洗液瓶于输液架上，瓶内液面距床面约60 cm，以便产生一定的压力。排气后夹闭冲洗管。检查留置导尿管的固定情况，分开导尿管与集尿袋引流管接头连接处，消毒导尿管口和引流管接头，分别与"Y"接管连接，注意防止污染接口。打开引流管夹子，排空膀胱，降低膀胱内压力，有利于药液与膀胱壁充分接触，并保持药液的有效浓度。

冲洗膀胱　关闭引流管，开放冲洗管，使溶液滴入膀胱。调节滴速，一般60～80滴/分，待滴入溶液200～300 ml后，关闭冲洗管，开放引流管，将冲洗溶液全部引流出来后，再关闭引流管。在冲洗过程中，注意观察病人的反应，询问病人的感受。

冲洗完毕，取下冲洗管，消毒导尿管口和引流管接头并连接，清洁外阴部，固定好导尿管（图8-2-4-1）。

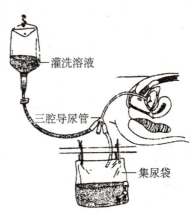

图8-2-4-1　膀胱冲洗法

6. 操作后处理

(1) 整理：协助病人取舒适卧位，整理床单位，清理物品。

(2) 记录：洗手，记录冲洗液名称、冲洗量、引流液的性质、冲洗过程中病人的反应等。

三、注意事项

(1) 冲洗过程中要密切观察，若流出量少于灌入的液体量，应考虑是否血块或脓液堵塞，可增加冲洗次数或更换导尿管；冲洗时若病人感觉不适，应减缓或停止冲洗，并嘱病人作深呼吸；若病人感到剧痛或流出血性液体时，应停止冲洗，并通知医生给予处理。

(2) 冲洗速度不宜过快，以防病人尿意强烈，膀胱收缩，迫使冲洗液从导尿管侧溢出尿道外。

(3) "Y"型接管应低于耻骨联合，以便引流彻底。若需持续冲洗，冲洗管和引流管24 h更换1次。

(4) 如系滴入治疗用药，须在膀胱内保留30 min。

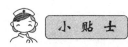

导尿管操作的几种并发症及预防措施

1. 尿道黏膜损伤　插管前应充分润滑导尿管,选择粗细合适、质地软的导尿管,插管动作应轻柔,插入速度要缓慢。
2. 尿路感染　用物必须严格灭菌,插管时严格执行无菌操作,动作轻柔,避免损伤尿道黏膜;保持会阴部清洁,鼓励多饮水,引流装置应低于耻骨联合。
3. 尿道出血和虚脱　对膀胱高度膨胀且又极度虚弱的病人,第1次放尿不应超过1 000 ml。
4. 尿潴留　拔管前应训练膀胱功能,根据病人的尿意或膀胱的充盈度决定放尿时间。

通过本项目的学习,能够熟练应用导尿管护理技术,明确各项定义、目的及注意事项;能够说出插管过程中的有关解剖学知识,进一步加强无菌操作的概念;学会对病人及家属进行健康教育,学会观察,加强责任心、同情心和爱心。

1. 何谓导尿术和导尿管留置法?各有哪些目的?
2. 请比较外阴和尿道口消毒方法的异同处?
3. 女病人导尿术有哪些注意事项?
4. 留置导尿管时如何防止逆行感染?
5. 应从哪几个方面来观察尿液?
6. 同学之间进行角色扮演,相互进行健康教育。

项目三　肛管使用法

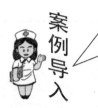

方女士"全子宫切除"术后第3天下午主诉腹胀、术后未排便。医嘱:"1.2.3"溶液小量不保留灌肠。请问:方女士发生便秘、腹胀的原因是什么?为什么要用"1.2.3"溶液灌肠?

第八章　导管护理技术

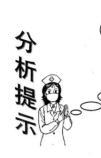

分析提示： 正常情况下，人们排便活动受意识控制，无痛苦也无障碍。但是如果缺少活动、长期卧床、食物中缺乏纤维素或液体不足、服用某些药物时，就可导致病人便秘、肠胀气、粪便嵌顿等排便异常，需插入肛管灌入灌肠液，"1.2.3"溶液是小量不保留灌肠液的一种，能解除肠道胀气及积粪。

灌肠法是属于基本护理操作，包括不保留灌肠、保留灌肠法和肛管排气法。肛管自肛门插入直肠，病人会有紧张反应，护士必须告知病人，安抚病人，尽量减少病人的不适。

一、排便的观察

（一）正常粪便的观察

一般成人每日排便1～2次，平均量为150～200 g，粪便柔软成形，呈黄褐色，含极少量黏液，有时伴有未消化的食物残渣，粪便的气味是由于蛋白质经细菌分解发酵而产生。粪便的量和颜色随着摄入的食物量及种类而变化，也可受药物的影响。

（二）异常粪便的观察

1. **次数**　成人排便超过每日3次，或每周少于3次，应视为排便异常。
2. **性状**　异常性状如表8-3-0-1所示。

表8-3-0-1　粪便异常性状

性　状	常见疾病
糊状或水样	消化不良或急性肠炎
干结坚硬，有时呈栗子样	便秘
扁平状或带状	直肠、肛门狭窄或部分梗阻

3. **颜色**　粪便异常颜色如表8-3-0-2所示。

表8-3-0-2　粪便异常颜色

颜　色	常见疾病
柏油样便	上消化道出血
暗红色便	下消化道出血
陶土色便	胆道完全梗阻
果酱样便	阿米巴痢疾或肠套叠
粪便表面有鲜血或便后有鲜血滴出	直肠息肉、肛裂或痔疮出血

4. **气味**　消化不良呈酸臭味；直肠溃疡、直肠癌呈腐臭味；上消化道出血呈腥臭味。
5. **混合物**　粪便中混有大量黏液常见于肠炎；粪便中伴有脓血常见于直肠癌、痢疾；肠道

寄生虫病人粪便中可查见蛔虫、蛲虫等。

 二、影响排便的因素

1. **心理因素** 紧张、焦虑、恐惧等情绪变化,可增加肠蠕动,易发生腹泻;精神抑郁可因减少活动而致便秘。

2. **饮食因素** 合理饮食可以建立规则的排便反射。摄取膳食纤维丰富的食物能促进肠蠕动,减少水分的重吸收,使粪便柔软易于排出;进食量少、缺乏膳食纤维或食用高蛋白、高糖类的食物,可使排便反射减弱;液体摄入不足或丢失过多,可致粪便干燥不易排出。

3. **排便习惯与活动** 大多数人的排便习惯养成与日常作息时间相关,并且与排便的姿势、环境密切相关。排便时缺乏隐蔽的环境,可致排便功能异常。活动可维持肌肉的张力,刺激肠道蠕动,有助于维持正常的排便功能。如病人长期卧床,可因缺乏活动导致排便困难。

4. **药物因素** 有些药物会直接影响排便活动,如长期应用抗生素可导致肠内菌群失调,易发生腹泻;缓泻剂可刺激肠蠕动,促进排便;麻醉剂、止痛药物可使病人胃肠蠕动减慢导致便秘。有些药物可影响粪便的颜色,如铋剂、铁剂、中草药等也有灰黑色便,但无光泽。消化道钡餐造影后,粪便为灰白色。

5. **年龄因素** 0~3岁婴幼儿由于神经、肌肉系统发育不全,不能控制排便;老年人因胃肠蠕动减慢,肌肉张力降低,易发生排便异常。

6. **疾病因素** 疾病可影响正常排便,如结肠炎可使肠蠕动增加而导致腹泻;腹部和会阴部伤口疼痛可抑制排便;神经系统受损可致大便失禁。

 三、排便异常的护理

(一)腹泻

1. **概念** 腹泻是指排便次数增多、粪便稀薄而不成形,甚至呈水样。腹泻常伴有腹痛、恶心、呕吐、肠鸣音亢进、里急后重等症状。

2. **护理措施**

(1)去除病因:停止进食被污染的食物;抗生素治疗只对细菌感染性腹泻有效,止泻剂只适用于非感染性腹泻。

(2)卧床休息:可以减少肠蠕动,减少体力消耗,同时注意腹部保暖。

(3)鼓励病人进食:鼓励病人多饮水,可给与清淡的流质或半流质饮食,腹泻严重者则暂时禁食。

(4)防止脱水:及时给予饮水,最好是淡糖盐水,必要时按医嘱口服补液盐或静脉输液等,及时观察病人,以免出现水、电解质紊乱。

(5)保护肛周皮肤:每次便后用温水清洗,减少刺激,保持局部清洁,并在肛门周围涂油膏,保护局部皮肤。

(6)观察粪便性状:注意观察、记录粪便的性质、颜色及次数,必要时留取标本送检。疑有传染性疾病,应按消毒隔离原则护理病人。

(7)心理安慰:根据病人情况,给予合理的解释和安慰,消除病人焦虑不安的情绪。主动帮助病人做好皮肤清洁,使其身心舒适。

第八章 导管护理技术

(8) 腹泻病人的健康教育:

1) 预防腹泻:向病人及家属讲解预防腹泻的有关知识,指导病人选择合理的饮食,养成良好的饮食和卫生习惯。

2) 轻度腹泻,鼓励病人多饮水,食清淡的流质或半流质饮食;腹泻严重的病人则暂时禁食,按医嘱及时用药,以免出现水、电解质紊乱。告知病人及家属注意观察粪便的性质、颜色及次数,必要时及时留取标本送验。

3) 协助病人情绪稳定、保持舒适:做好心理护理,缓解焦虑情绪;协助做好肛周皮肤保护,便后及时用温水清洗,并在肛周涂上油膏;卧床休息,尽量减少体力消耗,同时注意腹部保暖。

(二) 大便失禁

1. 概念 大便失禁是指由于肛门括约肌不受意识控制而不自主地排便。

2. 护理措施

(1) 尊重、安慰病人:由于大便失禁,病人会产生紧张、焦虑、羞涩、自卑等心理压力,护士应理解、尊重病人,主动给予合理的解释和安慰,热情提供必要的帮助。

(2) 保护肛周皮肤:床上加铺橡胶单和中单或使用尿垫,一经污染立即更换。每次便后用温水清洗,减少刺激,保持局部清洁,并在肛门周围涂油膏,保护局部皮肤,以免发生压疮。

(3) 重建排便能力:仔细观察病人在排便前的表现,了解病人排便的时间、规律,适时给予便盆;对排便无规律的病人,可定时给予便盆试行排便,以帮助建立排便反射。

(4) 室内空气清新:定时打开门窗,通风换气,以去除不良气味。

(5) 大便失禁病人的健康教育:

1) 耐心指导,缓解病人的心理压力:任何原因造成的大便失禁,病人都会产生极大的心理压力,护士要向病人及家属解释大便失禁的原因及介绍重建排便能力的方法,鼓励病人树立逐步恢复肛门括约肌功能的信心。

2) 在病情允许的情况下,指导病人摄入足够的液体。

3) 及时发现排便前的表现,掌握排便的时间、规律,适时给予便盆;对排便无规律的病人,可定时给予便盆试行排便,以帮助建立排便反射。

4) 锻炼肛门括约肌及盆底肌肉:指导并教会病人坚持练习。协助病人取坐位、立位或卧位,试做排尿(排便)动作,先慢慢收紧盆底肌肉,再缓缓放松,每次10秒钟左右,连续10遍,每日5~10次,以病人不感到疲乏为宜。

5) 协助病人保持舒适:及时更换床单和尿垫;协助病人便后及时用温水擦洗,并在肛周涂上油膏;定时开门窗通风,保持空气清新。

(三) 便秘

1. 概念 便秘是指排便次数减少,无规律性,粪便干燥坚硬,排便困难。病人常伴有头痛、腹痛、腹胀、消化不良、食欲不振、疲乏无力等。

2. 护理措施

(1) 安慰病人:根据病人情况,给予解释、指导,以稳定病人情绪,消除其紧张心理。

(2) 提供隐蔽排便环境:使病人安心排便,用屏风或窗帘遮挡病人,并给病人留有足够的排便时间。尽量避开查房、治疗和进餐时间。

(3) 采取适当的姿势:在病情许可下,协助病人坐起或采用蹲位以助排便。如为手术病人,应在术前有计划地训练床上排便。

(4) 可根据医嘱使用缓泻剂,如番泻叶、酚酞等;采用使用简易通便剂,如开塞露、甘油栓等。

(5) 腹部按摩:按照升结肠、横结肠、降结肠的顺序,由近心端向远心端做环形按摩,以刺激肠蠕动,增加腹压,使降结肠的内容物向下移动,促进排便。

(6) 灌肠:如以上方法无效时,可遵医嘱采用灌肠。

(7) 健康教育:

1) 主动和病人、家属沟通交流,使其认识到维持正常排便的重要性:意识可以控制排便,所以不要忽略便意。培养每日定时排便有助于养成规律的排便习惯。

2) 建立合理的食谱:向病人及家属讲明饮食与排便、饮食与疾病康复的关系,根据病情制订合理的饮食,使患者及家属配合。增加富含膳食纤维和维生素的食物,多饮水,坚持做到每日清晨起床后饮一杯温开水。

3) 适当的运动:鼓励病人进行适当的运动,如散步、打太极拳、做操等,不能起床者可指导在床上运动;养成定时排便的习惯;指导病人保持正常的生活规律,有充足的休息和睡眠,避免消化功能紊乱。

4) 教会病人及家属使用简易通便剂,如开塞露、甘油栓等,但不可长期使用。

活动一 不保留灌肠

一、基本知识点

1. 定义 不保留灌肠法是将一定量的溶液由肛门经直肠灌入结肠,以刺激肠蠕动清除肠腔内粪便和积气的方法。不保留灌肠又根据灌肠的目的和溶液量分为大量不保留灌肠、小量不保留和清洁灌肠。

2. 用途

(1) 大量不保留灌肠:软化和清除粪便,解除便秘及肠胀气;清洁肠道,为某些手术、检查或分娩作准备;稀释或清除肠道内有害毒物,以减轻中毒;为高热病人降温。

(2) 小量不保留灌肠:能软化粪便,解除便秘,排除肠道积气,减轻腹胀,常用于腹腔、盆腔手术后,以及保胎孕妇、危重病人、病儿及年老体弱等病人。

(3) 清洁灌肠:又称结肠灌洗,是反复多次大量不保留灌肠的一种方法,能彻底清除滞留在结肠中的粪便,适用于直肠、结肠X线摄片和手术前的肠道准备。

3. 大肠结构特点 大肠分为盲肠、结肠(包括升结肠、横结肠、降结肠、乙状结肠)、直肠(包括肛管)。直肠全长13～19 cm,平均为16 cm;肛管长为3～4 cm。

二、操作过程

【大量不保留灌肠】

1. 操作者准备 护士核对医嘱,洗手、戴口罩。

2. 用物准备

(1) 治疗盘内备灌肠筒一套(橡胶管和玻璃接管,全长 120 cm,筒内盛灌肠液)、肛管(24~26 号)、弯盘、血管钳、润滑剂、棉签、卫生纸、橡胶单及治疗巾、水温计(试温后取出)、手套。

(2) 便盆及便盆巾、输液架、屏风。

(3) 灌肠溶液:常用 0.1%~0.2%肥皂液、生理盐水。成人每次用量为 500~1 000 ml,小儿 200~500 ml,溶液温度以 39~41℃为宜,降温时用 28~32℃生理盐水,中暑病人用 4℃生理盐水。

3. 病人准备 了解病人的病情以及心理反应,说明灌肠目的,以解除顾虑,取得合作;了解病人肛门部位皮肤黏膜情况;嘱病人排尿。

4. 环境准备 环境整洁、安静。酌情关闭门窗,适当调节室温,用床帘或屏风遮挡,注意保护隐私。检查输液架装置。

5. 实施操作

核对解释 携用物至床旁,核对床号、姓名,询问病人是否已排尿,进一步做好解释,说明灌肠操作中的注意事项及配合方法。注意溶液的温度。

安置体位 协助病人取左侧卧位(图 8-3-1-1),以顺应肠道解剖位置,便于溶液流入。双膝屈曲,脱裤至膝部,将臀部移至床沿,垫橡胶单及治疗巾,置弯盘于臀边,注意保暖。对不能自控排便者可取仰卧位,臀下置便盆。

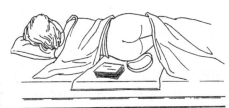

图 8-3-1-1 灌肠体位

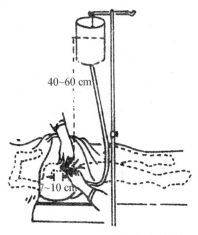

图 8-3-1-2 大量不保留灌肠

挂筒、润滑、排气 挂灌肠筒于输液架上,液面距肛门 40~60 cm 高度。戴手套,用蘸有润滑油的棉签润滑肛管前段,以减少肛管插入时对直肠黏膜的刺激。连接肛管,右手拿肛管,左手持血管钳,排除管内空气和冷溶液,感觉肛管有温暖感,夹住橡胶管。

插入肛管 左手垫卫生纸分开臀部,显露肛门,嘱病人做排便动作,使肛门括约肌放松,右手持肛管轻轻插入直肠为 7~10 cm(图 8-3-1-2)。

放液、观察 左手固定肛管,右手松开血管钳,使溶液缓缓流入,密切观察筒内液面下降和病人的反应(图8-3-1-3)。灌肠过程中如液体流入受阻,可稍转动肛管或挤捏肛管,使堵塞管孔的粪块脱落;如病人感觉腹胀或有便意,可降低灌肠筒高度以减慢灌速或暂停片刻,并嘱病人张口呼吸以放松腹肌,减轻腹压。当病人待溶液即将灌完时,夹住橡胶管。

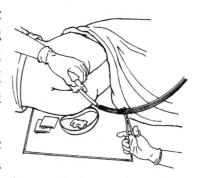

图8-3-1-3 固定放液

拔出肛管 左手用卫生纸包住肛管,右手轻轻拔出,分离肛管并置入弯盘内,擦净肛门,保持侧卧位或协助平卧。嘱病人尽可能保留5~10 min再排便,以利于粪便充分软化。如病人不能下床,提供便盆,协助排便,将便盆、手纸、呼叫器放在易取处。排便毕,及时取出便盆,撤去橡胶单和治疗巾,擦净肛门,协助病人取舒适体位。

6. 操作后处理

(1) 整理床单位及环境,开窗通风,整理用物。

(2) 观察大便性质,必要时留取标本。

(3) 用物处理:灌肠筒用冷开水冲净备用,每天更换灭菌;弯盘、血管钳、肛管、手套等先分别浸泡消毒,后清水冲洗,再灭菌备用;橡胶单和治疗巾装污物袋;便盆、便巾等集中消毒处理。

(4) 治疗车及治疗盘,用消毒抹布擦拭,清理整洁备用。

(5) 洗手、脱口罩,记录。必要时将粪标本贴好标签后及时送检。

(6) 记录方法:灌肠(enema)的缩写符号为"E",如灌肠后排便1次,则用1/E表示;如灌肠后无排便,则用0/E表示;如自行排便1次,灌肠后又排便1次,则用1^1/E表示,以此类推。

【小量不保留灌肠】

1. 操作者准备 护士核对医嘱,洗手、戴口罩。

2. 用物准备

(1) 治疗盘内备注洗器、量杯或小容量灌肠筒、肛管(20~22号)、温开水5~10 ml、血管钳、润滑剂、棉签、弯盘、卫生纸、橡胶单及治疗巾、水温计(试温后取出)、手套。

(2) 便盆及便盆巾、屏风。

(3) 常用溶液:

1) "1.2.3"溶液:50%硫酸镁30 ml,甘油60 ml,温开水90 ml。

2) 油剂:甘油或液体石蜡50 ml加等量温开水,温度38℃。

3. 病人准备 同大量不保留灌肠。

4. 环境准备 同大量不保留灌肠。

5. 实施操作

核对解释　询问病人是否已排尿,进一步做好解释,说明灌肠操作中的注意事项及配合方法。注意溶液的温度。

安置体位　协助病人取左侧卧位,双膝屈曲,脱裤至膝部,将臀部移至床沿,垫橡胶单及治疗巾,置弯盘于臀边,注意保暖。

润滑、排气、插管、注入液体　戴手套,润滑肛管前端,灌肠筒液面距肛门低于 30 cm 或用注洗器吸取灌肠液,连接肛管,排气后夹管。左手垫卫生纸分开臀部,显露肛门,嘱病人做排便动作,使肛门括约肌放松,右手持肛管轻轻插入直肠为 7～10 cm,松夹后缓缓注入溶液。每次抽吸灌肠液时应及时夹管或反折肛管,以防空气进入肠道。灌液速度不得过快,直至将溶液全部注入。

注入温开水、抬高、拔管　最后注入 5～10 ml 温开水,然后抬高肛管末端,使溶液全部流入,夹管后用卫生纸包住肛管轻轻拔出,放于弯盘内。擦净肛门,嘱病人尽可能保留溶液 10～20 min 后再排便,必要时协助病人(图 8-3-1-4)。

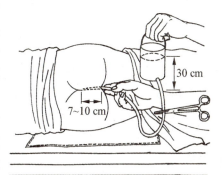

图 8-3-1-4　小量不保留灌肠法

6. 操作后处理

(1) 整理床单位及环境,开窗通风,整理用物。

(2) 观察大便性质,必要时留取标本送检。清理用物。

(3) 洗手,记录灌肠结果。

【清洁灌肠】

1. 操作者准备　护士核对医嘱,洗手、戴口罩。

2. 用物准备

(1) 治疗盘内有肛管、血管钳(或液体调节开关)、润滑剂、棉签、卫生纸、橡胶单、治疗巾、弯盘、手套、水温计。

(2) 灌肠筒一套:灌肠筒连接 120 cm 橡胶管,接玻璃三通管。

(3) 污水桶、输液架、屏风。

(4) 常用灌洗溶液:0.1%～0.2%肥皂液、生理盐水。溶液容量:2 000～3 000 ml;溶液温度:39～41℃。

3. 病人准备　了解病人的病情及心理反应,解释灌肠目的,解除顾虑以取得合作。了解病人肛门部位皮肤黏膜情况。嘱病人排尿。

4. 环境准备　同大量不保留灌肠。

5. 实施操作

核对解释、左侧卧位 核对解释,询问病人是否已排尿,注意溶液的温度。协助病人取左侧卧位,垫橡胶单及治疗巾,置弯盘于臀边,注意保暖。

挂筒、接管、润滑、排气、插入肛管 挂灌肠筒于输液架上,液面距肛门不超过 40 cm 高度,将玻璃三通管的直端接于肛管,"U" 型端上端连接与灌肠筒的橡胶管,下端连接与另一橡胶管,其末端接污水桶。戴手套。润滑肛管前段,排除管内空气和冷溶液,夹住橡胶管。左手垫卫生纸分开臀部,显露肛门,嘱病人做排便动作,右手持肛管轻轻插入直肠为 10～15 cm,左手固定肛管。右手开放上端管夹,使溶液缓缓流入。

首次灌入肥皂液,反复灌洗生理盐水 第 1 次用肥皂液,为提高灌洗效果采用左侧卧位;以后用生理盐水,为减少对病人的刺激采用右侧卧位。每次灌入量约 500 ml,密切观察筒内液面下降和病人的反应,如病人感觉明显便意,将上段管夹紧,开放下段管,使排出物流入污水桶。排空后将下段管夹紧,再开放上段管夹,继续灌入灌肠溶液。观察排出物的性质及量,反复灌洗直到排出液清洁无粪质为止。

保留 15 min 再拔管 灌洗完毕,保留肛管 15 min,将溶液引流干净。左手用卫生纸包住肛管,右手轻轻拔出,分离肛管并置入弯盘内,擦净肛门。协助病人取舒适卧位。

6. 操作后处理

(1) 整理床单位及环境,开窗通风。清理用物。

(2) 洗手。记录灌入总量及排出量。

三、注意事项

(1) 维护病人的自尊,尽量少暴露病人,防止着凉。

(2) 根据医嘱及评估结果,准确掌握溶液的温度、浓度、流速、压力及溶液的量。如为伤寒病人,溶液量不得超过 500 ml,压力要低(即液面不得高于肛门 30 cm)。

(3) 随时注意观察病情和病人的反应并及时处理,灌肠过程中如病人出现面色苍白、出冷汗、剧烈腹痛、心慌气急等,应立即停止灌肠,并与医生联系给予处理。

(4) 降温灌肠,应嘱病人保留 30 min 后排出,排便后隔 30 min 再测量体温并做记录。

(5) 正确选择灌肠溶液,高热病人用生理盐水灌肠;肝昏迷病人,禁用肥皂水灌肠,以减少氨的产生和吸收,可选用弱酸性溶液灌肠;充血性心力衰竭或钠滞留的病人,禁用生理盐水灌肠;安眠药、异烟肼中毒可用硫酸钠导泻。

(6) 严格掌握禁忌证,对消化道出血、妊娠、急腹症、严重心血管疾病等病人禁忌灌肠。

活动二 保留灌肠

一、基本知识点

1. 定义 保留灌肠法是自肛门灌入药液,保留在直肠或结肠内,通过肠黏膜吸收,达到治疗目的。
2. 用途 常用于镇静、催眠及治疗肠道感染等。

二、操作过程

1. 操作者准备 护士核对医嘱,洗手、戴口罩。
2. 用物准备

(1) 治疗盘内备20号以下肛管,其余用物同小量不保留灌肠,另备约10 cm×10 cm的棉垫。

(2) 常用溶液:镇静催眠用10%水合氯醛;肠道炎症用2%小檗碱或0.5%～1%新霉素或其他抗生素。

(3) 液量及温度:灌肠溶液量,不超过200 ml;溶液温度39～41℃。

3. 病人准备 了解病人的病情及排便习惯,说明灌肠目的,解除顾虑以取得合作;了解病人肛门部位皮肤黏膜情况;嘱病人或协助病人排便、排尿,以利于药物吸收。

4. 环境准备 环境整洁、安静。酌情关闭门窗,适当调节室温,用床帘或屏风遮挡,注意保护隐私。

5. 实施操作

核对解释 携用物至床旁,核对床号、姓名,询问病人已排便和排尿,进一步做好解释,说明灌肠操作中的注意事项及配合方法。保持溶液的温度。

安置体位 根据病情采取体位,慢性痢疾者病变多在乙状结肠和直肠,应取左侧卧位;阿米巴痢疾者病变多在回盲部,应取右侧卧位。

垫巾、置小垫、置弯盘 双膝屈曲,脱裤至膝部,使臀部移近床沿,垫橡胶单和治疗巾,臀部下置小垫,抬高臀部10 cm,避免溶液溢出。置弯盘于臀旁,防止床褥污染。减少暴露并注意保暖。

接管、润滑、排气、插管 注洗器抽吸药液,连接肛管,润滑肛管前端,排净空气、夹管,防止空气进入肠腔,显露肛门,轻轻插入10～15 cm。

缓慢注入药液 固定肛管,松夹,缓缓注入药液,液面距肛门不超过30 cm,并注意病人反应,药液灌注毕,注入5～10 ml温开水,并抬高肛管末端利于药液全部注入肠腔,及时夹管。

拔管、嘱药液保留 用卫生纸包裹肛管轻轻拔出置弯盘内,动作轻稳,不污染周围。擦净肛门并轻轻按揉肛门处,嘱病人尽可能忍耐,使药液保留1 h以上。提供便盆,放于合适位置。

6. 操作后处理　整理床单元，清理用物。观察病人反应，交待注意事项，并记录灌肠结果，感谢病人合作。

 三、注意事项

(1) 正确了解灌肠的目的和病变部位，以便掌握灌肠的卧位和插入导管的深度。

(2) 灌肠前，应嘱病人排便，肛管要细，插管要深，液量要小，压力要低，使灌入药液能保留较长时间，利于肠黏膜充分吸收。肠道感染以晚上睡眠前灌肠为宜。

(3) 肛门、直肠、结肠等手术后的病人，排便失禁的病人均不宜做保留灌肠。

活动三　肛管排气法

 一、基本知识点

1. 定义　肛管排气法是指将肛管从肛门插入直肠，排出胃肠道内过多的气体，减轻病人的腹胀、腹痛等不适。

2. 目的　常用于解除胃肠功能异常、手术后麻醉药物的影响、饮食不当、某些药物的不良反应所致的肠胀气。

 二、操作过程

1. 操作者准备　护士核对医嘱，洗手、戴口罩。

2. 用物准备　治疗盘内备有肛管(26 号)、玻璃接管、橡胶管、玻璃瓶(内盛水 3/4 满)、瓶口系带、润滑剂、棉签、胶布(1 cm×15 cm)、橡皮圈及别针、卫生纸、弯盘、橡胶单及治疗巾。

3. 病人准备　了解病人腹胀原因及肠胀气程度，检查腹部情况，了解病人心理反应，缓解紧张焦虑情绪以取得合作。了解病人肛门部位皮肤黏膜情况。协助病人侧卧或仰卧。

4. 环境准备　环境整洁、安静。酌情关闭门窗，适当调节室温，用床帘或屏风遮挡，注意保护隐私。

5. 实施操作

核对解释　携用物至床旁，核对床号、姓名，进一步做好解释，说明肛管排气操作中的注意事项及配合方法。

润滑、插管、固定　帮助病人侧卧或仰卧。将瓶系在床边，橡胶管一端插入瓶内液面以下，另一端与肛管相接。润滑肛管前端，嘱病人深呼吸，将肛管轻轻插入直肠 15～

18 cm,用胶布固定于臀部,橡胶管应留出足以翻身的长度,用别针固定于床单上(图8-3-3-1)。

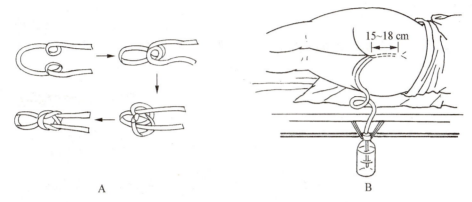

图8-3-3-1 肛管排气法

观察排气情况 如瓶中见气泡,说明有气体排出;如瓶中气泡很少或无,则说明排气不畅,可帮助病人更换卧位,按摩腹部,以促进排气。

拔出肛管 轻轻拔出肛管,清洁肛门。

6. 操作后处理

(1) 协助病人取舒适体位,整理床单位及环境,开窗通风。清理用物。

(2) 洗手。询问病人腹胀有无减轻,记录肛管排气情况。

 三、注意事项

(1) 肛管保留时间不超过 20 min,避免因保留时间过长而减弱肛门括约肌反应,甚至导致肛门括约肌永久性松弛。如排气不畅,可 2~3 h 后再行肛管排气。

(2) 健康教育:指导肠胀气病人调整饮食,为病人制订营养合理、易消化的饮食,勿食豆类、糖类等产气食品,嘱病人少饮碳酸饮料,进食速度不宜过快。

活动四 简易通便法

 一、基本知识点

1. 开塞露 是一种常用的通便剂,由 50% 甘油或小量山梨醇制成,装在密封塑料壳内。成人用量 20 ml,小儿 10 ml。

2. 甘油栓 是用甘油和明胶制成的栓剂,适用于小儿及年老体弱的便秘病人。

二、操作过程

【开塞露】

使用时剪去封口端,挤出少量液体润滑开口处。病人取左侧卧位,嘱其做排便动作,以放松肛门括约肌,轻轻插入肛门后将药液全部挤入,嘱病人忍耐 5～10 min 后再排便(图 8-3-4-1)。

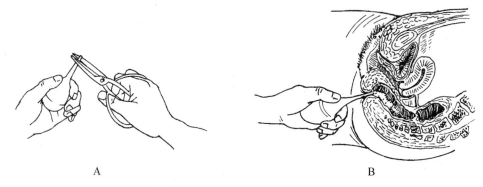

图 8-3-4-1　开塞露使用法

【甘油栓】

使用时手垫纱布或戴指套,捏住栓剂底部,嘱病人做排便动作,轻轻插入肛门至直肠内,抵住肛门处轻轻按揉,嘱病人忍耐 5～10 min 后再排便。

 小 贴 士

一、口服甘露醇溶液替代清洁灌肠

用 20％甘露醇溶液 500 ml＋5％葡萄糖溶液 1 000 ml 混匀即可。方法为病人术前 3 d 给予流质饮食,术前 1 d 下午 2 时开始口服甘露醇溶液 1 500 ml,于 2 h 内服完,一般服后 15～30 min 即反复自行排便,1～3 h 内排便 2～5 次。注意排便次数及粪便性质,如排便呈液状、清晰、无粪块,表示已达到肠道清洁的目的。

二、肛管操作的几种并发症及预防措施

1. 肠道黏膜损伤　详细向病人解释,使之接受并配合操作;选择粗细合适的肛管,充分润滑肛管前端,插管深度适宜。

2. 大便失禁　肛管排气时留置肛管时间不超过 20 min。

3. 腹泻　保留灌肠前应嘱病人排便,以减轻腹压及清洁肠道,便于灌肠液的保留和吸收。

 通过本项目的学习,能够熟练应用肛管护理技术,明确各项定义、目的及注意事项;学会对病人及家属进行健康教育,学会观察,加强责任心、同情心和爱心。

第八章 导管护理技术

项目课后复习思考题

1. 比较各种灌肠法目的、灌入溶液、浓度及量、温度、体位、压力、肛管插入深度以及保留时间。
2. 比较各灌肠方法的注意事项有何异同点?
3. 应从哪几个方面来观察粪便?
4. 同学之间进行角色扮演,相互进行健康教育。

项目四 氧气导管使用法

案例导入：马先生,72岁,因呼吸困难、气急胸闷来院就诊。入院诊断为肺气肿。医嘱:给予持续低流量低浓度吸氧。请问:吸氧有哪些方法? 如何根据吸入的氧流量判断氧浓度为多少? 用氧时应有哪些注意事项?

分析提示：氧气吸入装置有氧气筒和管道氧气装置两种。应根据病人的病情需要,选用合适的吸氧方法。供氧方式有中、低流量,高流量和高压氧舱4种。中、低流量供氧方式有鼻导管吸氧法、鼻塞吸氧法、面罩吸氧法、头罩式吸氧法、氧气枕吸氧法等。其中低流量为每分钟1~2 L,吸氧浓度<30%;中流量为每分钟3~9 L,吸氧浓度为40%~60%;而高流量为加压给氧,吸氧浓度可达60%~90%;在特殊的高压氧舱内,氧浓度可达100%。根据大气中的现存的氧浓度以及1 L氧流量含有4%氧浓度,即可根据吸入的氧流量得知氧浓度。用氧时必须注意安全,严格做好"四防"。

氧气可以维持人类的生命活动,一般正常人在静止状态下,每分钟耗氧量约为250 ml,而体内贮存的氧量仅有1.5 L,因此遇到缺氧时体内贮存氧量只能供给组织器官消耗4~5 min。所以人体必须持续不断地吸入氧气,才能维持生命。氧疗是常用的急救措施,并且氧疗已经作为一种治疗手段广泛应用于临床实践中,护士要熟练掌握其操作技能。但由于供氧装置问题、医护人员的操作以及病人的自身原因,常可导致病人的不适,甚至发生氧中毒等并发症,护士执行规范操作、严格掌握吸氧浓度至关重要。

活动一　鼻导管吸入氧气法

一、基本知识点

1. 定义　氧气吸入法是常用的急救措施及治疗方法,通过给病人吸入高于空气中氧浓度的氧气,以提高血氧含量及动脉血氧饱和度,纠正各种原因引起的缺氧。

2. 缺氧程度与相应症状、鼻导管给氧流量　如表8-4-1-1所示。

表8-4-1-1　缺氧程度与相应症状、鼻导管给氧流量

缺氧程度	发绀	呼吸困难	神志	给氧流量
轻度	轻	不明显	清楚	1～2 L/min
中度	明显	明显	正常或烦躁	3～4 L/min
重度	显著	严重、三凹征明显	昏迷或半昏迷	4～6 L/min 或以上

3. 缺氧程度与血气分析　如表8-4-1-2所示。

表8-4-1-2　缺氧程度与血气分析

血气分析	轻度	中度	重度
氧分压(PaO_2, kPa)	6.6～9.3	4.6～6.6	4.6以下
二氧化碳分压($PaCO_2$, kPa)	>6.6	>9.3	>12.0

4. 吸氧适应证　血气分析检查是用氧的客观指标,动脉血氧分压(PaO_2)正常值为10.6～13.3 kPa(80～100 mmHg),当病人PaO_2低于6.6 kPa(50 mmHg)时,应给予吸氧。

(1) 各种类型的呼吸衰竭、呼吸系统疾病、低氧血症、高热等缺氧和需氧状态。

(2) 心功能不全,如心搏骤停及复苏后、心力衰竭等。

(3) 各种中毒引起的呼吸困难,如一氧化碳中毒,巴比妥类、吗啡等药物中毒。

(4) 严重酸碱中毒、水电解质紊乱、急性脑血管意外等昏迷病人。

(5) 其他,如某些外科手术后病人、大出血休克病人、严重贫血、分娩产程过长或胎心异常等。

5. 氧浓度和氧流量的换算法　可用下列公式计算氧浓度。

$$吸氧浓度(\%) = 21 + 4 \times 氧流量(L/min)$$

6. 氧气筒及氧气压力表装置

(1) 氧气筒:外表为圆柱形无缝钢筒,筒内为99%氧气或5%的二氧化碳和纯氧混合气体,耐高压达15 MPa(150 kg/cm^2),能容纳氧约6 000 L。

1) 总开关:控制氧气,位于氧气筒的顶部。使用时将总开关向逆时针方向旋转1/4周,即可放出足够的氧气;总开关向顺时针方向旋转1/4周,即关闭氧气。

2) 气门:气门与氧气表相连,位于氧气筒顶部的侧面,是氧气自筒内输出的途径。

(2) 氧气表:由压力表、减压器、流量表、湿化瓶、安全阀5部分组成。

1) 压力表:表明氧气筒内氧气的压力,以 MPa 或 kg/cm² 表示,压力越大,则说明氧气筒内的氧气贮存量越多。

2) 减压器:是一种自动减压装置,能够将来自氧气筒内的压力减低至 0.20~0.30 MPa(2~3 kg/cm²),使流量保持平稳,保证用氧安全。

3) 流量表:显示每分钟氧气的流出量。流量表内装有浮标,当氧气通过流量表时,即将浮标吹起,从浮标上端平面所指刻度,可以测知每分钟氧气的流出量,用 L/min 表示。流量表下端的侧面为流量开关,向下旋转为关闭流量表,向上旋转则为打开流量表。

4) 湿化瓶:用于湿化氧气,避免呼吸道黏膜干燥。瓶内装入 1/3~1/2 冷开水,冬天可稍加温。通气管浸入水中,出气橡胶管和鼻导管相连。湿化瓶应每天换水一次。急性肺水肿病人用乙醇吸氧时,应贴标签注明。

5) 安全阀:当氧气流量过大、压力过高时,安全阀的内部活塞即自行上推,使过多的氧气由四周小孔流出,用于防止发生意外,保证用氧安全(图 8-4-1-1)。

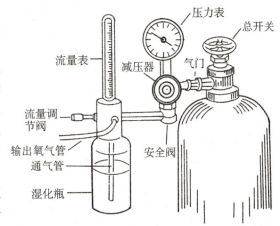

图 8-4-1-1 氧气筒及氧气表的装置

(3) 装表:将氧气筒置于支架上,稳妥固定上、下搭扣,便于推行和安全放置(图 8-4-1-2)。

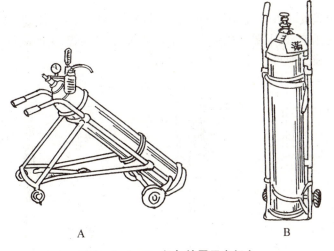

图 8-4-1-2 氧气筒置于支架上

1) 冲气门:打开总开关,使小量气体从气门流出,随即迅速关好总开关,以达到清洁气门的目的,避免灰尘吹入氧气表内。

2)装氧气表(图8-4-1-3):左手持氧气表略后倾将表接于氧气筒的气门上,右手初步旋紧,再用扳手加固旋紧,使氧气表直立于氧气筒旁,接好湿化瓶,连接橡胶管。

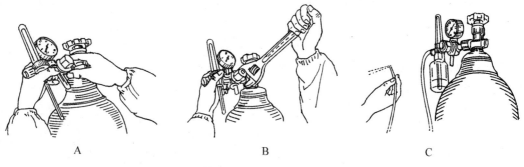

图8-4-1-3 装表法

3)检查流量表开关:首先关好流量开关,再旋开总开关,以避免损坏流量表;然后再旋开流量开关,检查有无漏气、氧气流出是否通畅,以及全套装置是否完好适用;最后关上流量开关,推至病室备用。

(4)卸表法:氧气筒需再次充氧时,将氧气表卸下。

1)放余气:旋紧总开关,打开流量开关,放出余气,以避免损坏减压器,此时压力表显示为零。再关好流量开关,取下湿化瓶。

2)卸氧气表:左手持表,右手用扳手旋松氧气表的螺帽,然后右手进一步旋开,将表卸下。

7.氧气管化装置 医院的氧气供应可集中由供氧站供给,设管道通至各病区、门诊和急诊室。供应站有总开关进行管理,各用氧单位配有氧气表,通过输氧管道将氧气输给病人。

氧气管化装置使用方法:使用时先关闭流量开关,然后将流量表的定位销插入插座与中心供氧系统相连,接上湿化瓶备用。停氧时,取下鼻导管,关闭流量开关,取下湿化瓶,按住定位销,拔出氧气表(图8-4-1-4)。

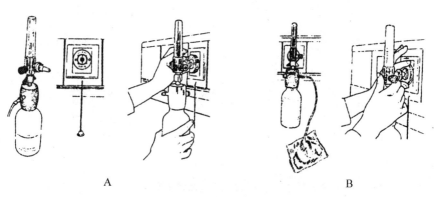

图8-4-1-4 氧气管化装置

二、操作过程

（一）单侧鼻导管给氧法

单侧鼻导管给氧能节约氧气。但长时间应用,会刺激鼻腔黏膜,病人感觉不适。适用于轻、中度缺氧病人。

1. **操作者准备**　护士核对医嘱,洗手、戴口罩。
2. **病人准备**　了解病人意识状态、呼吸困难程度、肢端皮肤颜色等,解释吸氧的目的及配合方法。缓解病人紧张情绪,以取得合作。协助病人取半坐卧位或合适体位。
3. **用物准备**　治疗盘:药碗内放鼻导管、小药杯(内盛冷开水)、纱布、棉签、胶布、橡胶管、玻璃接管、弯盘、安全别针、氧气记录单、笔等。拔管时另加松节油和70%乙醇。
4. **环境准备**　注意安全,严禁烟火、高温。
5. **实施操作**

核对解释、协助卧位　备齐用物至床旁,核对床号、姓名,确认病人,解释操作中的配合方法和注意事项。将氧气筒推至床边、放妥。协助病人取半坐卧位或合适体位。准备胶布。

清洁鼻腔　用手指分别轻按病人两侧鼻翼,询问有无疼痛;用棉签蘸冷开水(或温开水)清洁鼻孔,检查鼻腔有无分泌物堵塞及异常。

先调节流量后插管　连接鼻导管,鼻导管前端蘸冷开水湿润,同时打开流量调节阀,调节所需氧流量,见有气泡逸出,确定氧气流出通畅;测量插入长度,约鼻尖至耳垂的2/3;嘱病人深呼吸,将鼻导管轻轻插入一侧鼻孔,达鼻咽部(图8-4-1-5)。

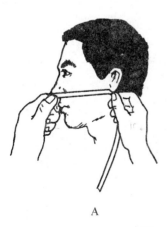
A

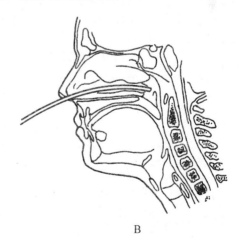
B

图8-4-1-5　测量、湿润、插管

[固定鼻导管] 观察病人有无呛咳,用胶布固定鼻导管于一侧鼻翼及面颊部(图8-4-1-6),注意胶布位置不影响美观和病人活动。用别针固定橡胶管于枕上。

[观察记录] 记录用氧时间及氧流量,加强巡视,观察疗效,询问病人的感觉,告知病人在用氧期间勿随意调节流量,注意用氧安全。

[吸氧过程中调节流量] 如吸氧过程中改变流量时,先将氧气和鼻导管分离,调节好流量后再接上,以免一旦关错开关,大量氧气突然冲入呼吸道而损伤肺组织。

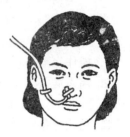

图8-4-1-6 固定鼻导管

[拔管停氧]

(1) 停用氧气:左手用纱布托住同时右手拔出鼻导管,然后再关闭流量开关;分离鼻导管和玻璃接头,取下鼻导管置于弯盘内。

(2) 去除胶布痕迹:先用松节油擦拭鼻翼及面颊部的胶布痕迹,再用70%乙醇擦试,用温热毛巾清洁面部。

(3) 整理、嘱咐:整理病床单元,协助病人取舒适位置,嘱咐告别。

6. 操作后处理

(1) 处理用物:湿化瓶放入消毒液内浸泡,再用清水洗净待干备用,导管浸泡消毒或集中处理。洗手、脱口罩。

(2) 及时记录:记录停氧时间及病人缺氧症状改善情况。

(二)双侧鼻导管给氧法

使用双侧鼻导管法病人无不适感,适用于小儿、慢性病人或急性病人恢复期。

连接橡胶管,调节适宜氧流量,将两个吸氧短管头分别插入两侧鼻前庭部,深约1 cm,导管绕过双耳至下颌锁住,松紧以1指为宜,或至头顶锁住。其他操作方法同单侧鼻导管(图8-4-1-7)。

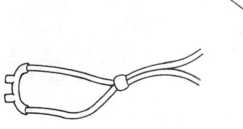
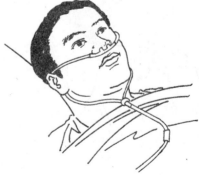

图8-4-1-7 双侧鼻导管吸氧法

三、注意事项

(1) 严格遵守操作规程,注意用氧安全,做好"四防",即防震、防火、防热、防油。防止高压爆炸,要避免倾倒、撞击;氧气筒应放于阴凉处,周围严禁烟火和易燃品,至少离火炉 5 m、暖气 1 m;氧气表及螺旋口上绝对禁油;氧气筒上应挂有"严禁烟火"的安全标志。

(2) 安全用氧,保证流量平稳:使用氧气时,应先调节流量而后插入鼻导管;停氧时应先拔出鼻导管,再关闭流量开关;中途改变流量时,应先将氧气和鼻导管分离,调节好流量后再接上。

(3) 在用氧过程中,严密观察病人病情及氧疗效果:可根据病人脉搏、血压、精神状态、皮肤颜色及湿度、呼吸方式、血气分析等有无改善来衡量氧疗效果,以便于及时处理;将慢性呼吸衰竭病人用氧情况列为床边交班内容。如果呼吸变慢,精神抑制或烦躁不安、面色潮红,应注意有无二氧化碳潴留;如果缺氧症状无改善,则应检查有无漏气、导管是否松脱、氧流量是否足够;对持续吸氧病人应注意有无恶心、咳嗽、胸骨后灼热感、烦躁不安、面色苍白、进行性呼吸困难等氧中毒表现。

(4) 吸入的氧气要进行湿化。冬季给氧时,湿化瓶内可加温开水,以增加病人的舒适感。严禁使用生理盐水湿化。湿化瓶应每日更换。

(5) 单侧鼻导管用氧者,每日更换鼻导管 2 次以上;持续单侧鼻导管用氧,应双侧鼻孔交替插管,并及时清除鼻腔分泌物,防止鼻导管堵塞;双侧鼻导管每日用 70% 乙醇两个擦拭吸氧短头,每周更换鼻导管。如病情许可,进食、饮水时可暂停吸氧。

(6) 氧气筒内氧气不可用尽。压力表上指针降至 490 kPa(0.5 MPa)时,即不可再用,以防灰尘进入筒内,于再次充氧时引起爆炸,并以"空"字标明。

(7) 对未用完的氧气筒应分别悬挂"满"或"空"的标志,并定点放置,以便于及时调换氧气筒,避免急用时搬错而影响抢救速度。

(8) 健康教育:

1) 安全用氧:在吸氧过程中,向病人及家属做好"四防"的安全教育,严禁烟火。

2) 说明控制用氧的重要性:吸氧前以及吸氧过程中,应和病人和家属进行有效的沟通,说明控制氧流量及用氧时间的重要性,明确指出病人及家属不得随意调节氧流量,指导病人配合的方法,取得理解与合作。

3) 加强对慢性缺氧、长期用氧病人的宣教:解释高流量吸氧的危害,低流量吸氧的特点及重要性。

4) 防止自行拔管:指导病人家属观察用氧后的反应,询问病人的感觉如有不适应及时告知,不可自行拔管;躁动、不合作病人适当约束双上肢,防止自行拔管。

5) 保持吸氧导管通畅:避免扭曲、脱落或阻塞,及时去除鼻腔分泌物。

活动二　其他氧气吸入方法

一、基本知识点

（1）低流量供氧方式中除了鼻导管吸氧法，还有鼻塞吸氧法、面罩吸氧法、头罩式吸氧法、氧气枕吸氧法、漏斗吸氧法等。

（2）严格掌握吸氧的浓度：

1）低于25%的氧浓度，则和空气中的氧含量相似，无治疗价值。

2）在常压下吸入40%~50%的氧是安全的。

3）如果吸氧浓度高于60%，持续时间超过24 h，则会发生氧中毒，表现为恶心、烦躁不安、面色苍白、干咳、胸骨后灼热感、胸痛、进行性呼吸困难等。

4）对缺氧和二氧化碳滞留同时并存者，应给予低流量、低浓度持续给氧。因为慢性缺氧病人因长期二氧化碳分压高，其呼吸主要依靠缺氧刺激颈动脉和主动脉体化学感受器，沿神经上传至呼吸中枢，反射性地引起呼吸；如给予高浓度吸氧，则缺氧反射性刺激呼吸的作用消失，从而导致呼吸抑制，使二氧化碳滞留更严重，发生二氧化碳麻醉，甚至呼吸停止。

二、操作过程

（一）鼻塞法

此法刺激性小，病人感觉舒适，且使用方便，两侧鼻孔还可交替使用，适用于长时间用氧的病人，但张口呼吸或鼻腔堵塞者效果差。使用时先连接橡胶管，调节适宜氧流量，将用塑料或有机玻璃制成带有管腔的鼻塞，直接塞入一侧鼻孔，鼻塞大小以恰能塞住鼻孔为宜。使用鼻塞每天更换一次。其他操作方法同单侧鼻导管（图8-4-2-1）。

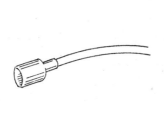 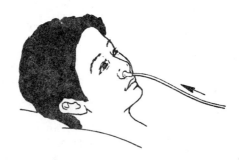

图8-4-2-1　鼻塞法

（二）面罩法

面罩法适用于躁动不安、张口呼吸、病情较重或鼻导管给氧效果不佳者。

1. **简单给氧面罩**　氧的输入孔位于面罩的底部。使用前先清洁鼻腔、口腔，去除分泌物，面罩置于病人口鼻部，用松紧带固定。调节流量，成人一般为6~8 L/min，小儿为1~3 L/min，再将氧气管接于进氧孔上。使用面罩者每4~8 h更换1次。面罩与鼻导管相比,湿化效果较好,缺点是影响病人进食和咳痰,面罩容易移位和脱落(图8-4-2-2)。

2. Venturi 面罩 该面罩是根据 Venturi 原理制成的,即氧气经狭窄的孔道进入面罩时,在喷射气流的周围产生负压,携带一定量的空气从开放的边缘流入面罩。具有耗氧量较少,不需湿化,能按需调节吸氧浓度并能保持恒定的优点,面罩不必与脸面紧密接触,佩戴比较舒适,病人不觉得面罩内有明显潮热感(图8-4-2-3)。

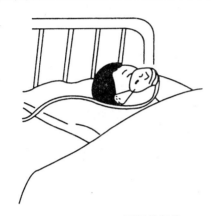

图8-4-2-2 面罩给氧法

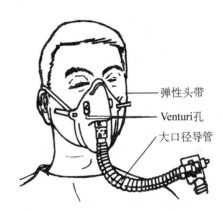

图8-4-2-3 Venturi 面罩

3. 面罩加压供氧 用简易呼吸器、麻醉机或呼吸机进行。用于肺水肿、昏迷、危重病人、自主呼吸微弱等病人。

(三)氧气枕吸氧法

在抢救危重病人时,由于氧气筒准备不及或转移病人途中,可用氧气枕代替氧气装置为病人供氧。

使用前先将氧气枕内充满氧气,接上湿化瓶、鼻导管或面罩,调节流量即可给氧。使用时让病人头部枕于氧气枕上,借重力使氧气流出。

新购的氧气枕内有粉尘,充气前应反复用自来水灌洗并揉捏,直至放水洁净为止,以防引起吸入性肺炎,甚至窒息(图8-4-2-4)。

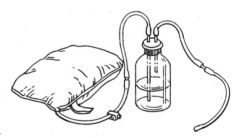

图8-4-2-4 氧气枕吸氧法

(四)氧气帐法

氧气帐法是将病人的头部或全身置于有较高浓度的帐篷内,氧气经过湿化,以10~12 L/min流量由橡皮管输入帐内,可维持帐内氧浓度在50%~60%左右,每次打开帐后应将氧流速加大至12~14 L/min,持续3 min,以恢复帐内原来的氧浓度。因耗氧量大,一般应用于儿科抢救或某些先天性心脏病、大面积烧伤等病人的救治,帐内的湿度较高,也适用于气管切开后痰液较黏稠的病人。此法的缺点是不便于观察和护理,使用时间超过不宜超过 24 h,以免氧中毒(图 8-4-2-5)。

（五）头罩式给氧法

头罩式给氧法适用于新生儿、婴幼儿的供氧。透明的头罩易于观察病情变化,能根据病情需要调节罩内氧浓度(图 8-4-2-6)。

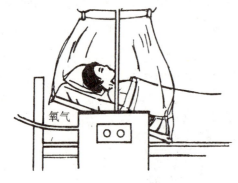
图 8-4-2-5 氧气帐

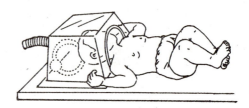
图 8-4-2-6 头罩式给氧法

（六）漏斗法

漏斗法操作简单,无刺激,但耗氧量大,适用于婴幼儿、气管切开的病人。

使用前将氧气管接于漏斗上,调节氧流量为 6~10 L/min,将漏斗置于距离病人口鼻 1~3 cm 处,用绷带固定好,以防移位。

 三、注意事项

同氧气鼻导管使用法。

 小 贴 士

氧气吸入法操作的几种并发症及预防措施

1. **无效吸氧** 检查氧气装置、供氧压力、管道连接是否漏气、堵塞或脱落,及时去除鼻腔或气道内分泌物。

2. **氧中毒** 避免长时间高浓度吸氧,必须严格掌握吸氧指征、控制吸氧浓度及吸氧时间。

3. **二氧化碳潴留** 慢性缺氧者应予低流量 1~3 L/min、低浓度 24%~33% 持续给氧。

4. **晶体后纤维组织增生** 新生儿,尤其是早产低体重儿勿长时间、高浓度吸氧,吸氧浓度小于 40%,以免视网膜病变,最后出现不可逆的失明。

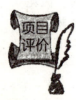 通过本项目的学习,能够熟练应用鼻导管护理技术,明确各种吸氧方法的特点及适应范围;学会对病人及家属进行安全用氧、规范用氧的健康教育;学会观察缺氧症状及氧疗效果,加强责任心、同情心和爱心。

第八章　导管护理技术

项目课后复习思考题

1. 试说出氧气表的5个组成部分及其功能、单位表示式。
2. 试比较各种吸氧方法的特点及适应范围。
3. 请说出如何做到安全、规范用氧？
4. 吸入的氧气为何要湿化，如何湿化？
5. 同学之间进行角色扮演，相互进行健康教育。

项目五　吸痰管使用法

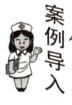

案例导入　护生小李跟着带教史老师在重症监护室实习。监护室刚刚送来了一位昏迷病人刘先生，72岁。今晨在公园里锻炼时突然左侧肢体麻木、无力，随即跌倒，同时伴有口角歪斜、小便失禁等，被家属急送至医院。病人既往有高血压、动脉硬化病史20年余年，近几天有头痛、呕吐、视觉模糊。体格检查：体温38.6℃，脉搏82次/分，呼吸18次/分，血压196/138 mmHg，两侧瞳孔散大，对光反应迟钝。脑膜刺激征阳性，左侧偏瘫。CT扫描确诊为脑出血。史老师听见病人呼吸声粗糙，考虑呼吸道有大量分泌物，立即吸痰，避免了病人窒息的危险。

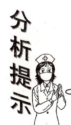

分析提示　吸痰是常用的急救措施，护士要熟练掌握其操作技能。吸痰属侵袭性操作，护士要严格遵守无菌操作原则，规范操作，关爱病人，尽量减少病人的不适。

活动一　吸痰管吸痰法

 一、基本知识点

1. **定义**　吸痰法是指通过负压吸引的方法，用吸痰管经口、鼻或人工气道将呼吸道分泌物吸出，以保持呼吸道通畅的一项重要的急救护理技术。
2. **目的**　吸痰法适用于危重、昏迷、年老体弱及麻醉未清醒等病人，防止病人因咳嗽无力、咳嗽反射迟钝或会厌功能不全,导致痰液不能咳出或呕吐物误入气管,而发生吸入性肺炎或窒息。

3. 局部解剖　咽是呼吸道和消化道的共同通道,咽通鼻腔、口腔和喉腔,喉与气管相连。

4. 吸痰插入部位　一般在口腔吸痰,若口腔吸痰有困难,可鼻腔吸引;气管切开病人,由套管内插入吸痰。

5. 吸痰管型号　成人12~14号;婴幼儿10号;新生儿6~8号;气管插管为6号。

6. 调节吸引负压　成人40.0~53.3 kPa。小儿应按年龄调节负压,新生儿<13.3 kPa;婴幼儿13.3~26.6 kPa;儿童<39.9 kPa。

二、操作过程

1. 操作者准备　护士洗手、戴口罩。
2. 病人准备

(1) 了解病人目前的生命体征、意识状态、呼吸困难的程度、是否人工气道、口鼻黏膜情况、有否痰鸣音及痰液的性状;清醒病人了解其情绪状态、对吸痰的认识情况、心理反应及合作程度。

(2) 检查口腔,如有活动义齿应取下。

3. 用物准备

(1) 电动吸引器吸痰法:在没有中心负压吸引装置的医疗机构,可采用电动吸引器吸痰法。电动吸引器主要由马达、偏心轮、气体过滤器、压力表、安全瓶和储液瓶组成,安全瓶和储液瓶的容量均为1 000 ml,瓶塞上有两根玻璃管,用橡胶管相互连接。

(2) 中心吸引装置吸痰法:目前各大医院均设中心负压吸引装置,吸引管道连接到各病床单位。

电动吸引器和中心吸引装置均是利用负压原理,将痰液吸出(图8-5-1-1)。

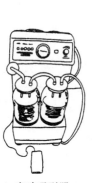 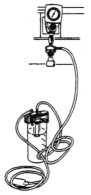 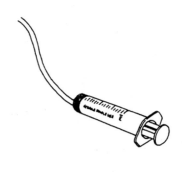

A 电动吸引器　　　B 中心吸引器　　　C 注射器及橡胶管

图8-5-1-1　吸痰装置

第八章 导管护理技术

（3）吸痰盘内置有盖罐 2 只，一只盛有无菌生理盐水、另一只盛有无菌吸痰管数根、无菌纱布、无菌血管钳及镊子、弯盘、棉签、无菌手套 1~2 副。昏迷病人备压舌板、张口器、舌钳，250 ml 生理盐水（注明开瓶时间）；备多头电插板。

（4）将盛有消毒液的玻璃试管系于床栏杆上，放置吸痰后的玻璃接管。一次性吸痰管检查有效期及是否包装完好。

4. 环境准备　安静、整洁、温湿度适宜。必要时用床帘或屏风遮挡。

5. 实施操作

核对解释　备齐用物携至床边，核对病人，清醒病人做好解释及操作中注意事项，以取得合作。将病人的头转向操作者一侧，检查病人口、鼻腔，取下义齿，颌下铺治疗巾。昏迷病人可用压舌板或张口器帮助张口，必要时用舌钳拉出舌头。

检查电动吸引器　接通电源，连接吸痰管，打开开关，检查吸引器性能，调节负压，成人 40.0~53.3 kPa。

检查中心吸引装置　在壁挂吸引接头上接好吸痰导管，右手持吸痰管，左手打开吸引器开关，检查吸引器的性能是否正常。

检查、润滑吸痰管　右手以止血钳夹取吸痰管吸取少许生理盐水，试吸引力，检查吸痰管是否通畅，同时润滑导管前端（图 8-5-1-2）。

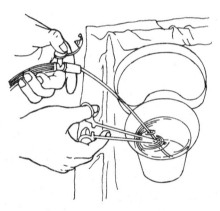

图 8-5-1-2　湿润、检查

可由 3 个部位抽吸痰液　一般在口腔吸痰，若口腔吸痰有困难，可自鼻腔吸引。气管切开病人，由套管内插入吸痰（图 8-5-1-3）。

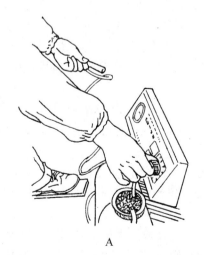

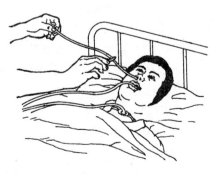

A　　　　　　　　　　　B

图 8-5-1-3　3 个部位抽吸痰液

吸痰手法

(1) 口腔吸痰：在无负压吸力的状态下（普通吸痰管将导管末端折叠，一次性吸痰管则放松侧孔），当病人深吸气时，另一手用无菌血管钳夹持吸痰管平稳、迅速地将吸痰管插入口腔咽部（普通吸痰管松开折叠，一次性吸痰管则左手拇指关闭吸痰管侧孔管塞或用拇指盖住侧孔），先吸口腔、咽喉部的分泌物，更换无菌导管后再吸气管内的分泌物。动作应轻柔，从深部向上提拉同时左右旋转，吸净痰液。每次吸引时间不得超过10～15 s，连续吸引的总时间不得超过 3 min。吸痰过程中，随时擦净喷出的分泌物，观察病人吸痰前后呼吸频率的改变，如病人咳嗽厉害，应稍等片刻后再行吸出；同时检查口鼻黏膜有无损伤，注意吸出物的性质、颜色、黏稠度、量等情况。退出导管，用生理盐水抽吸冲洗导管，以免被分泌物堵塞。

(2) 口腔吸痰有困难，可由鼻腔插入，吸痰先吸下鼻道、鼻咽部，再吸气管内的分泌物。但颅底骨折病人忌从鼻腔插管。

(3) 若气管插管或气管切开病人，可由插管或套管内吸痰，严格无菌操作，应待病人吸气时，快速将导管由套管内插入，先吸气管切开处，再吸口（鼻）部，自下而上边退边左右旋转导管，消除气道分泌物。退出导管后，绝对不能再次插入气管，如还需吸痰，则须更换无菌导管。

6. 操作后处理　吸痰毕，关上吸引开关，取下吸痰管，吸痰管消毒浸泡或统一集中处理。将吸痰玻璃接管插入消毒液的试管中浸泡。

擦净病人脸部分泌物，协助病人取舒适体位，整理用物。记录吸痰时间及痰液性质、颜色及量等。

 三、注意事项

(1) 严格执行无菌操作，戴无菌手套。吸痰管应每次更换，口腔或鼻腔吸引过的吸痰管，不可用于气管内吸痰。吸痰所有物品每天更换1～2次。

(2) 吸痰管的选择应粗细适宜，不可过粗，特别是为小儿吸痰。

(3) 插管时不可有负压。吸痰时要防止固定在一个位置或吸引力过大，以免引起黏膜损伤。吸痰时动作要轻柔、迅速，左右旋转，向上提出。导管退出后，应用生理盐水抽吸冲洗，以防导管被痰液堵塞。

(4) 严格掌握吸痰时间。每次吸痰前后予以加大吸氧浓度，每次吸痰时间不超过15 s，以免造成病人缺氧。若痰液一次未吸净，可暂停3～5 min再吸。吸痰间隔时间，应视痰液黏稠程度与痰量而定。

(5) 密切观察病情。当发现喉头有痰鸣音或排痰不畅时，应立即抽吸。如痰液黏稠，可配合叩拍胸背或交替使用超声雾化吸入，还可缓慢滴入少量生理盐水或化痰药物，使痰液稀释，便于吸出。

(6) 加强口腔护理。仔细观察口腔黏膜有无损伤，牙齿有无松脱，以防脱落误吸。

(7) 储液瓶内的液体应及时倾倒，一般不应超过瓶的 2/3，以免损坏机器。瓶内放少量消毒液,可使痰液不黏附在瓶底,便于清洗和消毒。

(8) 健康教育:

1) 做好心理护理,安抚病人不要紧张,指导其自主咳嗽。

2) 告知适当饮水,以利痰液排出。

3) 告知病人翻身拍背对预防肺部感染的重要意义,请病人主动配合。

活动二　其他吸痰方法

一、注射器吸痰法

一般可用 50 ml 或 100 ml 注射器连接吸痰管吸痰,将吸痰管插入口腔、咽喉部抽吸痰液,以保持呼吸道通畅。仅适用于家庭或无吸引装置的紧急情况(图 8-5-2-1)。

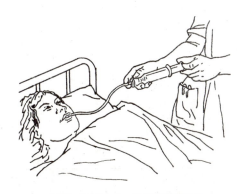

图 8-5-2-1　注射器吸痰法

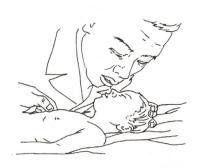

图 8-5-2-2　口对口、口对鼻吸痰

二、口对口、口对鼻吸痰

在紧急情况下,可深吸一口气,包住病儿的口或口鼻吸痰,或将吸痰管插入痰液所在部位,用口吸住吸痰管以吸出痰液。

 小　贴　士

吸痰法操作的几种并发症及预防措施

1. **低氧血症**　应选择合适口径的吸痰管;吸痰前后加大吸氧浓度,每次吸痰时间不超过 15 s;吸痰不宜深入至支气管处,否则容易堵塞呼吸道。

2. **呼吸道黏膜损伤**　应调节合适的吸引负压,选用型号适当的、前端钝圆有多个侧孔、后端有负压调节孔的吸痰管;应先蘸生理盐水润滑,插管动作轻柔,禁止带负压插管;避免插入过深,插入的长度为病人有咳嗽或恶心反应即可,有气管插管者,则超过气管插管 1~2 cm。

3. 感染　严格执行无菌操作原则，认真检查无菌吸痰管。必要时准备两套吸痰管，一套用于吸气管内分泌物，一套用于吸口腔及鼻咽腔分泌物，两者不能混淆。如用一根吸痰管，则应先吸气管内的痰后吸口、鼻腔分泌物。

通过本项目的学习，能够解释吸痰法的定义、目的及注意事项；进一步加深对无菌操作的认识；学会对病人及家属进行健康教育，学会观察，增强责任心、同情心和爱心。

1. 何谓吸痰法，哪些病人需要吸痰？
2. 吸痰法的注意事项有哪些？
3. 吸痰时如何做到关爱病人？

项目六　洗胃管使用法

案例导入：刘海，男性，22岁，半小时前误服了农药敌百虫而中毒，病人被送进医院时神志清楚，通过口服洗胃液洗胃，现已脱离危险。请问：应如何选用洗胃液呢？敌百虫中毒为何不能选用碳酸氢钠？如果病情不允许口服催吐洗胃，选用胃管洗胃时，有几种方法可以证实胃管在胃内？

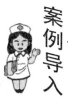

分析提示：敌百虫中毒可选用高锰酸钾洗胃，不能选用碱性药物，否则可形成毒性更强的敌敌畏。洗胃液可分3类：保护黏膜的物理性对抗剂、与毒物中和或改变毒物毒性的化学性对抗剂，尚未明确毒物时可选用生理盐水或温开水。通过3种方法可以证实胃管已插入胃内。

洗胃是抢救服毒者生命的关键。一般服毒者，除吞服腐蚀剂（强酸、强碱等）者外，一律要在6 h内迅速、彻底洗胃，清除胃内毒物或刺激物。

第八章 导管护理技术

活动一 口服催吐洗胃法

 一、基本知识点

1. 定义　口服催吐洗胃法是将大量溶液饮入胃内,再自动呕出、排出胃内容物的方法。适用于清醒、能主动配合的病人。
2. 目的　解毒,清除胃内毒物或刺激物,以避免毒物吸收,也可利用不同的灌洗液通过中和解毒。

 二、操作过程

1. 操作者准备　护士核对医嘱,洗手、戴口罩。
2. 用物准备　治疗车上置治疗盘,内备量杯、茶杯、压舌板、塑料围裙、水温计、毛巾,车下置水桶2只;根据需要准备洗胃溶液,液量为10 000～20 000 ml,温度为25～38℃。
3. 病人准备

(1) 了解病情及病人的意识状态,病人对洗胃的心理反应及合作程度,解释口服催吐的目的、方法和注意事项,以取得主动配合。

(2) 协助病人取坐位。

4. 环境准备　环境整洁、安静,必要时屏风遮挡。
5. 实施操作

核对解释　备齐用物至床旁,核对床号、姓名,确认病人,解释操作中的配合方法和注意事项。

安置体位、铺巾　病人取坐位,围好塑料围裙,污水桶置于病人座位前。

先催吐,再自饮灌洗液反复催吐　首先鼓励病人尽量吐出胃内容物,可用压舌板压其舌根部催吐,或令其用自己的手指刺激咽部,胃内容物会涌吐而出,必要时留取标本;然后协助病人在短时间内自饮大量灌洗液(300～500毫升/次),如病人不易吐出时,仍可用压舌板压其舌根部催吐;如此反复进行,直至吐出的液体澄清无气味为止。

安置病人　协助病人漱口、洗脸,必要时更换衣服,嘱病人卧床休息。整理床单位。

6. 操作后处理　清理用物。护士洗手。记录灌洗液名称及液量,呕吐物的颜色、气味、性质、液量,病人的一般情况等,必要时送检标本。

 三、注意事项

(1) 急性中毒的病人,应先迅速采用口服催吐法,必要时进行胃管洗胃,以减少毒物吸收。尽量在6 h内迅速、彻底洗胃,超过6 h者,也要争取尽可能洗胃。

(2) 当中毒物质不明时,应先抽出胃内容物送检,以明确毒物性质。洗胃溶液可先选用温开水或生理盐水进行,待确定毒物性质后,再选用对抗剂洗胃。

(3) 若病人误服强酸或强碱等腐蚀性药物,禁忌洗胃,以免导致胃穿孔。可遵医嘱给予药物解毒或物理性对抗剂,如豆浆、牛奶、米汤、蛋清水(用生鸡蛋清调水至200 ml)等,以保护胃黏膜。

(4) 肝硬化伴食管胃底静脉曲张、近期曾有上消化道出血、胃穿孔的病人禁忌洗胃;食管阻塞、消化性溃疡、胃癌等病人不宜洗胃;有严重心脏病、动脉瘤、食管静脉曲张、溃疡病等禁用洗胃催吐法。

(5) 在洗胃过程中,应密切观察病人病情和洗出液的变化,如发现异常,应及时采取措施,并通知医生进行处理。当呕吐发生时,应放低病人头部;危重、昏迷病人洗胃应谨慎,可采用去枕平卧位,将头转向一侧,以防呕吐物吸入气管,发生窒息或引起肺炎。

(6) 洗胃液每次灌入量以 300~500 ml 为宜,不能超过 500 ml,并严格保持灌入量与洗出量的平衡。婴幼儿每次灌入量以 100~200 ml 为宜。如灌入量过多,液体可从口腔和鼻腔涌出,易引起窒息;还可导致急性胃扩张,使胃内压升高,促进中毒物质进入肠道,反而增加毒物的吸收;同时由于突然的胃扩张还可兴奋迷走神经,反射性地引起心脏骤停。

(7) 各种药物中毒的灌洗溶液(解毒剂)和禁忌药物,如表 8-6-1-1 所示。

表 8-6-1-1 各种药物中毒的灌洗溶液(解毒剂)和禁忌药物

中毒药物	灌洗溶液	禁忌药物
酸性物	镁乳、蛋清水、牛奶	强酸药物
碱性物	5%醋酸、白醋、蛋清水、牛奶	强碱药物
氰化物	口服3%过氧化氢溶液后引吐,1∶15 000~1∶20 000 高锰酸钾洗胃	
敌敌畏	2%~4%碳酸氢钠、1%盐水、1∶15 000~1∶20 000 高锰酸钾洗胃	
1605、1059、4049(乐果)	2%~4%碳酸氢钠洗胃	高锰酸钾
敌百虫	1%盐水或清水洗胃或 1∶15 000~1∶20 000 高锰酸钾洗胃	碱性药物
DDT、666	温开水或生理盐水洗胃,50%硫酸镁导泻	油性泻药
巴比妥类(安眠药)	1∶15 000~1∶20 000 高锰酸钾洗胃,硫酸钠导泻	硫酸镁
异烟肼(雷米封)	1∶15 000~1∶20 000 高锰酸钾洗胃,硫酸钠导泻	
灭鼠药	1∶15 000~1∶20 000 高锰酸钾洗胃	鸡蛋、牛奶、脂肪及其他油类食物
磷化锌	0.1%硫酸铜洗胃,口服 0.5%~1%硫酸铜溶液,每次10 ml,每5~10 min 1次,用压舌板等刺激舌根引吐	

注:(1) 蛋清水、牛奶:可黏附于黏膜或创面上起保护性作用,从而减轻病人疼痛,使病人感觉舒适。
(2) 高锰酸钾:为氧化剂,能将化学性毒物氧化,改变其性能,从而减轻或去除其毒性;但 1605、1059、4049(乐果)等禁用高锰酸钾洗胃,因其可氧化成毒性更强的物质。
(3) 敌百虫中毒:禁用碱性药物洗胃,因敌百虫遇碱性药物可分解出毒性更强的敌敌畏,且分解过程可随碱性的增强和温度的升高而加速。
(4) 巴比妥类药物中毒:采用硫酸钠导泻,是因为硫酸钠可在肠道内形成高渗透压,从而阻止肠道水分和残留巴比妥类药物的继续吸收,促使其尽早排出体外;且硫酸钠对心血管和神经系统没有抑制作用,不会加重巴比妥类药物的中毒症状。
(5) 磷化锌中毒:口服硫酸铜引吐,可使其转化为无毒的磷化铜沉淀,而阻止其吸收,并促其排出体外。但是,磷化锌易溶于油类,应忌用鸡蛋、牛奶、油类等脂肪类食物,以免加速磷的溶解,促进其吸收,加重中毒症状。

活动二 胃管洗胃法

 一、基本知识点

1. 定义 胃管洗胃法是将大量溶液通过胃管灌入胃内,以冲洗并排出胃内容物的方法。
2. 目的
（1）解毒:清除胃内毒物或刺激物,以避免毒物吸收,也可利用不同的灌洗液通过中和解毒。
（2）减轻胃黏膜水肿:如为幽门梗阻的病人洗出胃内滞留食物,以减少对胃黏膜的刺激,同时给予生理盐水洗胃,可减轻胃黏膜水肿及炎症。
（3）为某些手术或检查作准备:如胃肠道手术前。
3. 洗胃方法的选择 根据病人的病情以及医院的条件,确定洗胃的方法。胃管洗胃法包括4种:漏斗胃管洗胃法、电动吸引器洗胃法、注洗器洗胃法、自动洗胃机洗胃法等。

 二、操作过程

（一）漏斗胃管洗胃法
漏斗胃管洗胃法是将漏斗胃管经鼻腔或口腔插入胃内,利用虹吸原理,将洗胃溶液灌入胃内,再吸引出来的方法。
1. 操作者准备 护士核对医嘱,洗手、戴口罩。
2. 病人准备
（1）了解病情及病人的意识状态、病人对洗胃的心理反应及合作程度,解释漏斗胃管洗胃法的目的、方法和注意事项,以取得合作。
（2）协助病人取合适体位,中毒较轻者取坐位或半坐卧位,中毒较重者取左侧卧位,昏迷病人取平卧位、头偏向一侧。
3. 用物准备 治疗盘内备漏斗洗胃管、止血钳、纱布2块、弯盘;橡胶单、治疗巾、润滑油、棉签、胶布、量杯、水桶2只;必要时备压舌板、开口器等,灌洗溶液的准备与口服催吐法相同。
4. 环境准备 环境整洁、安静,必要时屏风遮挡。
5. 实施操作

核对解释 备齐用物至床旁,核对床号、姓名,确认病人,解释操作中的配合方法和注意事项。

铺巾、置弯盘 协助病人取合适体位,铺好橡胶单及治疗巾,如有活动义齿应先取出,将弯盘置于病人口角旁,污水桶置于床头旁。

插管、证实、固定 测量插管长度（成人为45～55 cm）,润滑胃管前段,按鼻饲法将胃管经口腔插入胃内。证实胃管在胃内后,用胶布固定。

抽尽胃内容物　先将漏斗放置低于胃部的位置，挤压橡胶球，抽尽胃内容物，如中毒物质不明，应留取标本送检，以查明毒物。

漏斗反复灌洗　将漏斗举高，超过头部30~50 cm，缓慢倒入洗胃液为300~500 ml，最多不超过500 ml，当漏斗内尚余少量溶液时，迅速将漏斗降至低于胃部的位置，并倒置于污水桶内，如此利用虹吸原理，引出胃内灌洗液；如引流不畅，可挤压胃管中段的橡胶球，加压吸引。溶液流完后，再举起漏斗注入溶液，如此反复灌洗，直至洗出液澄清无味为止。

观察洗出液　洗胃过程中，应注意随时观察洗出液的性质、量、颜色、气味，以及病人的面色、脉搏、呼吸、血压的变化。如发现病人出现腹痛、洗出血性液体或出现休克现象，应立即停止洗胃，及时与医生联系，采取急救措施。

安置病人　洗胃完毕，反折胃管末端，用纱布包裹拔出；整理病床单位，协助病人清洁口腔及面部，取舒适卧位（图8-6-2-1）。

6. 操作后处理　清理用物。护士洗手。记录灌洗液名称及液量，呕吐物的颜色、气味、性质、液量，病人的一般情况等，必要时送检标本。

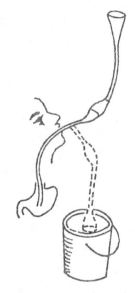

图8-6-2-1　漏斗胃管洗胃法

（二）电动吸引器洗胃法

电动吸引器洗胃法是利用负压吸引原理，用电动吸引器连接胃管吸出胃内容物的洗胃方法。此法能迅速而有效地清除胃内毒物，较节省人力，且能准确计算灌洗液量，适用于抢救急性中毒。

1. 操作者准备　护士核对医嘱，洗手、戴口罩。
2. 病人准备

（1）了解病情及病人的意识状态、病人对洗胃的心理反应及合作程度，解释洗胃的目的、方法和注意事项，以取得主动配合。

（2）协助病人取坐位或半坐卧位，危重或昏迷者取去枕左侧卧位，以减少毒物吸收。

3. 用物准备　用物同漏斗胃管洗胃法（用28号胃管代替漏斗胃管），另备电动吸引器、输液瓶、输液导管、止血钳2把（或调节阀2个）、"Y"形三通管、输液架。压力不宜过大，应保持在13.3 kPa，以免损伤胃黏膜。吸引器上连接的储液瓶容量应在5 000 ml以上。

4. 环境准备　环境整洁、安静，必要时屏风遮挡。
5. 实施操作

核对解释　备齐用物至床旁，核对床号、姓名，确认病人，对清醒者解释操作中的配合方法和注意事项。

连接灌洗管并检查漏气
(1) 将输液瓶连接输液管,下接"Y"形三通管的主干。
(2) "Y"形三通管的另两端分别与洗胃管、吸引器上储液瓶的橡胶管相连。
(3) 夹闭输液管,检查无漏气。
(4) 将洗胃液倒入输液瓶,挂在输液架上。

插管、证实后固定　协助病人取合适体位,铺好橡胶单及治疗巾,取出活动义齿,放好弯盘、污水桶,测量插管长度,润滑胃管前段,插入胃管,证实胃管在胃内后,用胶布固定。

先吸后灌、反复灌洗至澄清无味　先开动吸引器,将胃内容物吸出,必要时留标本送检。待吸尽胃内容物后,关闭吸引器,将储液瓶上的引流管夹闭,开放输液管,使溶液流入胃内,大约进液300～500 ml时,夹住输液管,开放引流管,开动吸引器,吸出灌洗的液体。如此反复进行,直到吸出的液体澄清无味为止。

安置病人　洗胃完毕,反折胃管末端,用纱布包裹拔出;整理病床单位,协助病人清洁口腔及面部,取舒适卧位(图8-6-2-2)。

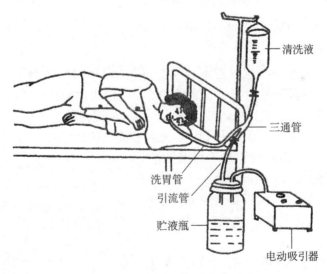

图8-6-2-2　电动吸引器洗胃法

6. 操作后处理　清理用物,护士洗手。记录灌洗液名称及液量,呕吐物的颜色、气味、性质、液量,病人的一般情况等,必要时送检标本。

(三) 自动洗胃机洗胃法

自动洗胃机是利用电磁泵为动力源,通过自控电路的控制,使电磁阀自动转换动作,完成向胃内注入冲洗药液,再从胃内吸出内容物的过程。此种洗胃法能自动、迅速、彻底地清除胃内容物。

1. **操作者准备** 护士核对医嘱，洗手、戴口罩。
2. **病人准备**

(1) 了解病情及病人的意识状态、病人对洗胃的心理反应及合作程度，解释洗胃的目的、方法和注意事项，以取得主动配合。

(2) 协助病人取坐位或半坐卧位，危重或昏迷者取去枕左侧卧位，以减少毒物吸收。

3. **用物准备** 用物同漏斗胃管洗胃法（用 28 号胃管代替漏斗胃管），另备自动洗胃机及随机用物。

4. **环境准备** 环境整洁、安静，必要时屏风遮挡。

5. **实施操作**

核对解释 备齐用物至床旁，核对床号、姓名，确认病人，解释操作中的配合方法和注意事项。

检查性能并接管 接通电源，检查自动洗胃机的性能，调节药量流速。连接管道，将已经配好的灌洗液放入桶内，将 3 根橡胶管分别与机器上的进液管（药管）、胃管、排污管的管口连接；将进液管的另一端放入灌洗液桶内，管口应浸在液面以下，排污管的另一端放入空桶内，胃管的另一端将于病人插胃管后与洗胃管相连接。

插管、证实后固定 协助病人取合适体位，铺好橡胶单及治疗巾，取出活动义齿，放好弯盘、污水桶。测量插管长度，润滑胃管前段，插入胃管，证实胃管在胃内后，用胶布固定，并与自动洗胃机的胃管相连。

先吸后灌，反复灌洗至澄清无味 先按"手吸"键，吸出胃内容物，必要时留取标本送检。再按"自动"键，开始对胃进行自动冲洗。待吸出的液体澄清无味后，按"停机"键，机器停止工作。洗胃过程中，如发现管道堵塞、水流减慢、不流或发生故障，则可交替按"手冲"和"手吸"两键，重复冲吸数次，直到管路通畅；然后，按"手吸"键先吸出胃内存留液体，再按"自动"键，使自动洗胃继续进行，直到吸出的液体澄清无味为止。

安置病人洗胃完毕，反折胃管末端，用纱布包裹拔出。整理病床单位，协助病人清洁口腔及面部，取舒适卧位。

6. **操作后处理** 清理用物。自动洗胃机（图 8-6-2-3）的处理：将进液管、胃管、排污管同时放入清水中，手按"清洗"键，机器自动清洗各管腔，待清洗完毕，将 3 根管同时提出水面，待机器内的水完全排净后，按"停机"键，关机。护士洗手。记录灌洗液名称及液量，呕吐物的颜色、气味、性质、液量，病人的一般情况等，必要时送检标本。

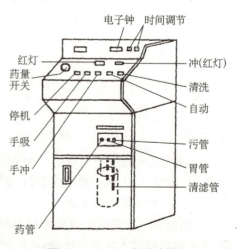

图 8-6-2-3 自动洗胃机

(四)注洗器洗胃法

注洗器洗胃法是将胃管经鼻腔插入胃内,用注洗器吸出胃内容物的洗胃方法。适用于幽门梗阻、胃手术前病人的洗胃。为幽门梗阻病人洗胃,宜在饭后4~6 h或空腹时进行,并记录胃内滞留量,以便了解梗阻情况,为静脉输液提供参考。如灌入量为2 000 ml,抽出量为2 500 ml,则表示胃内滞留量为500 ml。

1. 操作者准备 护士核对医嘱,洗手、戴口罩。
2. 病人准备
(1) 了解病情及病人的意识状态、病人对洗胃的心理反应及合作程度,解释洗胃的目的、方法和注意事项,以取得主动配合。
(2) 协助病人取坐位或半坐卧位。
3. 用物准备 用物同漏斗胃管洗胃法(用14号胃管代替漏斗胃管,婴幼儿用硅胶管),另备50 ml注洗器(或100 ml注射器)。
4. 环境准备 环境整洁、安静。
5. 实施操作

|核对解释| 备齐用物至床旁,核对床号、姓名,确认病人,解释操作中的配合方法和注意事项。

|插管、证实后固定| 病人取坐位或半坐卧位,铺好橡胶单及治疗巾,取出活动义齿,放好弯盘、污水桶。测量插管长度,润滑胃管前段,自鼻腔插入胃管,证实胃管在胃内后,用胶布固定。

|先吸后灌,反复灌洗至澄清无味| 用注洗器抽尽胃内容物,必要时留取标本送检。注入洗胃液约200 ml,再抽吸弃去,如此反复冲洗,直至吸出的液体澄清无味为止。

|安置病人| 冲洗完毕,反折胃管末端,用纱布包裹拔出。整理病床单位,协助病人清洁口腔及面部,取舒适卧位。

6. 操作后处理 清理用物。护士洗手。记录灌洗液名称及液量,呕吐物的颜色、气味、性质、液量,病人的一般情况等,必要时送检标本。

三、注意事项

同吸痰管吸氮法。

小 贴 士

洗胃法操作的几种并发症及预防措施

1. 急性胃扩张 严格记录出入洗胃液量,保持灌入量与抽出液量的平衡;备好足量药液,防止空气吸入胃内;发现胃管被食物残渣堵塞,可上下移动或转动胃管,或立即更换胃管。

2. 上消化道出血 充分润滑胃管前端,插管时动作应轻稳,深度适宜;抽吸胃内液时负压适度,保持在 13.3 kPa(100 mmHg)左右。

3. 窒息 严格按照证实胃管在胃内的 3 种方法进行检查并确认;及时清除口腔及鼻腔分泌物;当呕吐时,将头转向一侧。

通过本项目的学习,能够熟练应用鼻饲管护理技术,明确其定义、目的、食管 3 个狭窄部位以及注意事项;学会对病人及家属进行健康教育,学会观察,能加强责任心、同情心和爱心;理解各种洗胃法。

1. 确定胃管在胃内有哪 3 种方法?
2. 如何灌注鼻饲液?
3. 同学之间进行角色扮演,相互进行健康教育。
4. 比较各种洗胃法的定义适应范围及特点。
5. 如何选用洗胃液?
6. 使用胃管有哪些注意事项?

项目七 人工呼吸器使用法

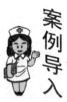

方女士,56 岁,由于服用了大剂量的安眠药,陷入昏迷中,出现了呼吸异常。请问:应如何观察危重病人?人工呼吸器的使用包括哪些方面、有哪些注意事项?

危重病人指病情严重,随时可能发生生命危险的病人。人工呼吸器的使用包括简易呼吸器和人工呼吸机。在未进行气管插管,建立紧急人工气道之前,或呼吸机突然发生故障时应使用简易呼吸器;借助人工气道,呼吸机将气体送入病人呼吸道,对无呼吸的病人进行强迫通气,对呼吸障碍者辅助呼吸。

第八章 导管护理技术

挽救和护理危重病人是护理工作中的一项重要的任务。抢救的质量直接影响病人的生命与生命质量。抢救工作成功与否，与护士对病人进行严密细致的观察及掌握熟练的抢救技术密切相关。因此，护理人员必须具有广博的医学知识和训练有素的观察能力，并熟练掌握常用的抢救技术，保证抢救工作及时、准确、有效地进行。机械通气是抢救各种危重病人呼吸衰竭最有效的措施，简易呼吸器和人工呼吸机是危重病人救治中必不可少的器械。护士要熟练掌握其操作技能，并要保证呼吸器处于备用状态，为抢救病人赢得时机。

一、病情观察和危重病人的支持性护理

对危重病人的病情观察包括对生命体征的改变、瞳孔改变、意识变化、排泄物异常等病情变化的观察。病情观察是一项系统工作，从症状到体征，从生理到精神、心理等方面，将病人作为一个整体而进行全面的观察。因此，作为护士应具有多方面的能力：首先应具有观察能力，通过望、闻、问、切，及早发现病情变化，协助医生诊断及制订治疗方案；其次，具有分析、解决问题的能力，通过勤学多练，掌握医学护理知识和护理技能，熟练处理病人所出现的各种护理问题；再次，还要一丝不苟，以严谨的工作作风，完成各项护理工作，做到勤巡视、勤观察、勤询问、勤思考、勤记录，及时、准确地掌握或预见病情变化，为危重病人的抢救赢得时间。

（一）病情观察方法

1. **直接观察法** 直接观察是利用感觉器官或借助于医疗仪器对病人进行观察。主要方法包括视诊、触诊、叩诊、听诊、嗅诊等。

（1）视诊是利用视觉来观察病人全身或局部表现的方法。为提高观察准确性，有时需要仪器辅助，检查时光线要充足，护士要具有专业知识与技能，并对病人生理、心理、社会等方面进行全面的观察。

（2）触诊是通过手的感觉进行判断的一种方法。触诊范围广，可遍及全身各部位，但以腹部更为重要。触诊还可以进一步明确视诊所不能明确的体征，如温度、震颤、波动、摩擦感、包块的大小及位置、移动度、软硬度等，手的感觉以指腹和掌指关节部掌面的皮肤最为敏感，因此触诊时多用此处。

（3）叩诊是指用手指叩击身体表面某部，使之震动而产生音响，根据震动和声响的特点来判断被检查部位、脏器的功能状态如脏器大小、形状、位置、密度，如肝浊音界、心界、腹腔积液等。

（4）听诊是利用听觉听取身体各部发出的声音而判断正常与否的一种诊断方法。如用听诊器听病人的心率、心音、呼吸音、肠蠕动音。此外，也可通过倾听，了解病人潜在的健康问题。

（5）嗅诊是利用嗅觉来辨别病人的各种气味与其健康状况的关系。

1）呼吸系统：呼吸有异常气味，如臭味、大蒜味。

2）消化系统：有无酸臭或腐臭味。

3）泌尿生殖系统：尿液有无甜味、恶臭味、生殖器分泌物是否有异味。

2. **间接观察法** 通过与病人及家属和医生的交流，阅读病历、检验报告及其他资料等了解病人的病情。

（二）病情观察的内容

1. **生命体征的变化** 生命体征是机体内在活动的客观反映，是衡量机体身心状况的可靠指标。正常人的生命体征相对稳定,当机体患病时,生命体征会发生不同程度的变化(详见第4章)。

2. **意识状态** 意识是大脑高级神经中枢功能活动的综合表现,即对环境的知觉状态。正常人意识清晰,思维敏捷,语言流畅,定向准确。当大脑功能失调时,可引起不同程度的意识失常,这种状态称意识障碍。意识障碍的程度可分为嗜睡、意识模糊、昏睡、昏迷,也可出现以兴奋性增高为主的高级神经中枢急性失调状态,即谵妄。

(1)嗜睡:病人处于持续睡眠状态,但能被言语或刺激唤醒,醒后能正确、简单而缓慢地回答问题,但反应迟钝,刺激停止,又很快入睡,是轻度意识障碍。

(2)意识模糊:表现定向力障碍,语言、思维不连续,可有错觉、幻觉、躁动不安、谵妄或精神错乱。

(3)昏睡:病人处于熟睡状态,不易唤醒,接近不省人事状态,强烈刺激可唤醒。但答非所问,且很快又入睡。

(4)昏迷:是病危的信号,是最重的一种意识障碍,其程度可分为浅昏迷、深昏迷(表8-7-0-1)。

表8-7-0-1 深浅昏迷的对比表

分类	意识障碍程度	对刺激反应	反射	生命体征
浅昏迷	意识大部分丧失,无自主活动	对光、声刺激无反应,对疼痛刺激可有痛苦表情	瞳孔、角膜、吞咽咳嗽反射存在	呼吸、心跳血压无明显变化,可有大小便潴留或失禁
深昏迷	意识完全丧失	对各种刺激均无反应	全身肌肉松弛,深浅反射消失,偶有深反射亢进与病理反射	呼吸不规则,血压下降,大小便失禁或潴留

3. **对瞳孔的观察** 颅内疾病、药物中毒、昏迷等病人常有瞳孔的变化。因此,瞳孔的变化也是病情变化的一个重要体征。对瞳孔的观察主要是两侧瞳孔的形状、对称性、边缘、大小及对光反应。

(1)瞳孔的大小与对称性:正常人两侧瞳孔等大等圆,自然光线下瞳孔直径为2~5 mm,病理状态下,瞳孔小于2 mm,称瞳孔缩小,直径在1 mm以内称针尖样瞳孔。双侧瞳孔缩小常见于有机磷农药、氯丙嗪、吗啡等药物中毒。瞳孔直径大于5 mm称瞳孔散大,双侧瞳孔散大,见于颅内压升高、颠茄类药物中毒及濒死状态。一侧瞳孔散大且固定提示同侧颅内病变或脑疝的发生。

(2)瞳孔的形状:正常瞳孔呈圆形,椭圆形见于青光眼,形状不规则,见于虹膜粘连。

(3)对光反应:正常人瞳孔对光反应灵敏,病理状态下瞳孔对光反应迟钝或消失。

4. **一般性观察**

(1)表情与面容:急性病容表现为面色潮红、鼻翼扇动、口唇疱疹、表情痛苦,多见于大叶性肺炎等。慢性病容表现为面色苍白、精神委靡、目光暗淡,见于恶性肿瘤、结核等。病危面容表现为面肌消瘦、面色铁灰、双目无神、眼眶凹陷,见于休克、大出血等。

(2)皮肤与黏膜:皮肤黏膜的颜色、温度、湿度、弹性、出血、水肿等情况是全身性疾病的一种表现，应仔细观察。

(3) **姿势与体位**：姿势指举止的状态，如胃肠痉挛性疼痛时病人捧腹而行。体位指病人身体在卧位时所处的状态。可分为主动卧位、被动体位、被迫卧位3种。危重病人由于疾病的影响不能自行调整或变换肢体的位置。常呈被动卧位。

(4) **呕吐物与排泄物**：应仔细观察呕吐物的颜色、量、气味、性状、时间、方式伴随症状。

1) 时间：幽门梗阻性呕吐常发生在夜间或凌晨。

2) 方式：中枢性呕吐呈喷射状，无恶心先兆。消化系统疾病所致的反射性呕吐其特点与进食时间有关，且呕吐物中有致病菌。

3) 性状：一般情况下呕吐有消化液及食物，幽门梗阻呕吐物为宿食，高位小肠梗阻、呕吐物中常有胆汁，霍乱与副霍乱病人的呕吐物为米泔水样。

4) 量：成人胃容量为300 ml，如呕吐物超过胃容量，应考虑有无幽门梗阻。

5) 颜色：急性大出血呕吐物呈鲜红色。陈旧性出血或出血量少且缓慢，呕吐物呈咖啡色，因为血液与胃酸及胃内容物发生反应。

6) 气味：酸味见于普通呕吐；苦味会有大量胆汁；腐臭味见于幽门梗阻；粪臭味见于低位性肠梗阻；大蒜味见于有机磷农药中毒。

7) 伴随症状：急性胃肠呕吐伴腹痛、腹泻；颅内压升高呕吐伴头痛。

8) 排泄物：观察排泄物主要包括二便、汗、痰等。应观察排泄物的量、次数及性质。

(5) **饮食与营养**：危重病人分解代谢增强，机体消耗大，应观察食欲是否降低，进食进水量能否满足机体需要。

5. **心理状态的观察**　主要从病人目前对健康的理解、对疾病的认识、人际关系、角色功能、处理问题的能力，对住院的反应等方面观察语言和非语言的行为，从而判断病人是否具有焦虑、恐惧心理。危重病人的心理状态大致可分为否认期、愤怒期、协议期、抑郁期、接受期。

6. **药物治疗观察**　护士是药物疗法执行者，危重病人用药多，因此应严格观察病人的用药后反应，如出现不良反应及时与医生沟通，如用洋地黄类药物应注意数心率、测脉搏；用利尿剂应观察尿量；用降压药应注意测血压；用胰岛素应注意有无心慌、出冷汗、神志不清等低血糖反应。

(三) 危重病人的支持性护理

1. **严密观察病情，随时做好抢救准备**　根据需要每15~30 min观察并记录一次，内容主要有生命体征、意识、瞳孔的变化，如有异常及时与医生联系，对出现呼吸、心跳骤停的病人立即采取人工呼吸或胸外心脏按压等措施。以免贻误抢救时机。

2. **保持呼吸道通畅**　鼓励病人进行有效的深呼吸或轻拍背部，以助痰液咳出，昏迷病人应头偏向一侧，用吸引器吸出痰液，定时进行雾化吸入预防肺不张、坠积性肺炎等并发症。

3. **保证病人安全**　对昏迷、谵妄病人应注意安全，需要用床档或保护用具。对于牙关紧闭，可用张口器、舌钳保护舌不被咬伤。

4. **加强临床护理**　为降低口腔、皮肤、眼睛受损的危险因素，应加强对口腔、皮肤、眼睛的护理。

(1) **对眼睛的保护**：为了防止角膜干燥、溃疡及结膜炎发生，可涂抗生素眼药膏或盖凡士林油纱布。

(2) 口腔护理：为避免口腔炎症、口腔溃疡、腮腺炎、中耳炎、口臭的发生，每天2～3次口腔护理，以保证口腔卫生。

(3) 皮肤护理：为降低皮肤完整性受损的危险因素，应加强皮肤护理，做到"六勤"，即勤观察、勤翻身、勤擦洗、勤按摩、勤更换、勤整理。

(4) 肢体被动活动：若病情允许，每日应为病人做肢体屈伸、旋、展的运动2～3次。

5. 补充营养及水分 为保证危重病人营养及水分的摄入，维持体液平衡，应设法保证病人的饮食，不能进食者可采用鼻饲法或完全胃肠外营养。

6. 维持大便和小便通畅 机体的代谢废物主要靠二便排泄，如二便排泄异常会导致很多并发症。因此如有尿潴留可用无菌法导尿，防止泌尿系统感染；如有便秘应帮助解除。

7. 保持各种导管通畅 危重病人常常因病情的需要放置各种导管，导管必须保持通畅，位置良好，方可有效发挥作用，因此应妥善固定，安全放置，防止出现扭曲、阻塞、受压、脱落等现象。有些导管不得有逆流，以防感染。

8. 保持病人的最佳心理状态 危重病人出现各种各样的心理问题，如恐惧、焦虑、悲伤、消极、多疑、绝望等。因此必须采取有效护理措施，保证病人的最佳心理状态。

二、抢救室的管理与抢救设备

(一) 抢救室的管理

对危重病人进行抢救是医疗护理工作中的一项紧急任务，必须争分夺秒，护士必须做好充分的准备工作，不论从思想上、组织上，还是物质上、技术上，都应常备不懈，遇有危重病人应当机立断，全力以赴地进行抢救。急诊室和病区均应设有抢救室，急诊室应设有单独抢救室，病区应设在靠近护士办公室的单独房间内。要求有专人负责，环境宽敞、整洁、安静、光线充足。一切急救药品、器械等均应保持齐全，严格执行"五定"制度，完好率达100％。

(二) 抢救室的设备

1. 抢救床 抢救床最好是能升降的活动床，应另备木板1块，以便在需要时做胸外心脏按摩。

2. 抢救车

(1) 急救药品：

1) 中枢兴奋药：尼克刹米(可拉明)、山梗菜碱(洛贝林)等。

2) 升压药：盐酸肾上腺素、去甲肾上腺素、异丙肾上腺素、间羟胺、多巴胺。

3) 抗高血压药：硝普钠、肼屈嗪、硫酸镁注射液等。

4) 抗心力衰竭药：毛花苷C(西地兰)、毒毛花苷K等。

5) 抗心律失常药：利多卡因、维拉帕米、胺碘酮。

6) 血管扩张药：甲磺酸酚妥拉明、硝酸甘油、硝普钠、氨茶碱等。

7) 止血药：卡巴克洛、酚磺乙胺(止血敏)、维生素K_1、氨甲苯酸、鱼精蛋白、垂体后叶素等。

8) 镇痛镇静药：哌替啶、苯巴比妥钠、氯丙嗪、吗啡等。

9) 解毒：阿托品、碘解磷定、氯解磷定、亚甲蓝、二巯丙醇、硫代硫酸钠等。

10) 抗过敏药：异丙嗪、苯海拉明、氯苯那敏、阿司咪唑等。

第八章 导管护理技术

11) 抗惊厥药:地西泮(安定)、异戊巴比妥钠、苯巴比妥钠、硫喷妥钠、硫酸镁注射液等。

12) 脱水利尿剂:20%甘露醇、25%山梨醇、呋塞米、利尿酸钠等。

13) 碱性药:5%碳酸氢钠、11.2%乳酸钠。

13) 激素类药:氢化可的松、地塞米松、可的松等。

14) 其他:生理盐水,各种浓度的葡萄糖、低分子右旋糖酐、10%葡萄糖酸钙、羧甲淀粉、氯化钾、氯化钙等。

(2) 一般用物:治疗盘、血压计、听诊器、开口器、压舌板、舌钳、各种规格的注射器和输液器、无菌敷料、无菌棉签、无菌治疗巾、无菌橡胶手套、无菌刀和剪、各种型号的引流管及引流瓶、吸氧管、吸痰管,以及手电筒、止血带、绷带、夹板、宽胶布、玻璃接管、喉镜、火柴、酒精灯、应急灯、多头电插销座、输液架等。

(3) 各种无菌急救包:静脉切开包、气管插管包、气管切开包、导尿包、开胸包、各种穿刺包等。

3. **急救器械** 应备有吸氧设备(氧气筒给氧或中心给氧系统)、电动吸引器(或中央吸引装置)、电除颤器、心脏起搏器、呼吸肌、简易呼吸器、心电图机、心电监护仪、电动洗胃机等。

活动一 简易呼吸器应用

一、基本知识点

1. **定义** 简易呼吸器是最简单的借助器械加压的人工呼吸装置,可以辅助病人自主呼吸,是急救必备的设备之一。常用于各种原因导致的呼吸停止或呼吸衰竭的抢救。

2. **目的** 维持和增加机体通气量,纠正威胁生命的低氧血症。

二、操作过程

1. **操作者准备** 护士核对医嘱,洗手、戴口罩。

2. **用物准备**

(1) 简易呼吸器由呼吸囊、呼吸活瓣、面罩、衔接管组成(图8-7-1-1)。

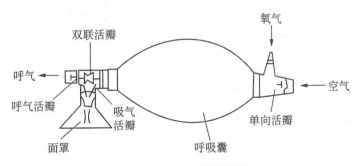

图8-7-1-1 简易呼吸器

(2) 吸引器、治疗盘内盛治疗碗、镊子(两把)、压舌板、吸痰导管。

(3) 必要时备供氧装置。

3. 病人准备

（1）了解病人的生命体征、意识状态、有无自主呼吸、呼吸形态、皮肤黏膜颜色、缺氧的程度、呼吸道是否通畅、有无痰液或呕吐物阻塞，了解血气分析情况。

（2）确认病人神志清楚，应进行有声或无声的交流与沟通，降低病人的焦虑、恐惧、孤独和痛苦等情绪，取得病人的合作。

（3）协助病人取去枕仰卧位，如有活动义齿应取下。

4. 环境准备
环境整洁、安静、安全、空气流通、温湿度适宜。必要时用床帘或屏风遮挡，缓解病室内紧张情绪。

5. 实施操作

核对病人 备齐用物，携至床旁，核对病人，必要时作好解释和安慰。

清除分泌物 解开束缚病人的衣领、领带、腰带，清除上呼吸道的分泌物、呕吐物。

开放气道、扣紧面罩 操作者站在病人头侧，使病人头尽量后仰，托起下颌，使气道开放。将面罩紧扣病人的口鼻部，使其不漏气。

有规律地挤压、放松气囊 挤压呼吸气囊，使空气（或氧气）进入肺内；放松时，肺部气体经活瓣排出，如此有规律地进行挤压、放松，每次挤压能进入 500～1 000 ml 气体，一般速率为 16～20 次/分，吸、呼时间比可保持在 1∶1 或 1∶1.5。如需给氧，将氧气接于呼吸囊入口处，以每分钟 6 L 左右的流量给氧。

观察病人呼吸 操作过程中应注意观察病人，如病人有自主呼吸，人工呼吸应与之同步，即在病人吸气时，顺势挤压呼吸气囊，达到一定潮气量时，完全放松气囊，使病人自行完成呼气动作。

三、注意事项

（1）简易呼吸器容易发生活瓣漏气，要定时检查、维修和保养。

（2）发现病人有自主呼吸时，应同步挤压气囊，以免影响病人的自主呼吸。

（3）每次应用的气囊、接头、面罩等，都要做好消毒处理，避免交叉感染。

活动二 人工呼吸机应用

一、基本知识点

1. **定义** 人工呼吸机常用于各种病因（疾病、重度、外伤）所致的呼吸停止或呼吸衰竭的抢救，以及手术麻醉期间的呼吸管理。

2. **工作原理** 利用机械动力建立肺泡与气道通口（即肺泡与大气压）的压力和逆差，使肺泡充气和排气。它可对无呼吸的病人进行强迫通气，对通气障碍的病人进行辅助呼吸。

3. 人工呼吸机的类型

(1) 定压型：此机送气的压力是一定的，通过压力的预定值自动控制吸气、呼气运动的转换，即呼吸机将一定压力的气体送入肺内，使肺泡扩张而形成吸气；当压力升到预定值后，送气中断，肺弹性回缩而形成呼气。多有同步装置，有无自主呼吸均可应用。但不能保证通气量，故较少使用。

(2) 定容型：此机送气量恒定。是将预定潮气量的气体送入肺内，使肺泡扩张而形成吸气；停止送气后，利用肺的弹性回缩而形成呼气。此机多无同步装置，常用于无自主呼吸或自主呼吸微弱的病人。

(3) 混合型：属于电控、电动、时间转换型，能提供多种通气方式，以间歇正压方式提供通气，即在通气时以正压将气体送入肺内，压力为零时形成呼气。潮气量较恒定，兼有定压和定容两种类型的特点。

二、操作过程

1. 操作者准备　护士核对医嘱，洗手、戴口罩。
2. 用物准备
(1) 检查呼吸器各部件、衔接各部件及管道。湿化器罐内加入无菌蒸馏水，并调节湿化器温度，预设吸气气流温度在 32～36℃。
(2) 接通电源和气源试机后，注意电源插头接触要好。
(3) 根据病情需要选择通气方式，调节各预置参数，确定报警值。
(4) 观察呼吸器运行，检查各衔接部件是否漏气，控制通气模式是否正常，氧浓度、潮气量、气道压等参数是否准确可调，声光报警系统是否完好。
3. 病人准备
(1) 了解病人的生命体征、意识状态、有无自主呼吸、呼吸形态、皮肤黏膜颜色、缺氧的程度、呼吸道是否通畅、有无痰液或呕吐物阻塞，了解血气分析情况。
(2) 检查病人气管插管或气管套管深度，一般成人经口气管插管深度为 20～26 cm，经鼻增加 2～3 cm；检查气囊压力是否适合，即与用手触摸鼻尖的软硬度一致，方可接呼吸机。
(3) 病人神志清楚，进行无声或有声的交流与沟通，使他们尽早摆脱焦虑、恐惧、孤独和痛苦，增加病人的舒适感和安全感，从而配合医护人员战胜疾病。
(4) 协助病人取去枕仰卧位，如有活动义齿应取下。
4. 环境准备　环境整洁、安静、安全、空气流通、温湿度适宜。
5. 实施操作

清除分泌物　解开束缚病人的衣领、领带、腰带，清除上呼吸道的分泌物、呕吐物。

连接气道　连接呼吸机与病人气道，方法包括面罩连接法、气管插管连接法和气管套管连接法 3 种。要求连接紧密，不漏气。

观察病人呼吸　呼吸机工作后,应密切观察呼吸机的运转情况及病情变化。如病人两侧胸壁运动是否对称,呼吸音是否一致,机器与病人的呼吸是否同步等。定期放出套囊内气体(气管插管或气管切开的套囊内),每 4 h 放 1 次,一次 5～10 min。避免将管道折叠或牵拉,防止脱出。

调整参数、观察记录　人工通气 30 min 后检查血气分析,并根据病情需要不断调整各参数,记录病人的反应、呼吸机的参数、时间、效果等。呼吸机主要参数的调节如表 8-7-2-1 所示。

表 8-7-2-1　呼吸机主要参数

项　目	数　值
呼吸频率(R)	10～16 次/分
潮气量(Vr)	10～15 ml/kg(600～800 ml)
吸/呼时间比(I/E)	1∶1.5～1∶3.0
呼气压力(EPAP)	0.147～1.96 kPa(一般<2.94 kPa)
呼气末正压(PEEP)	0.49～0.98 kPa(渐增)
供氧浓度	30%～40%(一般<60%)

停机准备　如自主呼吸恢复,准备停用呼吸机前先要适当减少呼吸机通气量,PEEP 降至最低水平,使自主呼吸发挥作用,减少病人对呼吸机的依赖,并根据病情循序渐进延长脱机时间。一般使用时间越长,撤离呼吸机的过程也越长。

6. 操作后处理　开始撤离呼吸机时,避免使用镇静剂。要严密观察,防止病情突变,呼吸机和急救物品应暂留之床边,以备急用。

三、注意事项

(1) 密切观察病情变化。观察病人的生命体征、尿量、意识状态、原发病情况、心肺功能、是否有自主呼吸及呼吸机是否与之同步等,了解通气量是否合适。

1) 通气量合适:吸气时能看到胸廓起伏,肺部呼吸音清晰,生命体征较平稳。

2) 通气量不足:因二氧化碳滞留,病人皮肤潮红、多汗、烦躁、血压升高、脉搏加快、表浅静脉充盈消失。

3) 通气过度:病人出现昏迷、抽搐等碱中毒的症状。

(2) 观察呼吸机工作情况。检查呼吸机各管路连接是否紧密,有无脱落,有无漏气,各参数是否符合病人需要。

(3) 保持呼吸道通畅。充分湿化吸入的气体,防止呼吸道干燥、分泌物黏稠堵塞;鼓励病人咳嗽、深呼吸,协助危重病人及时翻身、拍背,促进痰液的排出;必要时吸痰。

(4) 定期监测病人血气分析及电解质的变化。

(5) 预防和控制感染。每日更换呼吸机各管道,更换螺纹管、呼吸机接口、湿化器等,并用消毒液浸泡消毒;病室空气用紫外线照射1~2次/天,15~30分钟/次;病室的地面、病床、床旁桌等用消毒液擦拭,2次/天。

(6) 做好生活护理工作。病人生活不能自理,护士应帮助病人做好口腔护理、皮肤护理、眼睛护理,保证安全,加强营养及水分的摄入,必要时采用鼻饲或静脉营养。

(7) 健康教育:

1) 加强心理护理,可以借助纸与笔与清醒病人交流,鼓励病人树立战胜疾病的信心。

2) 告知病人翻身拍背对预防肺部感染的重要意义,请病人主动配合。

3) 有能力咳嗽的病人,应鼓励其进行有效咳嗽,口咽部、鼻咽部及气管内的分泌物应尽力吐出来,不要往下咽。

小 贴 士

一、人工气道的类型

人工气道有口咽通气管、气管插管、气管切开3种类型。

二、气道连接的方法

呼吸机与病人气道连接有3种方法。

1. 面罩 适用于神志清醒、能合作并间断使用呼吸器的病人。

2. 气管内插管 适用于神志不清的病人,应用时间不超过48~72 h。

3. 气管套管 需较长期作加压人工呼吸治疗的病人,应作气管切开,放置气管套管。

三、呼吸器的调节

(1) 每分通气量(每分钟出入呼吸道的气体量)=潮气量×呼吸频率。

(2) 肺泡通气量=(潮气量-死腔)×呼吸频率,为每次通气量的2/3。

(3) 死腔量=存在于呼吸道内不起气体交换作用的气量,为每次通气量的1/3。

(4) 正负压调节:一般常用压力为+12~+24 cmH$_2$O,一般不使用负压,但在肺泡过度膨胀及呼吸频率太快时适当运用负压-2~-4 cmH$_2$O。

(5) 呼吸频率与呼吸时间比:呼吸频率成人一般为12~10次/分,小儿为25~30次/分,呼吸时间比为1:1.5~3。

四、人工呼吸器的几种并发症及预防

1. 通气不足(呼吸性酸中毒) 湿化痰液、预防痰液黏稠;合理调节参数;每4 h抽出气囊内的气体,每次5~10 min;防止气囊移位。

2. 通气过度(呼吸性碱中毒) 分析、找出并去除过度通气的原因,如疼痛、精神紧张、代谢性酸中毒等因素;调整呼吸机参数。

3. **氧中毒** 尽量避免氧浓度超过60%,持续24～48 h,若病情所需,应控制高浓度吸氧的时间;密切观察氧疗效果、血气分析。

4. **肺部感染** 所有接触呼吸道的操作须严格无菌;及时清除瓶内的冷凝水;加强病房消毒管理;加强翻身、拍背、排痰等。

通过本项目的学习,能熟练应用简易呼吸器的使用法;能解释人工呼吸机的定义、目的;进一步加强无菌操作的概念;学会运用观察病情、预防和控制感染的方法。

1. 人工呼吸器的使用包括哪些方面?
2. 使用人工呼吸器时有哪些注意事项?
3. 使用人工呼吸器时如何做到关爱病人?

(赵春娥)

第九章 标本采集技术

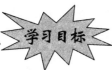

学习目标

1. 能说出标本的概念。
2. 能正确陈述标本采集的原则。
3. 能正确陈述各种标本采集的目的、方法及注意事项。
4. 能正确陈述各种标本的采集。

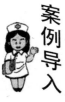

案例导入

小王来到外科病房实习的第 1 天,带教老师在执行医嘱:1 病室 2 床李娜,做血、尿、大便三大常规检查,带教老师问小王标本的概念和标本采集原则是什么?怎样正确地完成对该病人血、尿、大便标本的采集?小王应从哪些方面进行回答?

分析提示

在检验中对标本采集的方法、时间和保存有很高的要求,如标本采集不当,会导致检验结果的假阳性或假阴性,将直接影响到疾病的诊断和治疗。因此,为了获得准确可靠的检验结果,护士必须掌握各类标本的采集技术。

项目一 标本采集要点

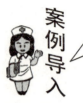

案例导入：赵先生,65岁,最近1个月来出现发热,体温38℃左右,消瘦,腰部扣痛,体重下降5 kg。为明确诊断,需检查肾功能,采血查尿素氮。请问护士正确的做法是什么?

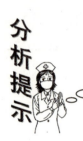

分析提示：抽血检查尿素氮属于采集全血标本,其要求是取血后将血液缓慢注入抗凝剂试管,并轻轻摇动,使血液和抗凝剂充分混合,防止血液凝固。

一、基本知识点

标本是指采集人体少部分的血液、排泄物(尿、粪)、分泌物(痰、鼻分泌物)、呕吐物、体液(胸腔积液、腹腔积液)、脱落细胞(食管、阴道)及组织等样品,通过临床医学检验可反映出机体正常的生理现象和病理改变。

二、标本采集原则

(一)按照医嘱采集标本

采集标本应按医嘱执行。由医生填写检验申请单,目的明确,字迹清楚,申请人签全名。如护士对检验申请单有疑问,应核实明确后执行。

(二)采集前做好病人评估

采集前应评估病人病情、检验目的、心理反应及合作程度。应考虑病人饮食、活动、用药对检验结果的影响。根据检验目的选择适当的容器,在容器外贴上标签,注明科室、床号、姓名、性别、检验目的和送检时间。

(三)做好核对解释工作

采集时仔细核对申请项目,病人床号、姓名等,向病人及家属解释留取标本的目的和要求,使其消除顾虑,取得病人合作。

(四)准确实施标本采集

(1)为保证标本检验的准确性,必须掌握准确的采集时间、采集方法和采集量。如做尿妊娠试验时,要留晨尿,绒毛膜促性腺激素的含量高,容易获得阳性结果。

(2)及时采集标本,按时送检,不能放置时间过久,以免影响检验结果。特殊标本应注明采集时间。

（五）正确保存标本，及时送检

标本应及时送检，如需要2h以上才能送检的标本，应采取必要的保存手段，在送检过程中防止污染或破坏。

（六）培养标本采集要求

应在病人使用抗生素前采集。如已使用抗生素，应在检验单上注明。采集时应严格执行无菌操作。标本须放入无菌容器内，不可混入防腐剂、消毒剂及其他药物。培养基应足量，无混浊及变质。

通过本项目的学习，能说出标本的概念，能正确陈述标本采集的原则。能仔细核对医嘱，做好病人的评估和用物的准备工作，正确实施标本采集技术及保存技术，及时送检。

1. 何谓标本？
2. 举例说明在采集标本前如何做好病人的评估？
3. 怎样准确实施标本的采集？
4. 标本采集应遵循哪些原则？

项目二　各种标本采集法

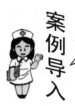

刘女士，31岁，入院前曾经患过亚急性细菌性心内膜炎，近几天感到心前区不适，到医院住院复查，医嘱做血培养，请问：取血量应为1～3 ml、2～5 ml、5～10 ml、10～15 ml还是15～18 ml？

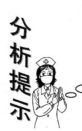

一般的血培养取血5 ml，为亚急性细菌性心内膜炎病人做血培养应取血10～15 ml，以提高细菌培养阳性率。

各种标本采集的目的、方法及注意事项不同,其要点也有所不同。

活动一　血标本采集法

一、基本知识点

血标本采集主要包括静脉血标本、动脉血标本和血培养标本。采集时应掌握无菌技术操作原则,并根据不同的检验目的,保证准确的采集时间、方法、剂量及抗凝剂。

1. **静脉血标本**　包括全血标本和血清标本。全血标本用于测定血液中某些物质的含量(如红细胞沉降率、血糖、尿素氮、肌酐等)。血清标本用于测定肝功能、电解质、血清酶、脂类等。

2. **动脉血标本**　用于血液气体分析。

3. **血培养标本**　用于血液的细菌学检查。

二、操作过程

(一) 静脉血标本采集

1. **操作者准备**　操作者洗手,戴口罩。
2. **病人准备**　了解采集血标本的种类和要求、病人的年龄及病情、采集部位的血管状况、病人心理反应和合作程度。
3. **用物准备**　注射盘内准备无菌注射器(5～10 ml,或一次性采血针和真空标本容器)、干燥试管、抗凝试管或血培养瓶,按需要备酒精灯、火柴。采集动脉血须备肝素、无菌纱布、无菌软木塞、无菌手套。
4. **环境准备**　病室整洁,光线充足,病人体位舒适。
5. **实施操作**

备容器　外面贴好标签,核对检验单。采集血培养标本时,要检查容器有无裂缝,培养基是否足够,有无浑浊变质。

核对　携用物至床边,核对并解释,取得病人合作。

选静脉　扎止血带,用0.5%聚维酮碘(碘伏)消毒皮肤,嘱病人握拳,使静脉充盈。婴幼儿可从股静脉采血。

抽血　将针头刺入静脉,见回血后,抽动活塞,抽血至所需量。抽血毕,松开止血带,嘱病人松拳,用干棉签按压穿刺点,迅速拔出针头,按压穿刺点片刻。

留标本　将血液按下列顺序注入标本瓶。

(1) 血培养标本:应防止污染。抽血后取下针头,将血液注入培养瓶内,血液量和培养基液应足够,然后轻轻摇匀,注意防止血液污染。

(2) 全血标本:应防止凝血。抽血后取下针头,将血液注入盛有抗凝剂的试管内,轻轻摇动,使血液和抗凝剂混匀,以防止血液凝固。

(3) 血清标本：应防止溶血。抽血后取下针头，将血液沿管壁缓慢注入试管内，勿将泡沫注入，勿振荡，防止红细胞破裂而造成溶血。

6. **操作后处理** 协助病人躺卧舒适，清理用物。将标本连同化验单及时送检。

7. **注意事项**

(1) 做血生化检验，应通知病人空腹时采集血标本，以免因进食影响检验结果。

(2) 根据检验目的准备标本容器，并计算采血量。一般血培养取血5 ml，亚急性细菌性心内膜炎病人，为提高细菌培养阳性率，采血量需10～15 ml。

(3) 如同时抽取几个项目的血标本，应先注入血培养瓶，再注入抗凝管，最后注入干燥试管，动作应迅速准确。

(4) 严禁在输液、输血的针头处采集血标本，以免影响检验结果。

(二) 动脉血标本采集

1. **操作者准备** 操作者洗手、戴口罩。

2. **病人准备** 了解采集血标本种类和要求、病人的年龄及病情、采集部位的血管状况、病人心理反应和合作程度。

3. **用物准备** 采集动脉血必须准备肝素、无菌纱布、无菌软木塞、无菌手套。

4. **环境准备** 病室整洁，光线充足，病人体位舒适。

5. **实施操作**

[核对解释] 备齐用物携至床旁，核对病人，解释目的和方法，取得病人的理解与合作。

[选动脉] 桡动脉：穿刺点位于前臂掌侧腕关节上2 cm，动脉搏动明显处；股动脉：穿刺点在髂前上棘和耻骨结节联线中点动脉搏动明显处。操作者立于穿刺侧，用0.5%聚维酮碘(碘伏)消毒皮肤。

[抽肝素] 注射器抽吸肝素0.5 ml，使注射器内壁湿润后，余液弃去。

[抽血] 操作者戴无菌手套或消毒左手示指、中指，固定穿刺动脉。右手持注射器，在两指之间呈垂直或与动脉走向呈40°角进针，见有鲜红色回血，左手固定针头，右手抽取血液。抽血完毕，拔出针头，用无菌纱布加压止血5～10 min。

[隔绝空气] 立即将针头刺入软木塞，以隔绝空气。连同化验单立即送检。

6. **操作后处理** 帮助病人躺卧舒适，清理用物。

7. **注意事项**

(1) 严格执行无菌技术，以防止感染。

(2) 有出血倾向的病人，动脉采血应谨慎。

活动二 尿标本采集法

一、基本知识点

1. **尿常规标本** 用于检查尿液的色泽、透明度、细胞及管型、尿量、尿相对密度(比重)、尿蛋白及尿糖定性。

2. **12 h 或 24 h 尿标本** 用于做尿定量及尿内容物的检查,如钾、钠、氯、17-羟类固醇、17-酮类固醇、肌酐、肌酸及尿糖定量、尿蛋白定量及尿浓缩查结核杆菌等。

3. **尿培养标本** 用于做尿液的细菌学检查。通过导尿或留取中段尿法取未污染尿液进行细菌培养及计数,以明确诊断。

二、操作过程

(一)尿常规标本的采集

1. **操作者准备** 操作者洗手、戴口罩。
2. **病人准备** 了解病人病情、有无影响标本采集的因素及病人心理反应和合作程度。
3. **用物准备** 根据采集标本种类,准备容量为 100 ml、3 000 ml 的清洁大口容器或无菌试管等,容器外贴标签。
4. **环境准备** 病室整洁,必要时用屏风或床帘遮挡病人,容器妥善放置。
5. **实施操作**

核对解释 核对病人,向病人解释操作的目的和方法,取得病人合作。

留尿 嘱病人将晨起第 1 次尿,约 100 ml 留于清洁瓶内。

6. **注意事项** 嘱病人不可将粪便混于尿液中。女病人在月经期不宜留取尿标本。昏迷或尿潴留病人可通过导尿术留取标本。

(二)12 h 或 24 h 尿标本的采集

1. **操作者准备** 操作者洗手、戴口罩。
2. **病人准备** 了解病人病情、有无影响标本采集的因素及病人心理反应和合作程度。
3. **用物准备** 容器外贴标签,注明起止时间。
4. **环境准备** 同尿常规标本的采集。
5. **实施操作**

核对解释 核对病人,解释操作的目的和方法,取得病人合作。

指导留尿 指导病人清晨排空膀胱(弃去尿液)后,7 时开始留尿,至次晨 7 时留完最后一次尿。

如做肌酸、肌酐、17-羟类固醇、17-酮类固醇、钾、钠、尿糖定量检查,可将 24 h 尿液总量记录于检验单上,混均尿液后取出 100 ml 尿液送检,余尿弃去。

如做结核杆菌、尿蛋白定量检查,应将 24 h 尿液全部送检。留取 12 h 尿标本,则自晚 7 时至次晨 7 时止。

加防腐剂 将容器置于阴凉处,按检验要求加入防腐剂,避免尿液久放变质(表 9-2-2-1)。

6. 注意事项 做好交接班,督促检查病人正确留取尿标本。

表 9-2-2-1 常用防腐剂作用及方法

名称	作用	用法	举例
甲醛	固定尿中有机成分,防腐	24 h 尿中加 40% 甲醛 1~2 ml	爱迪计数
浓盐酸	防止尿中激素被氧化,防腐	24 h 尿中加 5~10 ml	17-酮类固醇、17-羟类固醇
甲苯	保持尿液化学成分不变	每 100 ml 尿加 0.5%~1% 甲苯 2 ml(甲苯应在第 1 次尿液倒入之后再加,使之形成薄膜覆盖尿液表面)	尿蛋白定量,尿糖定量,钾、钠、氯、肌酐、肌酸

(三) 尿培养标本的采集

1. 操作者准备 操作者洗手、戴口罩。

2. 病人准备 了解病人病情、有无影响标本采集的因素及病人心理反应和合作程度。

3. 用物准备 容器外贴标签。如通过导尿术或留取中段尿法采集尿液标本。应备导尿包等,留取中段尿时,另备试管夹。

4. 环境准备 同尿常规标本的采集。

5. 实施操作

核对解释 核对病人,向病人解释操作目的和方法,待病人膀胱充盈(有尿意)时留取。

导尿留取 清洁消毒外阴(用 1% 苯扎溴铵及 1% 苯扎溴铵酊两次消毒尿道口),插导尿管后,前段尿弃去,接取中段尿 5 ml,酒精灯消毒试管口和塞子后盖紧,及时送检。

留中段尿 清洁消毒外阴同"导尿留取",嘱病人自行排尿,弃去前段尿,用试管夹夹住无菌试管,接取中段尿 5 ml,酒精灯消毒试管口和塞子后盖紧,及时送检。

6. 注意事项 严格无菌操作,防尿液污染。

活动三 粪标本采集法

 一、基本知识点

1. **粪便常规标本** 用于检查粪便的颜色、性状、混合物及寄生虫等。
2. **隐血标本** 用于检查粪便内肉眼不能观察到的微量血液。
3. **寄生虫卵标本** 用于检查寄生虫成虫、幼虫及虫卵。
4. **培养标本** 用于检查粪便中的致病菌。

 二、操作过程

（一）粪便常规标本的采集

1. **操作者准备** 操作者洗手、戴口罩。
2. **病人准备** 了解病人病情、有无影响检验标本的因素、病人心理反应及合作程度。
3. **用物准备** 根据采集标本种类，准备蜡纸盒或容器、竹签。
4. **环境准备** 病室整洁，必要时用床帘遮挡病人。
5. **操作过程**

   核对解释　核对病人，向病人解释目的和方法。

   采便标本　用竹签取少量异常粪便（约蚕豆大小）放入蜡纸盒内。如为腹泻者应取黏液部分，如为水样便应盛于容器中送检。

（二）隐血标本采集

1. **操作者准备** 操作者洗手、戴口罩。
2. **病人准备** 了解病人病情、有无影响检验标本的因素、病人心理反应及合作程度。
3. **用物准备** 根据采集标本种类，准备蜡纸盒或特制标本盒、竹签。
4. **环境准备** 病室整洁，必要时用床帘遮挡病人。
5. **操作过程**

   核对解释　备好容器，贴上标签，核对病人，向病人解释目的和方法。

   禁食肉肝血　嘱病人在检查前 3 d 内禁食肉类、肝类、血类、叶绿素类饮食及含铁剂药物，避免出现假阳性，第 4 天留取粪便 5 g，置于特制标本盒内送检。

（三）寄生虫及虫卵标本采集

1. **操作者准备** 操作者洗手、戴口罩。
2. **病人准备** 了解病人病情及有无影响检验标本的因素。
3. **用物准备** 据采集标本种类，准备蜡纸盒或带盖便器、竹签。
4. **环境准备** 同隐血标本采集。
5. **操作过程**

   核对解释　核对病人，解释操作目的和方法，取得病人合作。

留取标本

(1) 如检查寄生虫卵,应从粪便不同部位取带黏液浓血的粪便标本 5～10 g 送检。如检查蛲虫卵,应在清晨病人刚清醒、排便前采集标本,将透明胶带贴在肛门周围,取下粘有虫卵的透明胶带,黏贴在载玻片上,立即送检。

(2) 服驱虫剂或做吸虫孵化检查,应留取全部粪便,及时送检。

(3) 检查阿米巴原虫,应在采集前将便器用热水加温,便后连同便器立即送检(因阿米巴原虫排出体外后,因温度下降而失去活力不易查到)。

(四) 便培养标本的采集

1. **操作者准备** 操作者洗手、戴口罩。
2. **病人准备** 了解病人病情及有无影响检验标本的因素。
3. **用物准备** 准备无菌培养管和无菌长竹签、棉签。
4. **环境准备** 同隐血标本采集
5. **操作过程**

核对解释 核对病人,解释留取标本的目的和方法。

培养标本 嘱病人排便于便盆中,用无菌竹签取带脓血黏液的粪便少许,置培养管或无菌蜡纸盒中,立即送检。也可用棉签蘸无菌生理盐水,由肛门插入约 4～5 cm,轻轻旋转棉签,取粪便少许,置于无菌培养管中,盖好送检。

活动四 痰标本采集法

一、基本知识点

1. **痰常规标本** 用于检查细菌、寄生虫卵或癌细胞等(如涂片可找到革兰阳性肺炎链球菌、肺吸虫卵或癌细胞)。
2. **24 h 痰标本** 用于检查 24 h 的痰量,同时观察痰液的性状、颜色、气味及内容物(虫卵计数)协助诊断。
3. **痰培养标本** 用于检查痰液的致病菌。

二、操作过程

(一) 痰常规标本的采集

1. **操作者准备** 操作者洗手,戴口罩。
2. **病人准备** 了解病人病情、心理反应及合作程度。
3. **用物准备** 准备痰杯或广口玻璃瓶,并贴好标签。
4. **环境准备** 病室整洁,容器妥善放置。

5. 实施操作

核对解释　核对病人,解释留痰的目的和方法。

留取标本　嘱病人晨起后漱口,除去口腔中杂质,然后用力咳出气管深处的痰液,盛于容器内送检。如找癌细胞,瓶内应放95%乙醇或10%甲醛固定后送检。

(二) 24 h 痰标本的采集

1. 操作者准备　操作者洗手、戴口罩。
2. 病人准备　了解病人病情、心理反应及合作程度。
3. 用物准备　痰杯或广口玻璃瓶,注明留痰起止时间,容器外贴标签。
4. 环境准备　病室整洁,容器妥善放置。
5. 实施操作

核对解释　核对病人,向病人解释留痰的目的和方法。

留取标本　嘱病人将 24 h(晨 7 时至次晨 7 时)的痰液全部置于容器中送检。

6. 注意事项　嘱病人不可将唾液、漱口水、鼻涕等混入。

(三) 痰培养标本采集

1. 操作者准备　操作者洗手、戴口罩。
2. 病人准备　了解病人病情、心理反应及合作程度。
3. 用物准备　准备朵贝尔漱口溶液、无菌培养瓶(盒),并贴好标签。
4. 环境准备　病室整洁,容器妥善放置。
5. 实施操作

核对解释　核对病人,解释留取痰培养标本的目的和方法。应于清晨留取,因为清晨痰量较多,痰内细菌亦多。

留取标本　嘱病人先用朵贝尔液漱口,再用清水漱口,除去口腔中细菌,深吸气后用力咳出 1～2 口痰,吐入无菌培养盒内,盖好立即送检。

昏迷病人　昏迷病人留取痰培养标本,可用注射器接吸痰管抽吸。也可用吸引器吸取(图 9-2-4-1),在吸引器吸管中段接一特殊无菌瓶,无菌瓶两侧各有一开口小管,其中一管接吸管,另一管接吸引器,开动吸引器后痰液即被吸进瓶内。

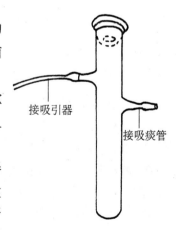

图 9-2-4-1　用吸引器留取痰标本

活动五 咽拭子标本采集法

一、基本知识点

咽拭子标本采集法用于从咽部及扁桃体采取分泌物做细菌培养。

二、操作过程

1. 操作者准备 操作者洗手、戴口罩。
2. 病人准备 了解病人病情、心理反应及合作程度。
3. 用物准备 准备无菌咽拭子培养管、酒精灯、火柴、压舌板及无菌生理盐水。
4. 环境准备 病室整洁,容器妥善放置。
5. 实施操作

[核对解释] 培养管外贴标签,核对病人,解释咽拭子标本采集法的目的和方法,以取得病人合作。

[留取标本] 点燃酒精灯,嘱病人张口,发"啊"音(必要时用压舌板),用蘸有无菌生理盐水的棉签擦拭两侧腭弓及咽、扁桃体上分泌物。如做真菌培养时,应采取口腔溃疡面上的分泌物。试管口在酒精灯火焰上消毒,然后将棉签插入试管中,盖好送检。

活动六 呕吐物标本采集法

当病人呕吐时,用弯盘或痰杯接留后立即送检。

通过本项目的学习,学会各种标本的采集,能在操作中遵守各种标本的采集原则。能正确陈述各种标本采集的目的、时间、方法及采集量,标本及时送检。能正确陈述各种标本采集的注意事项。能关心病人,使病人理解合作,能够遵守查对制度。

1. 如何采集全血、血清、血培养标本?应各备何种盛血容器?为什么?采集时应注意哪些事项?
2. 如何采集尿常规、12 h、24 h 尿标本?常用防腐剂的作用及用法有哪些?
3. 如何采集大便隐血标本、大便培养标本和检验阿米巴原虫的标本?
4. 如何采集痰常规标本、24 h 痰标本、培养痰标本?

(陈晏华)

第十章 临终关怀

学习目标

1. 能解释死亡和临终关怀的概念。
2. 能确认临终病人的生理变化,详述护理措施。
3. 能正确完成尸体护理,态度严肃认真。

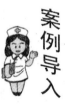

案例导入

于女士,78岁,结肠癌术后第2次入院。入院时神志清醒,消瘦,呈恶病质状态,极度衰弱,生活不能自理,大小便失禁,咳嗽无力,有痰鸣音,疼痛不明显,骶尾部发红,面积2 cm×2 cm,拒绝进食。病人情绪尚稳定、合作,并对护士的照顾表示感谢,但对周围事物不关心,不愿意与他人交谈。入院3 d来,病人逐渐嗜睡,T:37.1℃,P:60次/分,R:12次/分,BP:78/43 mmHg。请问此病人的生命活动进入到什么状态?医护人员应为她提供哪些护理措施?

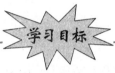

分析提示

从病人的生命体征及病情表现等方面分析,无论是生理上和心理上都处于衰竭状态,病人已处于临终阶段,此时是需要继续全力挽救病人的生命还是采取减轻病人肉体痛苦和精神症状的措施,采取能让病人表现自己愿望的治疗手段,以维护病人的尊严,给予病人尽可能好的生命质量呢?

第十章 临终关怀

项目一 临终病人及其家属的护理

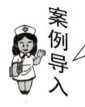

张先生,75岁,肝癌晚期,肝区疼痛剧烈、腹腔积液、呼吸困难,病人感到痛苦、悲哀,有轻生念头。请问该病人是否进入临终状态?如何观察分析病人生理心理方面的变化并应实施哪些方面的护理?

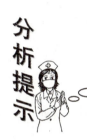

现代人不但要求高质量的生活,而且也要有尊严的离开人世,这就需要临终关怀。从病人的生命体征及神志瞳孔反应判断已进入临终状态,对该病人及家属都需要实施临终关怀措施。

生老病死是人类自然发展的客观规律,死亡是人生旅途的终点站。为了能使临终病人安详、平静、无痛苦地度过生命的最后时刻,护士要同情和理解临终病人,运用各种知识与技能,从生理、心理和社会文化等方面精心护理,提高临终病人的生活质量,同时对临终病人的家属给予安慰和支持,使他们以健康的方式应对悲伤。

一、临终关怀的概念

临终关怀是指为现代医学治愈无望的病人提供缓解极端痛苦,维护至死尊严,帮助临终者安宁走完生命最后历程,对于临终者家属提供包括居丧期在内的生理和心理关怀的一系列立体化社会卫生保健服务。

二、临终病人的生理变化

(一)循环功能衰竭

表现为脉搏细速、不规则,逐渐变弱而消失,心音低弱,血压下降甚至测不出,皮肤苍白、湿冷,口唇、指甲呈灰白或发绀。

(二)呼吸功能减退

表现为呼吸表浅、急促或呼吸变慢而费力、张口呼吸及潮式呼吸等呼吸困难症状,因无力咳嗽,分泌物积聚,出现痰鸣音及鼾声呼吸。

(三)胃肠蠕动逐渐减弱

表现为食欲不振、呃逆、恶心、呕吐、腹胀、口干,严重者出现脱水、大小便失禁、便秘或尿潴留等症状。

（四）肌张力丧失

表现为全身软弱无力，不能进行自主活动，无法维持舒适体位，病人吞咽困难，大小便失禁。面部外观呈希氏面容（面部消瘦，呈铅灰色，眼眶凹陷，下颌下垂，双眼半睁呆滞，嘴微张）。

（五）感知觉、意识改变

表现为视力逐渐减退，由视力模糊发展到只有光感；听觉是最后消失的感觉；语言逐渐困难、混乱；若有疼痛，可表现为烦躁不安、疼痛面容。若病变未侵犯中枢神经系统，病人可始终保持神志清醒，病灶在脑部，则很快出现意识改变，表现为意识模糊、嗜睡、昏睡或昏迷。

三、临终护理措施

（一）临终病人护理

1. 改善循环与呼吸功能　密切观察体温、脉搏、呼吸及血压变化。当桡动脉脉搏无法测到时，可测颈动脉、股动脉或听心音。观察四肢颜色及温度变化，注意保暖，必要时使用热水袋保暖。呼吸困难者可给予氧气吸入，病情允许时可采取半坐卧位或抬高头与肩；神志不清者，采取侧卧或仰卧位头偏向一侧，以利于呼吸道分泌物引流；必要时吸痰，保持呼吸道通畅；张口呼吸者可用石蜡油润滑口唇，并用湿纱布盖于口部，以湿润呼吸道。

2. 控制疼痛　应观察疼痛的性质、部位、持续时间，帮助病人选择有效的止痛方法，某些非药物控制方法有一定的镇痛效果，如松弛术、音乐疗法、催眠疗法、外周神经阻断术、针灸疗法、转移病人注意力等。若为晚期肿瘤疼痛病人，目前 WHO 建议应用三阶梯疗法控制疼痛：第 1 步选用非麻醉性镇痛药，如阿司匹林、对乙酰氨基酚等止痛；第 2 步选用弱麻醉性镇痛药，如布桂嗪、可待因、美沙酮等止痛；第 3 步选用强麻醉性镇痛药，如吗啡、哌替啶等止痛。

3. 改善营养状况　护士应了解病人的饮食习惯，尽量满足病人最后的饮食要求，注意食物的色、香、味，适量喂食、喂水，少量多餐，以缓解恶心感，增进食欲。必要时采用鼻饲法或完全胃肠外营养，以保证病人营养的供给。

4. 做好口腔及皮肤护理　每日口腔护理2～3次。大小便失禁者，做好皮肤护理，以防压疮的发生。

5. 减轻感知觉改变的影响　可提供单独病室，环境安静，光照适宜，以增加安全感。如病人双眼半睁，应用手轻轻将其眼睑闭合，定时涂金霉素眼膏，并用生理盐水纱布覆盖，预防角膜感染与干燥。当神志清醒病人视力丧失时，应用语言和触觉与病人保持联系，以协助定位。听力往往最后消失，护理过程中应避免在病人周围窃窃私语，以免增加病人的焦虑，不要在床旁讨论病情，避免不良刺激，护士说话应清晰，语气柔和，可配合触摸病人的非语言交流方式，使病人感到即使在生命的最后时刻，也并不孤独。

小 贴 士

临终病人的 5 个心理反应阶段

美国医学博士伊丽莎白·库乐·罗斯将身患癌症的病人从获知病情到临终的心理行为反应过程总结划分为 5 个阶段，即否认期、愤怒期、协议期、忧郁期和接受期。

1. **否认期** 当病人听到自己患不治之症,即将面临死亡时常会说:"不,可能搞错了,不是我。"他们会迫切求医,抱着侥幸的心态,希望是误诊,无法听进对病情的任何说明与解释,同时也无法处理有关的问题或做出任何决定。这些反应是一种心理防卫机制,它可减少不良信息对病人的刺激,以使病人躲避现实的压迫感,有较多的时间来调整自己面对死亡。其时间的长短因人而异,大部分病人能很快停止否认,但有些人甚至会持续否认至死亡。

2. **愤怒期** 当病情趋于加重,否认难以维持,病人常表现为生气与激怒,会愤怒地想:"为什么是我?这多么不公平!"因此经常抱怨、挑剔甚至斥责家属和医护人员。处于此期的病人充满怨恨与嫉妒心理,往往将愤怒的情绪向家属、亲友、医护人员等接近他的人发泄,或对医院的制度、治疗等方面表示不满,变得难以接近或不合作。

3. **协议期** 愤怒的心理消失后,病人开始接受自己患不治之症的事实。为了延长生命,有些病人许愿或做善事,希望能扭转死亡的命运;有些人则对过去做的错事表示悔恨,变得很和善。此期病人对自己的病情抱有希望,愿意努力配合治疗,以换取生命的延续。

4. **忧郁期** 随着病情的进展,病人清楚地看到自己正接近死亡,任何努力都无济于事,因而表现出明显的忧郁和深深悲哀,产生很强的失落感,出现悲伤、退缩、情绪低落、沉默、哭泣等反应,甚至有轻生念头。此时有的病人开始交代后事或请求会见亲朋好友,喜欢由自己喜爱的人陪伴照顾。

5. **接受期** 此时病人经过一切的努力、挣扎之后,对死亡已有所准备,恐惧、焦虑、悲哀等心理反应已消失,病人变得很平静,情感减退,对外界反应淡漠,逐渐进入嗜睡状态,静等死亡的降临。

(二)临终病人家属的护理

自病人患病进入临终阶段到最后死亡,甚至病人死亡后一段很长时期,几乎所有的家属都会出现明显的心理反应,经历着一段难以忍受的悲痛过程,而家属的心理反应和对待死亡的态度又将直接影响临终关怀服务的正常实施。为家属提供照护与关怀服务的目标是:认识和理解临终病人家属的悲痛心理过程,提供心理安慰,鼓励、支持并帮助家属顺利度过居丧期,重建未来的生活。居丧期的护理包括以下5个方面。

1. **做好尸体护理** 体现对死者的尊重,对家属心灵上的抚慰。

2. **鼓励家属宣泄感情** 护士应认真倾听他们的诉说,鼓励他们尽情宣泄长期抑郁和痛苦的感情。

3. **心理疏导和支持** 提供有关知识,安慰家属面对现实,帮助他们疏导悲痛,使其意识安排好未来的工作和生活是对亲人最好的悼念。

4. **提供生活指导和建议** 根据具体对象和情况,给予经济问题、社会支持系统等方面的指导和建议,让死者家属感受到人世间的温暖。

5. **随访死者家属** 通过信件、电话、访视对死者家属进行追踪随访。

通过本项目学习,能说出临终关怀的概念;能判断病人是否进入临终状态并能实施对临终病人和家属的护理措施;认识临终病人的心理反应的表现。

项目课后复习思考题

1. 什么是临终关怀？
2. 临终病人的心理反应经历哪几个阶段？对临终病人应采取哪些护理措施？

项目二 尸体护理

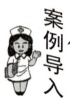

案例导入：王女士，56岁，因脑外伤入院，神志不清，意识昏迷，脉搏快而不规则并逐渐变弱，出现间断呼吸，BP：20/0 mmHg，瞳孔散大，对光反应弱，病人经全力抢救后情况并未好转，呼吸、心跳停止，各种反射消失，心电图各导联为一直线。请问病人是否死亡？属于死亡的哪一阶段？需要做哪些方面的护理工作？

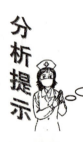

分析提示：对于死亡的判断有不同的标准，有传统的死亡标准和脑死亡标准，究竟采取哪一个，临床上还有不同的观点，东西方国家之间也存在差异，但无论采取哪一种标准，对于死亡病人我们都要认真严肃地做好尸体护理工作，这既是对死者的尊重也是对家属的安慰。

死亡不是骤然发生的，而是一个逐渐进展的过程。随着医学科学技术的发展，各种维持生命的技术、仪器、药物等得以应用，传统死亡的标准受到冲击。死亡护理的理念也发生了改变。

活动一 死亡的诊断

 一、基本知识点

1. **死亡的诊断标准** 死亡是指个体生命活动和新陈代谢的永久停止。传统的医学死亡标准是心肺死亡，即病人呼吸、心跳停止，瞳孔散大而固定，所有反射均消失，心电图平直，即可宣布死亡。

2. **脑死亡诊断标准** 现代医学已开始主张将脑死亡作为死亡的指标。不可逆的脑死亡是生命活动结束的象征。脑死亡诊断必须符合以下 4 条标准：①自主呼吸停止；②不可逆的深昏迷；③脑干反射消失；④脑电图呈现平直线。

 二、基本操作

1. **测生命体征** 详见第六章。
2. **查瞳孔反射** 详见第八章。

活动二 尸体护理

 一、基本知识点

尸体护理是临终关怀的重要内容，其目的是使死者整洁，姿势良好，易于辨认，这不仅是对死者人格的尊重，也是对家属心灵上的安慰，体现了人道主义的精神。

二、操作过程

1. **用物准备** 治疗盘内备衣裤、尸体识别卡（表 10-2-2-1）3 张、血管钳、不脱脂棉花、绷带、剪刀、头梳。有伤口者需备换药敷料，按需准备擦洗用物，必要时备隔离衣和手套。

表 10-2-2-1 尸体识别卡

姓名_____	住院号_____	年龄_____	性别_____
病区_____	床 号_____	籍贯_____	诊断_____

地址_____
死亡时间_____年____月____日____时____分

护士签名_____
_____医院

2. **环境准备** 安排单独房间或用布幔、屏风遮挡。
3. **死者家属准备** 了解尸体护理的目的、配合事项，愿意接受。
4. **实施操作**

备物填卡 填写尸体识别卡，备齐用物携至床旁。

劝慰家属 劝慰家属节哀，使其暂离病室，家属不在时应尽快通知。

撤去治疗用物 拔除气管插管，移除呼吸机、除颤器等急救仪器，去除尸体身上的各种导管。将床放平，使尸体仰卧，头下置枕头，防止面部瘀血变色，双臂放于身体两侧，用大单遮盖尸体。

处理伤口 有伤口者更换敷料，若有引流管者应拔出后缝合伤口或用蝶形胶布封闭并包扎。

清洁尸体　清洁面部,协助闭上眼睑。如有义齿代为装上,口不能闭合者,轻揉下颌或用四头带托住。脱去衣裤,依次擦洗上肢、胸、腹、背、臀及下肢,如有胶布痕迹用松节油擦净。必要时用血管钳将棉花塞于口、鼻、耳、肛门、阴道等孔道,以免体液外流,棉花不外露。更衣梳发。系第1张尸体识别卡在死者的手腕部,撤去大单。

包裹尸体　用包尸单包裹尸体,先将包尸单下端遮盖双脚,再将包尸单上端遮盖头部,最后将左右两边整齐的包好;在胸部、腰部、踝部用绷带固定,系第2张尸体识别卡在胸前的尸单上。

送太平间　盖上大单,将尸体送太平间,置于停尸屉内,将第3张尸体识别卡插于停尸屉外。

5. 操作后处理

(1) 处理医疗文件:填写死亡通知书,并在当日体温单40～42℃之间用红笔纵行写上死亡时间。停止一切药物、治疗、饮食等,按出院手续办理。有关医疗文件的处理方法同出院病人。

(2) 整理遗物:清理病人遗物交家属。若家属不在,应由两人共同清点,将贵重物品列出清单交护士长保管。

(3) 处理病床单位:清洁、消毒死者所有物品,病床单位的处理与出院病人的处理相同。如死者为传染病人,应按传染病人的终末消毒处理。

6. 注意事项

(1) 尸体护理应在医生做出死亡诊断后尽快进行,以防尸体僵硬。

(2) 应维护尸体隐私权,不可随意暴露遗体,并安置自然体位。

(3) 进行尸体护理时,态度严肃认真,尊重死者,满足家属合理要求。

通过本项目的学习,能说出传统的死亡概念和脑死亡的概念;能正确进行尸体护理。

项目课后复习思考题

1. 对临终病人的护理措施有哪些?
2. 死亡及脑死亡的判断标准是什么?
3. 护士进行尸体护理时应注意什么?

(邵阿末　颜廷燕)

第十一章 病案管理与病区管理

学习目标

1. 能说出病案的作用和重要性,能正确陈述病案书写的基本规则和要求,能正确说出病案的保管要求。

2. 能正确陈述医嘱的种类及处理医嘱的方法,能正确陈述如何书写病室交班报告、特别护理记录单、入院护理评估单、护理计划单、护理记录单、出院护理评估单等。

3. 能正确陈述病案、医嘱、重症监护病房(ICU)、特别护理、分级护理、差错、事故等概念。

4. 能说出抢救室的设备、急救药品种类和名称,对抢救药品、物品及仪器设备的保管。能正确陈述交接班制度、分级护理制度、消毒隔离制度、差错事故管理制度的内容及要求。

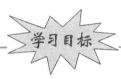

护生小王到外科病房实习已经2个月了,带教老师问她怎样做好对病案和病区的管理?小王应从哪些方面进行回答?

病案管理与病区管理包括病案的书写要求与管理;病案的书写与医护文件的处理方法;病区的基本物品与设备管理;病区的各种护理规章制度(如交接班制度、分级护理制度、消毒隔离制度、差错事故管理制度)等。

项目一　病案的书写要求与管理

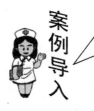

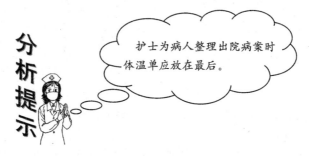

病案是指病人在住院期间的各种检查、治疗与病情观察的详细记录,是病人就医的全部医疗档案,也是医学科研、医学教育和有关法律事务上的重要资料之一。护理文件是护理人员对病人的病情观察和实施护理的文字记载,在临床医疗与护理、护理科研与教学、护理管理及法律上均有重要价值。为了保证病案的原始性、正确性和完整性,书写必须规范,并妥善保管。

一、病案的作用及重要性

1. **提供病人信息资料**　病案是对病人病情变化、诊断及治疗护理过程的记录,其便于医护人员全面、及时、动态地了解病人的情况,保证治疗护理的完整性和连贯性。

2. **提供教学科研资料**　完整的病案资料是医学教学的最好教材,也是进行疾病调查、开展科研的原始材料。

3. **提供法律依据**　病案属于合法文件,是法律认可的证据。当发生医疗纠纷时,在法庭上可作为保险索赔、犯罪刑案的证明。

4. **提供评价依据**　病案反映了医院的医疗质量、管理水平和医护人员的业务素质,是衡量医院工作和科学管理水平的重要标志之一。

二、病案书写的规则和要求

(1) 病案的书写应及时准确,完整规范,医学术语应用确切,不能用不恰当的简称,书写内容必须真实可靠,符合客观事实,避免主观猜想和臆断,不能使用含糊不清的语句。应使用国家法定的计量单位,数字应一律用阿拉伯数字书写。

(2) 各种记录开头应空两格,字迹要清楚端正,书写不能出格跨行,不能涂改剪贴或滥用简化字,除特殊规定外,应分别使用红蓝钢笔书写。

第十一章 病案管理与病区管理

(3) 眉栏与页码要填写完整,各项记录须有完整日期及时间,记录者签全名以示负责。实习进修人员书写的各项记录,应由上级医护人员及时审查修改并签全名。

三、病案的管理

(一) 病案排列

1. **住院病案排列** 体温单、医嘱单、入院记录、病史及体格检查、病程记录(手术、分娩记录单等)、各种检查报告单、护理病案、住院病案首页、门诊病案。

2. **出院病案排列** 住院病案首页、出院记录或死亡记录、入院记录、病史及体格检查记录、病程记录、各种检查报告单、护理病案、医嘱单、体温单。

(二) 病案保管

(1) 病案应放于病案柜中,使用后立即放回原处。
(2) 病案应保持清洁完整、无污染破损、无拆散丢失。
(3) 病人出院或死亡后,病案应整理后交到病案室,按卫生行政部门规定的保存期限进行保管。

通过本项目的学习,能说出病案的作用和重要性,能正确陈述病案书写的基本规则和要求,能正确说出病案的保管要求。

1. 何谓病案?
2. 病案在法律上有何作用?
3. 对病案的书写有何要求?

项目二 病案的书写与医护文件的处理方法

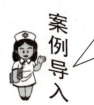

李女士,56岁,行胃大部切除手术,下午3时送回病房,一般情况尚好,晚上8时主诉伤口疼痛。医嘱:哌替啶50 mg肌内注射q6h prn。半夜12时病人又诉伤口疼痛,难以入睡。请问:此医嘱属于何种医嘱?应如何处理?

分析提示

该医嘱属于长期备用医嘱。有效时间为24 h以上,由医生注明停止时间后方失效。处理方法:应将该医嘱写在长期医嘱栏内,明确每次用药间隔时间是6 h,晚上8时当病人主诉伤口疼痛时,护士可通过病情观察和评估后执行医嘱,给予哌替啶50 mg肌内注射,并在临时医嘱栏内记录,签全名。当夜间12时病人又诉伤口疼痛难以入睡,因与前次用药间隔小于6 h,故不宜再用哌替啶。护士应与值班医生商讨酌情采取其他止痛方法止痛,并继续观察病人病情。

常用的医护文件有:体温单、医嘱单、特别护理记录单、病室交班报告、病人入院护理评估单、护理计划单、护理记录单、病人出院护理评估单。以上文件与医疗文件密切联系而成为病案,有的是日常护理工作的记录,是护士交接班核对护理工作的依据。书写护理文件时须注意力集中,认真细致,准确无误。

一、体温单

体温单是重要的护理文件,是病案的重要组成部分,放在病案的首页。医生和护士通过观察体温、脉搏、呼吸的曲线记录和血压、出入量、大小便的记录,可以了解病人病情的变化与转归,为预防、治疗和护理提供重要的依据。体温表见附表11-2-0-1,体温单的绘制见第六章。

二、医嘱单

医嘱是医生根据病人病情拟定的治疗计划和护理措施的书面嘱咐,是医生护士共同实施治疗和护理的重要依据。

医嘱单分为长期医嘱单(附表11-2-0-2)和临时医嘱单(附表11-2-0-3)医嘱由医生开写。医嘱是护士执行及完成治疗的核对依据。

(一)医嘱内容

医嘱内容包括科别、病房、床号、姓名、住院号、日期、时间、护理常规、护理级别、药物、剂量及用法、饮食、卧位、隔离种类、各种检查、治疗、术前准备及医生、护士的签名。

(二)医嘱种类

1. **长期医嘱** 指医生开写医嘱起,有效时间在24 h以上,至医生注明停止时间,即停止医嘱的执行,如护理级别、饮食种类、药物治疗等。

2. **临时医嘱** 指医嘱有效时间在24 h以内,应在短时间内执行,一般只执行1次。有的临时医嘱有限定执行时间;有的临时医嘱需立即执行,如阿托品0.5 mg H st。另外,出院、转科、死亡等也列入临时医嘱。

3. **备用医嘱** 分为长期备用医嘱和临时备用医嘱两种。

(1) 长期备用医嘱(prn)：指医嘱有效时间在 24 h 以上，必要时使用，两次执行之间应有间隔时间，由医生注明停止时间方为失效，如哌替啶 50 mg im q6h prn。

(2) 临时备用医嘱(sos)：指医生开写医嘱时起 12 h 内有效，必要时使用，只执行 1 次，如过时尚未执行则失效，如地西泮(安定)5 mg po sos。

(三) 医嘱处理方法

1. **长期医嘱** 医生写在长期医嘱单上，注明日期和时间。护士将长期医嘱分别转抄至各种执行单上(如服药单、注射单、治疗单等)，并在时间和医嘱之间画红色"√"为标记。在执行栏内注明时间并签名。定期执行的长期医嘱应在执行单上注明具体执行时间，如地高辛 0.25 g qd。服药单上应注明地高辛 0.25 g 8:00。

2. **临时医嘱** 医生写在临时医嘱单上。需立即执行的医嘱，应安排护士马上执行，注明执行时间并签名。有限定执行时间的临时医嘱，护士应转抄到临时治疗本或交班本上。会诊、手术、检验等各种申请单应及时转送到有关科室。

3. **备用医嘱**

(1) 长期备用医嘱：医生写在长期医嘱单上，护士将长期备用医嘱抄写在交班本上，在执行栏内注明时间并签名。每次执行后，在临时医嘱单上记录执行时间并签名，供下一班参考。每次执行前必须先了解上次执行的时间。

(2) 临时备用医嘱：医生写在临时医嘱单上，12 h 内有效。护士将临时备用医嘱抄在交班本上，待病人需要时执行，执行后按临时医嘱处理，过时未执行，护士用红笔在该项医嘱栏内写"**未用**"两字。

4. **停止医嘱** 医生在长期医嘱停止栏内注明日期、时间、签名，护士在有关的治疗单或治疗卡上注销该医嘱，写明停止日期、时间，并画红钩"√"标记，最后签名。

(四) 重整医嘱

当长期医嘱调整项目较多时要重整并另换一页。在最后一行医嘱下面用红笔画一横线，在红线下面用红笔写上"**重整医嘱**"四字，红线上下均不得有空行。再将需要继续执行的长期医嘱按原来日期排列顺序，抄录在红线以下的医嘱单上，抄录完毕需两人核对无误后，填写上抄写者与核对者的姓名。

凡转科、手术或分娩后均需要重整医嘱，即在原医嘱最后一行下面用红笔划一横线，表示前面医嘱作废，在红线下面用红笔写上"**转科医嘱**"或"**手术医嘱**"或"**分娩医嘱**"，然后重新开写医嘱，核对后签名。

(五) 注意事项

1. **抄写医嘱** 护士抄写及处理医嘱时，精神要集中，做到认真细致、及时准确。字迹清楚，不能有涂改。

2. **处理顺序** 医嘱的处理或执行应先急后缓，先执行临时医嘱，后执行长期医嘱。执行者在执行后签名。

3. **口头医嘱** 医嘱应有医生签名方为有效，护士在一般情况下不执行口头医嘱，但在抢救或手术过程中对医生提出的口头医嘱，护士应向医生复诵一遍，经双方确认无误后方可执行，事后应及时提醒医生补写在医嘱单上。

4. **遇有疑问** 护士应严格执行医嘱，但不能机械地处理或执行医嘱，如发现有疑问，应核对清楚后再执行。医嘱应每班每日核对,每周与护士长总查对1次,查对后签全名。

5. **交班医嘱** 对需下一班执行的临时医嘱要交接班,并在护士交班记录上注明。

三、特别护理记录单

特别护理记录单常用于危重、抢救、大手术后或特殊治疗后需要严密观察病情变化的病人,应做好特别护理记录,以便及时了解病情变化,观察治疗或抢救后的效果(附表11-2-0-4)。

(一)记录内容

记录内容包括日期、时间、体温、脉搏、呼吸、血压、意识、瞳孔、出入液量、药物治疗、病情动态变化、治疗情况、各种检查、护理措施和护理效果等。

(二)书写要求

(1)眉栏用蓝钢笔填写,如姓名、科别、病室、床号、住院号、页数等。

(2)日班用蓝钢笔书写(晨7:00~19:00),夜班用红钢笔书写(19:00~次晨7:00)。

(3)首次书写特别护理记录单,应有疾病诊断、目前病情,手术病人应记录手术名称、麻醉种类、术中概况、术后病情、伤口、引流液、引流量等情况。

(4)应及时准确记录病人的病情动态变化,治疗护理措施及效果,记录后应签全名。

(5)交班前应将病人病情及液体出入液量,作一简明扼要的小结,并签全名。24 h出入液量应于次晨总结,并用蓝钢笔填写在体温单的相应栏内。

四、病室报告

病室报告(附表11-2-0-5)是由值班护士对病区内的病人病情的动态变化、治疗和护理所作的书面交班报告。下一班护士在阅读病室报告后,可以了解病室内病人的身心状况,做到心中有数,使护理工作能够连续和有计划地进行。

(一)书写要求

(1)值班护士应在深入病室、全面了解病人病情的基础上书写病室报告,并应于交班前书写完成。

(2)书写内容应正确,简明扼要,重点突出,有连贯性,以利于下一班护士观察病人的病情。书写时字迹清楚,不得涂改。

(3)日班用蓝钢笔,夜班用红钢笔,写完后签全名。

(4)对新入院、转入、手术、分娩及危重病人应作出特殊红色标记"※",以示醒目。

(二)书写顺序

1. **填写眉栏** 用蓝钢笔,包括病区、日期、原有病人总数、出院、转出、死亡、入院、转入、手术、分娩、现有病人总数。病危、病重、特护病人数、一级护理人数,如无入院者写"0",其他项目也类同。

2. **病室报告顺序** 根据下列顺序,先按床号书写报告。

(1)先写离开病室的病人,即出院、转出(注明转何院、何科)、死亡(注明原因与时间)。

(2)新入病室的病人,即新入院或转入的病人(注明何时、何院、何科转入)。

(3)病室重点护理的病人,即手术、分娩、危重及病人有异常情况的。

(三)交班内容

交班内容包括病人的生命体征、测量的时间,根据病人不同的侧重点、书写具体内容。

(1) 对出院、转出、死亡的病人,应写明床号、姓名、诊断和时间。
(2) 对新入院、转入的病人,应写明入院时间、生命体征和病情动态,病人主诉、发病经过、主要症状和体征,给予治疗和用药情况、护理措施及效果等。
(3) 对病危、病重的病人,应报告病人的生命体征、瞳孔、意识、病情动态变化、特殊抢救治疗、治疗用药情况、护理措施及效果等,对危重病人病情变化要详细记录。
(4) 对已手术的病人,应报告手术的种类、实施何种麻醉、手术大致经过、回病房时间、清醒时间、生命体征、切口敷料有无渗血,是否已排气及排尿情况,翻身体位,各种引流管是否通畅,引流液性质及量、输液、输血及镇痛药物的应用等。
(5) 对预手术、预检查和预特殊治疗的病人,应报告将要进行的手术种类、治疗或检查项目,术前准备是否完成和术前用药情况及注意事项等。
(6) 对产妇,产前应报告胎次、胎心、宫缩及破水情况,产后应报告产程、产式、分娩时间、出血量、会阴切口、有无排尿、恶露情况及婴儿状况等。
(7) 对病情突然有变化的病人,应报告病情变化情况、生命体征、神志是否清楚、采取的治疗和护理措施、要连续观察和处理的事项等。
(8) 对小儿、老人和生活不能自理的病人,应报告生活护理情况。如口腔护理、压疮护理及饮食护理等。

另外,还应报告上述病人的心理状态、睡眠情况、药物疗效和需要重点观察项目、注意事项及待完成事项。

五、病人入院护理评估单

入院护理评估单(附表11-2-0-6)是对新入院的病人进行初步的护理评估,目的是了解病人的身心状态,找出病人现存的健康问题,确立护理诊断。

(一) 记录内容

记录内容包括病人的一般情况、简要病史、护理体验、生活状况及自理程度、心理及社会方面状态等。

(二) 书写要求

(1) 病人入院评估一般在病人入院2h内完成,入院评估记录应在24h内完成。
(2) 护士应在全面收集资料后填写,并为所选项打钩"√"。

六、护理计划单

护理计划单是在对病人进行入院评估的基础上,进行护理计划所使用的表格,是针对护理诊断(或护理问题)制订的具体护理措施(附表11-2-0-7)。

(一) 记录内容

记录内容包括护理诊断、护理目标、护理措施及护理评价等,各医院规格亦不完全相同。

(二) 书写要求

(1) 护理诊断应按轻、重、缓、急顺序排列。
(2) 护理目标应有明确针对性,必须具体可测量。
(3) 护理计划应体现个体差异,一份计划只针对一个病人的护理起指导作用。

(4) 护理计划应具有动态发展,应随着病人病情变化、护理效果优劣进行补充和调整。
(5) 护理措施应明确具体、切实可行。

 七、护理记录单

护理记录单是对病人实施护理过程中所使用的护理表格,是病人从入院到出院全过程的护理记录(附表 11-2-0-8)。

(一) 记录内容

(1) 病人健康问题及所采取的护理措施。
(2) 实施护理措施后病人的反应及效果。
(3) 新的健康问题及护理措施,病人身心需要及其满足情况。

(二) 书写要求

(1) 书写时采用 PIO 格式进行记录。P(problem):是指病人的健康问题;I(intervention):是指实施的护理措施;O(outcome):是指护理后的结果。
(2) 如记录多个护理问题时,应加数字表示序号。
(3) 记录的内容应准确具体完整,并签全名。
(4) 日班用蓝钢笔,夜班用红钢笔记录。
(5) 有条件的医院可采用电脑管理护理记录单。

 八、出院护理评估单

出院护理评估单(附表 11-2-0-9)是对准备出院的病人进行健康状态的评估,做以出院指导,保证病人护理的连续性和完整性,帮助病人出院后能继续维护健康。

(一) 记录内容

记录内容包括对病人在住院期间的护理小结和出院指导。针对病人的现状,指导病人在出院后在休息、饮食、服药、功能锻炼和定期复查等方面的注意事项。

(二) 书写要求

(1) 护理小结是对病人在住院期间进行治疗护理活动的简要概括。
(2) 出院指导是对病人出院前进行健康教育的指导,是在与病人一起讨论的基础上制订的。
(3) 为了避免遗忘,可为病人提供有关出院指导的书面资料。

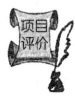 通过本项目的学习,能正确陈述医嘱的种类及处理医嘱的方法,能正确陈述如何书写病室交班报告、特护记录单、入院护理评估单、护理计划单、护理记录单、出院护理评估单等。学会正确规范的书写和处理各种医疗文件。

第十一章 病案管理与病区管理

项目课后复习思考题

1. 何谓医嘱、长期医嘱、临时医嘱、备用医嘱（长期备用医嘱、临时备用医嘱）？
2. 下列医嘱属于哪一类？应如何处理？
（1）庆大霉素8万 u im bid。
（2）心电图检查 ST。
（3）地西泮（安定）5 mg po sos。
3. 特别护理记录单及病室交班报告的书写内容有哪些？
4. 病人入院护理评估单书写要求有哪些？
5. 护理计划单和护理记录单书写要求有哪些？
6. 病人出院护理评估单书写要求有哪些？

项目三 病区的物品与设备管理

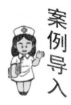

赵女士，52岁，因急性心肌梗死入院，目前病情危重，立即进入冠心病监护病房（CCU），小王在CCU工作，请问小王应怎样进行交接班？交接班的内容不应包括以下哪一项：交接毒麻药和交接抢救危重病人；交接当日手术病人和交接急救物品和医疗器械；交接当班护士人数？

不应包括交接当班护士人数。CCU应有严格的交接班制度，应有日夜交接班记录本，交班内容应全面有条理，重点突出。对危重病人和当天大手术病人必须做到口头、书面和床边交班。对毒麻药品，急救物品和其他医疗器械应点查交班。

抢救危重病人是医疗护理工作中的一项重要艰巨的任务，护士应做好充分的物质和技术准备。

 一、抢救室物品设备与管理

抢救室分为急诊抢救室和病区抢救室。急诊抢救室设有宽敞的走廊通道，以利接送病人方便,室内设有监控系统和报警系统。病区抢救室应设在靠近医护办公室、处置室较近的单独房间内。室内设有各种抢救药品、物品、器械及监护仪设备等。

(一) 抢救室物品与设备

1. 抢救床　多功能抢救床为能升降的活动床,另备木板一块,做心脏按压时使用。

2. 抢救车　内备下列物品(图11-3-0-1)。

(1) 急救药品:如表11-3-0-1所示。

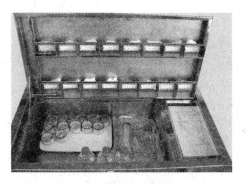

图11-3-0-1　抢救车

表11-3-0-1　常用急救药品

类别	药品
1. 中枢兴奋药	尼克刹米(可拉明)、山梗菜碱(洛贝林)等
2. 升压药	去甲肾上腺素、盐酸肾上腺素、异丙肾上腺素、间羟胺、多巴胺等
3. 降压药	利血平、肼屈嗪、硫酸镁注射液等
4. 强心药	毛花苷C(西地兰)、毒毛花苷K等
5. 抗心律失常药	利多卡因、维拉帕米(异搏定)、普鲁卡因酰胺等
6. 血管扩张药	酚妥拉明、硝酸甘油、硝普钠等
7. 止血药	卡巴克络(安络血)、酚磺乙胺(止血敏)、维生素K_1、氨甲环酸、氨甲苯酸、鱼精蛋白、垂体后叶素等
8. 止痛镇静药	哌替啶(度冷丁)、吗啡、苯巴比妥(鲁米那)、地西泮(安定)、氯丙嗪(冬眠灵)等
9. 解毒药	阿托品、解磷定、氯磷定、亚甲蓝(美蓝)、二硫基丙醇、硫代硫酸钠、依地酸钙钠、乙酰胺等
10. 抗过敏药	异丙嗪(非那根)、苯海拉明、氯苯那敏(扑尔敏)、阿司咪唑(息斯敏)等
11. 抗惊厥药	地西泮、阿米妥钠、苯巴比妥钠、硫喷妥钠、苯妥英钠、硫酸镁等
12. 脱水利尿药	20%甘露醇、25%山梨醇、呋塞米(速尿)、依他尼酸(利尿酸)等
13. 碱性药	5%碳酸氢钠、11.2%乳酸钠
14. 其他	氢化可的松、地塞米松、氨茶碱、生理盐水、各种浓度的葡萄糖溶液、右旋糖酐40、右旋糖酐70、复方氯化钠、平衡液、10%葡萄糖酸钙、氯化钾、氯化钙、代血浆等

(2) 一般物品:血压计、听诊器、压舌板、舌钳、手电筒、张口器、输液架、止血带、吸氧管、吸痰管、胃管、电插板、夹板、砂轮、碘酊、乙醇、棉签等。

(3) 无菌物品及急救包:输液器、输血器、静脉切开包、气管切开包、气管插管包、各种注射器及各种型号针头、开胸包、中心静脉压测定包、各种穿刺包、导尿包、各种无菌导管、无菌手套及无菌敷料。

3. 抢救器械　人工呼吸机、简易人工呼吸器、心电监护仪、心电图机、电除颤器、心脏起搏器、中心供氧设备(氧气加压给氧设备)、中心负压吸引装置、电动吸引器、电动洗胃机、气管插管及其接管、超声波诊断仪、小型X线机、手术床等。

4. 通讯设备　传呼系统、对讲机、电话、可视电话。

(二) 抢救室管理

1. 严格交接班　各种药品、物品和仪器,应严格执行交接班制度,每班清点,保持性能完

第十一章 病案管理与病区管理

好。各类物品和仪器应定点放置,不可擅自移动位置或外借,以免抢救时不能迅速获取。

2. **设专人管理** 急救药品应按其作用分类,定位定量存放,有专人保管,用后及时补充。药名、数量应与基数相符,瓶签清晰。应定期检查药品有效期,保证无过期变质等现象。

3. **定期检查设备** 定期检查各种仪器设备的性能,定期清洁消毒和维修,保持性能完好。抢救室护士应掌握各种仪器设备的使用及操作注意事项。

4. **抢救物品做到"五定"** 即定品种数量、定点安置、定人保管、定期消毒灭菌、定期检查维修。使急救物品完好率达到100%。护士应熟悉各种抢救物品的性能和使用方法,能排除一般性故障。

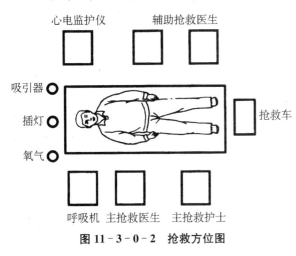

图 11-3-0-2 抢救方位图

（三）抢救工作的管理

1. **立即成立抢救小组并确定抢救负责人** 全院抢救小组由院长任组长,组织全院各科参与抢救工作。一般用于大型灾难等突发事件。科室抢救小组由科主任、护士长负责,各级医务人员参与。抢救中动作敏捷、措施得当,态度严肃,既有分工又有协作。

2. **确定抢救方案** 责任护士参与医生的查房、会诊、病历的讨论,并根据病情提出可行的措施,参与抢救方案的实施。

3. **制定抢救护理计划** 评估病人病情,提出现存的或潜在的护理问题,制定护理目标,确定护理措施,并随时评价护理效果。

4. **做好抢救记录** 护士在抢救病人过程中,严格执行医嘱,及时做好抢救记录,字迹清晰,书写规范。

5. **抢救小组** 分工明确、密切配合,抢救小组成员及抢救器械位置的摆放合理(图11-3-0-2)。

二、重症监护病房(ICU)的结构设备与管理

重症监护病房(ICU)(图11-3-0-3)是收治重症病人,对病人的全身各系统功能紊乱,运用监测、治疗和护理等措施,实施全身加强治疗和护理的病房。

重症监护病房的护士应有高度的责任心、扎实的理论基础和熟练的护理技术,能熟练掌握各种急危重症的急救常规、复苏技术及各种监护仪器的使用与管理。

（一）结构

ICU 分为综合性 ICU 和专科 ICU。综合性 ICU 以监测病人所有脏器功能为职责;专科 ICU 针对病人

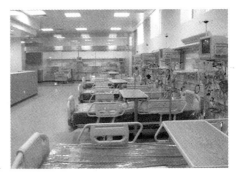

图 11-3-0-3 ICU

某一脏器功能的监护而设置,如冠心病 ICU(CCU)、呼吸 ICU(RCU)等。ICU 病房以 6～8 张床为宜。护理工作台设在中心位置,包括电脑设备、中心监护仪、对讲机、警报装置等。

（二）设备

1. 一般设备 有多功能床、输液天轨、多插头电源板、中心吸氧及中心负压吸引装置等。

2. 监护设备 有心电监护仪、血压监护仪、脉搏血氧饱和度监测仪、血流动力学监测（中心静脉压、肺动脉压、肺动脉楔压、心输出量）、多功能辅助呼吸机、输液泵、体温监护仪、尿液监护仪等。有条件可备血气分析仪、血液生化分析仪、脑电图机、B 超、床边 X 线机、动脉内球囊反搏器等。

3. 抢救设备 同抢救室。

4. 通讯设备 传呼系统、对讲机、电话、可视电话。

（三）重症监护病房的管理

1. 工作人员管理 ICU 由专科医生负责,设护士长 1～2 名,ICU 护士应具有高度的责任心、扎实的理论基础和熟练的护理技能,并经过专业技能的培训,能熟练掌握急危重症的急救技术、复苏技术及各种监护仪器的使用和管理,有敏锐的观察问题和分析问题的能力,有较强的应变能力和沟通能力,有吃苦耐劳的精神,在紧急情况下,能与医生密切配合,准确地进行复苏及抢救。

2. 工作制度 ICU 应有完善的工作制度。医护人员应坚守工作岗位,密切观察病情变化及记录。认真进行交接班,不仅交接病人情况,还要交接仪器使用情况,病人各种管道是否通畅。严格执行消毒隔离制度,进出 ICU 的人员应穿好工作衣和鞋,戴好帽子和口罩,以减少污染机会,按时进行空气消毒和培养。做好贵重仪器的保管及维修。

3. 病人管理 ICU 无家属陪床,护士应满足病人的生活需求。如因病情需要与家属商谈,应保证及时取得联系,家属可留下电话、地址或在病室外等候。现代化的 ICU 有透明玻璃窗与外界相隔,家属可通过对讲机与病人交流或通过闭路电视观察病人,使病人得到安慰,减少因探视给 ICU 带来的污染。

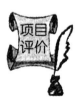

通过本项目的学习,能正确陈述重症监护病房(ICU)的结构、设备与管理方法。理解病区的管理方法,使病区的管理达到最优化。能说出抢救室的设备、急救药品种类和名称,对抢救药品、物品及仪器设备的保管。

 项目课后复习思考题

1. 请列出急救药品的种类和药品名称。
2. 对抢救药品、物品及仪器的保管应做到哪"五定"？
3. 何谓 ICU？

第十一章 病案管理与病区管理

项目四　病区的护理规章制度

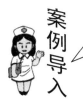

汪女士，女，46岁，在上班途中被汽车撞倒，颅脑外伤，出血较多，面色苍白，神志不清，测血压70/50 mmHg，如果你是值班护士，按分级护理制度应给予几级护理？

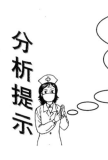

答案应为特别护理。因为特别护理适用于病情危重，需要随时观察病情，以便进行抢救者，如器官移植、严重创伤、各种复杂疑难大手术或新开展大手术、严重创伤及脑外伤、大面积烧伤和"五衰"等。

病区的护理规章制度是护理人员长期工作实践的经验总结，是评价各项护理工作的标准，是检查护理工作的依据，是维护医院正常护理工作秩序的保证，也是提高护理质量，杜绝差错事故的重要措施。

 一、交接班制度

护士应认真执行交接班制度。由于医疗护理工作是日夜连续进行的，护理人员必须坚守工作岗位，自觉地履行护士的职责，保证治疗护理工作准确、及时地进行。

交接班制度如下。

（1）病区应建立交接班记录本，按交接班本逐项认真交接班，交接班内容应全面有条理，重点突出。

（2）对危重、手术、压疮病人须做到口头、书面和床边交班。

（3）对毒麻药品、急救物品及医疗器械要清点交班。

 二、分级护理制度

分级护理制度是指根据病人病情的轻重缓急，按护理程序制订的不同护理措施，级别为特别护理，一级、二级、三级护理（见第三章）。

 三、消毒隔离制度

严格执行消毒隔离制度，可有效地防止医院内感染，减少医源性疾病的发生。

护士应树立无菌观念,严格遵守无菌操作原则,严格执行隔离消毒原则,执行无菌技术操作规程和隔离预防措施,保证病人和工作人员的健康。

四、差错事故管理制度

（一）差错

差错是指在护理工作中,因责任心不强,不按规章制度办事,或技术问题等原因造成的错误,增加病人痛苦,延长治疗时间,增加经济负担等。

（二）事故

事故是指在护理工作中,因责任心不强,违反操作规程,或技术问题造成病人死亡、伤残或组织器官损伤而导致功能障碍。

（三）差错、事故的管理

（1）发生差错事故,应立即向带教老师和护士长汇报,不得隐瞒事实真相,及时采取有效的抢救措施,减少或消除病人的痛苦或不良后果。

（2）保留造成差错事故的现场（包括药品、标本、器械或病史等）。

（3）严重的差错事故应及时向护理部汇报。

（4）认真登记（造成差错事故者、发现者、内容、性质、后果和处理）。

（5）护士长应及时组织讨论,分析原因,吸取教训,并提出防范措施和处理意见。

通过本项目的学习,能正确陈述特别护理、分级护理、差错、事故等概念。能正确陈述交接班制度、分级护理制度、消毒隔离制度、差错事故管理制度的内容及要求。学会严格遵守各项护理规章制度。

1. 何谓分级护理和特别护理？
2. 何谓差错？何谓事故？
3. 叙述护理规章制度包括哪些内容？

（陈晏华）

附表 11-2-0-1 体温表

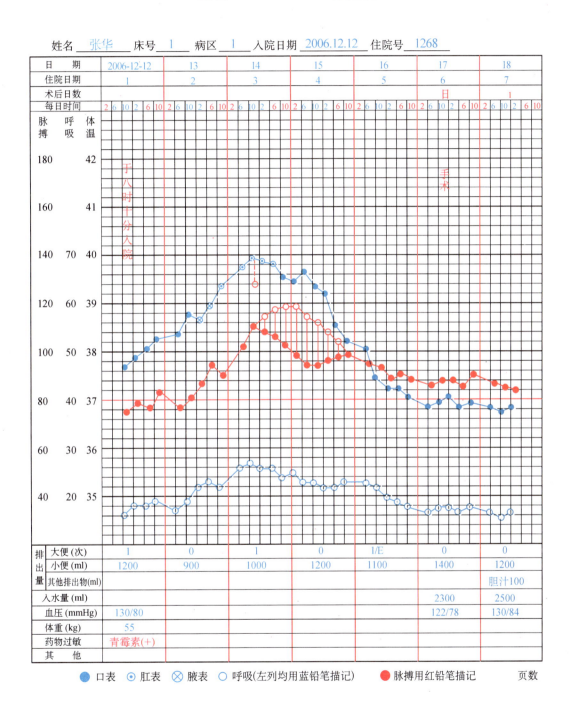

附表 11-2-0-2 长期医嘱单

姓名 __王红__ 科别 __内科__ 床号 __1__ 住院号 __17286__

开始日期 月日	时间 签名	执行时间 签名	长 期 医 嘱	停止日期 月日	时间 签名	执行时间 签名
7.6	8:00 张力	8:05 李华	✓ 冠心病护理常规			
			✓ 二级护理			
			✓ 低盐流质	7.8	8:00 张力	8:10 赵英
			✓ 地高辛 0.25 mg qd			
			✓ 头孢立新 0.25 qid	7.9	8:00 石林	8:05 刘英
			✓ 棕色合剂 10 ml tid	7.13	9:00 张力	9:10 刘英
7.11	8:00 张力	8:00 赵英	✓ 低盐半流质			
7.13	5:00 石林	5:00 刘英	✓ 氧气吸入 prn			
7.14	8:00 张力	8:15 李华	**重整医嘱**			
7.6	8:00 张力	8:05 李华	冠心病护理常规			
			二级护理			
			地高辛 0.25 mg qd			
7.11	8:00 张力	8:10 赵英	低盐半流质			
7.13	5:00 石林	5:00 刘英	氧气吸入 prn			
7.14	9:00 张力	9:05 李华	✓ 青霉素 80万 u im bid 皮试(一)	7.16	14:00 石林	14:05 赵英

附表 11-2-0-3　临时医嘱单

姓名　王红　　科别　内科　　床号 1　　住院号 17286

签开日期			临 时 医 嘱	执行时间	签名
月日	时间	签名			
4.6	8:00	张力	三大常规	8:05	李华
			血查钾、钠、氯 st	8:05	李华
			心电图	8:05	李华
			X线胸片	8:05	李华
4.6	21:00	石林	50%葡萄糖液 20 ml／iv st 去乙酰毛花苷 C 0.2 mg	21:00	赵英
4.7	5:00	石林	硝酸甘油 0.5 mg(含舌下)st	5:00	刘英
4.7	8:00	张力	生理盐水 500 ml／iv gtt st 复方丹参 10 ml	8:00	赵英
4.8	17:00	石林	查血糖	17:05	刘英
4.9	8:00	张力	生理盐水 50 ml／iv gtt st 复方丹参 10 m	8:05	李华
4.14	10:00	张力	心电图	10:00	李华
4.18	8:00	张力	今天下午出院	8:10	李华

附表 11-2-0-4　特别护理记录单

姓名 孙萍　　科别 外科　　床号 8　　住院号 190234

日期	时间	体温 ℃	脉搏 次/分	呼吸 次/分	血压 kPa	意识	瞳孔	入液量 药物治疗	入液量	饮食	出液量 呕吐物(ml)	出液量 引流量(ml)	出液量 大便(次)	出液量 小便(ml)	病人情况与护理措施	签名
4.7	15:00	36	120	24	75/52	神清		右旋糖酐 500 ml/iv gtt		禁食	鲜血 800				今日午餐吃煎带鱼一块后，感到上腹部不适，13:00 突然呕吐出鲜血约 800 ml。急诊入院，拟诊：食管静脉曲张破裂出血，立即置三腔管，胃囊充气 180 ml，胃腔管内吸出液体呈鲜红色	刘英
	16:00		120	24	75/50			输出 400 ml/iv gtt 10%葡萄糖液 500 ml 垂体后叶素 50 u				100		150		刘英
	17:00		100	22	80/54										经抗休克、止血治疗后，血压稍上升，病人表现焦虑、恐惧，经解释，情绪稳定。请严密观察生命体征	刘英
日班小结								入液量 600 ml (补液 500 ml，输血 100 ml)				出液量 1 050 ml				
	18:00		96	22	90/60			5%葡萄糖液 500 ml 10%氯化钾 10 ml /iv gtt		禁食				350	垂体后叶素静滴在进行中	张丽
	20:00		90	20	105/75											张丽
	21:00	37	90	24	112/80										输血后无叶素滴无反应，继续补液	张丽
	22:00		88	22	120/90									300		张丽
	24:00		88	22	120/90											张丽
中班小结								入液量 1 280 ml (补液 980 ml，输血 300 ml)				出液量 650 ml				本班未见出血症状，生命体征稳定，手足温暖。三腔管压迫止血，输液通畅。晚间护理已做，病人能安静入睡	张丽

续表

姓名 孙萍　科别 外科　床号 8　住院号 190234

日期	时间	体温℃	脉搏次/分	呼吸次/分	血压 kPa	意识	瞳孔	入液量			出液量				病人情况与护理措施	签名
								药物治疗		饮食	呕吐物(ml)	引流量(ml)	大便(次)	小便(ml)		
4.8	2:00		84	20	120/90			林格液 500 ml 10%氯化钾 10 ml / iv gtt		禁食					呼吸平稳，垂体后叶素继续维持静脉滴注。	李华
	5:00							10%葡萄糖液 500 ml 垂体后叶素 50 u / iv gtt								李华
	6:00	36.6	80	20	120/90									350		李华
夜班小结								24 h 总入液量 2 520 ml (补液 2 120 ml，输血 400 ml)			24 h 总出液量 2 050 ml				病人因食管静脉曲张破裂出血，经三腔管压迫止血和药物治疗后未见出血。病人神清，血压平稳。主诉：三腔管咽部不适。垂体后叶素以每分钟 10 滴，静脉滴注继续维持，夜间睡眠尚可，情绪稳定，晨间护理已做。	李华

附表 11-2-0-5 病室报告

病区 内一　　日期 2007年4月6日　　　　　　　　　　　　　　　　　　　　　　　　　　　　　　页 1

床号	日班	中班	夜班
	总数:40　入院:1　转出:1 出院:1　转入:0　死亡:0 手术:0　分娩:0　病危:1	总数:40　入院:0　转出:0 出院:0　转入:0　死亡:0 手术:0　分娩:0　病危:1	总数:40　入院:0　转出:0 出院:0　转入:0　死亡:0 手术:0　分娩:0　病危:1
8床 唐军 急性心肌梗死	于9:00出院。		
26床 陈红霞 腹痛待查	于10:00转外科(103-2床)行阑尾切除术。		
14床 杨英 病毒性心肌炎 "新"	于9:00急诊入院,由平车推入,T37 P98 R24 BP128/82 mmHg。主诉:心慌、胸闷1周。急诊心电图频发室早,ST段压低,T波倒置。给予:I级护理,5%葡萄糖液500 ml加丹参静滴,补液于16:00结束,无不良反应。病人精神较紧张,已作解释,心慌、胸闷精有好转。明晨空腹抽血。	20:00 T37 P90 R22。主诉:心慌、对病室环境不习惯,难以入睡。22:00医嘱:地西泮5 mg post明晨空腹抽血已告知病人。	6:00: T36.8 P88 R 22 病人主诉胸闷稍缓解,睡眠好,空腹血已抽。
6床 赵敏 急性前壁心肌梗死 "※"	16:00 T37℃ P88次/分 R24次/分 BP120/82 mmHg 今日心梗后第5天,15:00诉胸闷及疼痛,遵医嘱含硝酸甘油一片后缓解。病人情绪较紧张,已作解释,请加强病情观察。	20:00 T37 P82 R22。晚间呼吸平稳,无不适主诉,无胸闷与胸痛现象。22:00主诉入睡困难,遵医嘱于地西泮5 mg po现已安静入睡,请继续观察。	6:00: T36.4 P78 R18。病人夜间睡眠较好,呼吸平稳,晨起无不适主诉。

签名　李丽　　　　　　　　　　　　　　签名　许娟　　　　　　　　　　　　　　签名　夏芳

第十一章 病案管理与病区管理

附表 11-2-0-6 入院护理评估单

姓名_____ 床号_____ 科别_____ 病室_____ 住院号_____

(一) 一般资料

姓名_____ 性别_____ 年龄_____ 职业_____
民族_____ 籍贯_____ 婚姻_____ 文化程度_____ 宗教信仰_____
联系地址_____ 联系人_____ 电话_____
主管医师_____ 护士_____ 收集资料时间_____
入院时间_____ 入院方式:步行 扶行 轮椅 平车
入院医疗诊断_____
入院原因(主诉和简要病史)_____
_____

既往史:
过敏史:无 有 (药物_____ 食物_____ 其他_____)
家族史:高血压病、冠心病、糖尿病、肿瘤_____ 癫痫、精神病、传染病_____ 遗传病_____ 其他_____

(二) 生活状况及自理程度

1. 饮食

基本饮食:普食 软饭 半流质 流质 禁食
食欲:正常 增加 亢进_____天/周/月 下降/厌食_____天/周/月
近期体重变化:无 增加/下降_____公斤/_____月(原因_____)
其他_____

2. 睡眠/休息

休息后体力是否容易恢复:是 否(原因_____)
睡眠:正常 入睡困难 易醒 早醒 多梦 恶梦 失眠
辅助睡眠:无 药物 其他方法
其他:_____

3. 排泄

排便:_____次/天 性状_____ 正常/便秘/腹泻/便失禁 造瘘
排尿:_____次/天 颜色_____ 性状_____ 尿量_____毫升/天 尿失禁

4. 烟酒嗜好

吸烟:无 偶尔吸烟 经常吸烟_____年_____支/天 已戒_____年
饮酒/酗酒:无 偶尔饮酒 经常饮酒_____年_____毫升/天 已戒_____年

5. 活动

自理:全部 障碍(进食 沐浴/卫生 穿着/修饰 如厕)
活动能力:下床活动 卧床(自行翻身/不能自行翻身)
步态:稳 不稳(原因_____)
医疗/疾病限制:医嘱卧床 持续静滴 石膏 牵引 瘫痪

6. 其他_____

(三) 体格检查

T_____℃ P_____次/分 R_____次/分 BP_____mmHg
身高_____厘米 体重_____公斤

1. 神经系统

意识状态:清醒　　意识模糊　　嗜睡　　谵妄　　昏迷
语言表达:清醒　　含糊　　　语言困难　　失语
定向能力:准确　　障碍(自我　　时间　　地点　　人物)

2. 皮肤黏膜

皮肤颜色:正常　　潮红　　苍白　　发绀　　黄染
皮肤温度:温　　　凉　　　热
皮肤湿度:正常　　干燥　　潮湿　　多汗
完整性：完整　　皮疹　　出血点　　其他_____
压疮(Ⅰ/Ⅱ/Ⅲ度)(部位/范围_____)
口腔黏膜:正常　　充血　　出血点　　糜烂溃疡　　疱疹　　白斑
其他_____

3. 呼吸系统

呼吸方式:自主呼吸　　机械呼吸
节律:规则　　异常　　频率_____次/分　　深浅度:正常　　深　　浅
呼吸困难：无　　轻度　　中度　　重度
咳嗽：无　　有
痰:无　　容易咳出　　不易咳出　　痰(色_____量_____黏稠度_____)
其他：_____

4. 循环系统

心律:规则　　心律不齐　　心率_____次/分
水肿:无　　有(部位/程度_____)
其他：_____

5. 消化系统

胃肠道症状:恶心　　呕吐(颜色_____性质_____次数_____总量_____)
嗳气　　反酸　　烧灼感　　腹胀　　腹痛(部位/性质_____)
腹部:软　　肌紧张　　压痛/反跳痛　　可触及包块(部位/性质_____)
腹腔积液(腹围_____厘米)
其他：_____

6. 生殖系统

月经：　正常　　紊乱　　痛经　　月经量过多　　绝经
其他：_____

7. 认知/感受

疼痛:无　　有　　部位/性质
视力:正常　　远/近视　　失明(左/右/双侧)
听力:正常　　耳鸣　　重听　　耳聋(左/右/双侧)
触觉:正常　　障碍(部位_____)
嗅觉:正常　　减弱　　缺失
思维过程:正常　　注意力分散　　远/近期记忆力下降　　思维混乱
其他：_____

(四) 心理社会方面

1. 情绪状态:镇静　　易激动　　焦虑　　恐惧　　悲哀　　无反应
2. 就业状态:固定职业　　丧失劳动力　　失业　　待业

3. 沟通:希望与更多的人交往　语言交流障碍　不愿与人交往
4. 医疗费用来源:自费　劳保公费　医疗保险　其他
5. 与亲友关系:和睦　冷淡　紧张
6. 遇到困难最愿向谁倾诉:父母　子女　其他

(五) 入院介绍(病人知道)

负责自己的医生、护士姓名,病室环境,病室制度(查房、开饭、探望、熄灯时间)及尿、粪常规标本留取法。

附表 11-2-0-7　护理计划单

姓名_____ 科别_____ 床号_____ 住院号_____

开始日期时间	护理诊断	护理目标	护理措施	效果评价	停止日期时间	护士签名

附表 11-2-0-8　护理记录单

姓名　王华　　科别　内一　　床号　4　　住院号　12584

日　期	时间	护 理 记 录（PIO）	护士签名
4月3日	15:00	P. 口腔黏膜改变（溃疡 0.5 cm 大小，疼痛） I. 1. 取下义齿，洗净后浸泡在冷水中，建议暂缓戴义齿 　 2. 口腔护理一日 4 次，用金霉素甘油涂溃疡处。 　 3. 一日 6 次用温盐水漱口 　 4. 使用小而柔软的牙刷刷牙 　 5. 按医嘱口服 VitB$_2$ 10 mg tid 　 6. 适当休息	 　 　 　 　 　 王　英
4月7日	9:00	O. 溃疡愈合，病人感到舒适	赵　红

附表 11-2-0-9　出院护理评估单

姓名＿＿＿＿　科别＿＿＿＿　床号＿＿＿＿　住院号＿＿＿＿

(一) 健康教育(始于入院)
   1. 病人对所患疾病的防治知识：　　　　　　　　　　　　　　有　　无
      卫生习惯和科学的饮食起居知识：　　　　　　　　　　　有　　无
      病人对现存或潜在的健康问题的知识：　　　　　　　　　有　　无
   2. 出院指导
     (1) 休息和功能锻炼＿＿＿＿＿＿＿＿＿＿＿＿＿＿＿＿＿＿＿＿＿＿＿＿
     (2) 饮食＿＿＿＿＿＿＿＿＿＿＿＿＿＿＿＿＿＿＿＿＿＿＿＿＿＿＿＿＿
     (3) 自我监测和护理(药物治疗、伤口处理、病情观察等)＿＿＿＿＿＿＿
       ＿＿＿＿＿＿＿＿＿＿＿＿＿＿＿＿＿＿＿＿＿＿＿＿＿＿＿＿＿＿＿＿
     (4) 复查＿＿＿＿＿＿＿＿＿＿＿＿＿＿＿＿＿＿＿＿＿＿＿＿＿＿＿＿＿
     (5) 其他＿＿＿＿＿＿＿＿＿＿＿＿＿＿＿＿＿＿＿＿＿＿＿＿＿＿＿＿＿

(二) 护理小结(住院期间护理程序实施情况与存在问题)
＿＿＿＿＿＿＿＿＿＿＿＿＿＿＿＿＿＿＿＿＿＿＿＿＿＿＿＿＿＿＿＿＿＿＿＿
＿＿＿＿＿＿＿＿＿＿＿＿＿＿＿＿＿＿＿＿＿＿＿＿＿＿＿＿＿＿＿＿＿＿＿＿
＿＿＿＿＿＿＿＿＿＿＿＿＿＿＿＿＿＿＿＿＿＿＿＿＿＿＿＿＿＿＿＿＿＿＿＿
＿＿＿＿＿＿＿＿＿＿＿＿＿＿＿＿＿＿＿＿＿＿＿＿＿＿＿＿＿＿＿＿＿＿＿＿
＿＿＿＿＿＿＿＿＿＿＿＿＿＿＿＿＿＿＿＿＿＿＿＿＿＿＿＿＿＿＿＿＿＿＿＿

(三) 评价(由护士长全面了解情况后负责评价)
   1. 病人评价　　　　　　优　　良　　中　　差
   2. 整体护理效果评价　　优　　良　　中　　差

护士长签名＿＿＿＿＿＿　护士签名＿＿＿＿＿＿

年　月　日

图书在版编目(CIP)数据

基本护理技术/余剑珍,张美琴主编. —上海:复旦大学出版社,2010.8(2017.2 重印)
(复旦卓越·21 世纪中等职业教育护理系列)
ISBN 978-7-309-07344-7

Ⅰ.基… Ⅱ.①余…②张… Ⅲ.护理-技术-专业学校-教材 Ⅳ.R472

中国版本图书馆 CIP 数据核字(2010)第 109504 号

基本护理技术
余剑珍　张美琴　主编
责任编辑/魏　岚

复旦大学出版社有限公司出版发行
上海市国权路 579 号　邮编:200433
网址:fupnet@fudanpress.com　http://www.fudanpress.com
门市零售:86-21-65642857　　团体订购:86-21-65118853
外埠邮购:86-21-65109143
江苏省如皋市印刷有限公司

开本 787×1092　1/16　印张 22.75　字数 525 千
2017 年 2 月第 1 版第 5 次印刷

ISBN 978-7-309-07344-7/R·1154
定价:50.00 元

如有印装质量问题,请向复旦大学出版社有限公司发行部调换。
版权所有　侵权必究